Éducation thérapeutique
Prévention et maladies chroniques

Chez le même éditeur

Dans la collection Abrégés de médecine :

Le pied diabétique, par G. Ha Van. 2008, 240 pages.

Nutrition de la personne âgée, par M. Ferry, et al. 2007, 336 pages.

Épilepsies, par A. Arzimanoglou, P. Thomas. 2003, 288 pages.

Nutrition. Principes et conseils, par L. Chevallier. 2005, 280 pages.

Autres ouvrages :

Guide pratique du diabète, par A. Grimaldi. 4e édition, collection Médiguides. 2009, 312 pages.

Pharmacie clinique et thérapeutique, par l'Association nationale des enseignants de pharmacie clinique et F. Gimenez. 2008, 1344 pages.

Endocrinologie, diabétologie et maladies métaboliques, par le Collège des enseignants d'endocrinologie, diabète et maladies métaboliques. Collection Abrégés connaissances et pratique, 2007, 512 pages.

Guide pratique de l'asthme, par B. Dautzenberg, 3e édition. Collection Médiguides, 2006, 184 pages.

Diabète et maladies métaboliques, par L. Perlemuter, G. Collin de l'Hortet, J.-L. Sélam. 2003, 352 pages.

Les dyslipidémies, par G. Luc, J.-M. Lecerf. Collection Consulter prescrire, 2002, 144 pages.

ABRÉGÉS

Éducation thérapeutique

Prévention et maladies chroniques

Dominique Simon
Maître de conférence des universités, praticien hospitalier, service de diabétologie, groupe hospitalier La Pitié-Salpêtrière, Paris

Pierre-Yves Traynard
Docteur en médecine, diabétologue, formateur en éducation thérapeutique, Paris

François Bourdillon
Praticien hospitalier, département de Santé Publique, groupe hospitalier La Pitié-Salpêtrière, Paris, Président de la Société française de la Santé Publique

Rémi Gagnayre
Médecin, professeur des universités, en Sciences de l'éducation, laboratoire de pédagogie de la santé EA 3412, université Paris 13, Bobigny

André Grimaldi
Professeur des universités, praticien hospitalier, chef du service de diabétologie, groupe hospitalier La Pitié-Salpêtrière, Paris

2e édition

ELSEVIER MASSON

ISBN : 978-2-294-70467-3

Elsevier Masson SAS, 62, rue Camille-Desmoulins, 92442 Issy-les-Moulineaux cedex
www.elsevier-masson.fr

Liste des collaborateurs

Françoise Alliot-Launois, cadre ergothérapeute, médecine physique et réadaptation, groupe hospitalier Pitié-Salpêtrière, Paris.

Philippe Barrier, professeur de philosophie, docteur en sciences de l'éducation, CNED, Laboratoire de pédagogie des sciences de la santé, UFR SMBH, Paris 13, Bobigny.

Magali Baudot, diététicienne, service diabétologie, groupe hospitalier Pitié-Salpêtrière, Paris.

Joël Belmin, professeur des universités à l'université Paris 6, praticien hospitalier, service de gériatrie, hôpital Charles Foix, Ivry-sur-Seine.

Asri Benkritly, docteur en médecine, cardiologue, hôpital européen Georges Pompidou, Paris.

Nathalie Berth, diététicienne, centre d'éducation et de traitement du diabète et des maladies de la nutrition, centre hospitalier de Roubaix, Roubaix.

Fabrice Bodin, cadre de santé, service de diabétologie, groupe hospitalier Pitié-Salpêtrière, Paris.

François Bourdillon, praticien hospitalier, Président de la Société française de Santé publique, groupe hospitalier Pitié-Salpêtrière, Paris.

Fanny Bracq-Retourné, psychologue, centre d'éducation et de traitement du diabète et des maladies de la nutrition, centre hospitalier de Roubaix, Roubaix.

Catherine Breton, ex-chef de clinique, neuropsychiatre, pédopsychiatre, psychanalyste, hôpital Lariboisière, service de médecine interne A, Paris.

Éric Bruckert, professeur des universités, praticien hospitalier, service d'endocrinologie-métabolisme, groupe hospitalier Pitié-Salpêtrière, Paris.

Rita Chadarevian, docteur en médecine, endocrinologue, groupe hospitalier Pitié-Salpêtrière, Paris.

Olivier Chassany, maître de conférence universitaire, praticien hospitalier, Département de la Recherche Clinique et du Développement (DRCD), hôpital Saint-Louis, Paris.

Cécile Ciangura, chef de clinique assistant, service de nutrition, groupe hospitalier Pitié Salpêtrière, Paris.

Silla M. Consoli, professeur de psychiatrie adulte, faculté de médecine Paris Descartes, chef du service de psychologie clinique et psychiatrie de liaison, hôpital européen Georges Pompidou, Paris.

Daniel Costantini, conseiller technique et pédagogique supérieur, ancien entraîneur de l'équipe de France masculine de handball, championne du Monde en 1995 et 2001, consultant en entreprise.

Fabienne Delestre, diététicienne, service de diabétologie, groupe hospitalier Pitié-Salpêtrière, Paris.

Caroline Dourmap, praticien hospitalier, service de cardiologie, CHU de Rennes, Rennes.

Laurence du Pasquier-Fediaevsky, endocrinologue, praticien hospitalier, service de médecine interne, Centre Hospitalier National D'Ophtalmologie des XV XX (CHNO), Paris.

Patrick Dupont, praticien hospitalier, tabacologue, service d'addictologie, hôpital Paul Brousse, CERTA, Villejuif.

Sophie Dupont, praticien hospitalier, unité d'épileptologie, clinique neurologique groupe hospitalier Pitié Salpêtrière, APHP, Faculté Pierre et Marie Curie, Paris.

Martin Duracinsky, praticien attaché, service de médecine interne et de maladies infectieuses, hôpital universitaire Bicêtre, Le Kremlin-Bicêtre.

Isabelle Durack-Brown, endocrinologue, nutritionniste, chef de clinique assistant, Bélénos-Santé en jeux, Paris.

Yves Enrègle, délégué général, groupe IGS et psychologue.

François Eschwège, Professeur honoraire à la Faculté de Médecine Paris-Sud, Centre Antoine Béclère, Centre Universitaire des Saints-Pères, Paris.

Violaine Foltz, praticien hospitalier en rhumatologie, groupe hospitalier Pitié-Salpêtrière, Paris.

Rémi Gagnayre, médecin, professeur des universités en Sciences de l'éducation, laboratoire de pédagogie de la santé EA 3412, Université Paris 13, Bobigny.

Philippe Giral, maître de conférence des universités, praticien hospitalier, service d'endocrinologie-métabolisme, groupe hospitalier Pitié-Salpêtrière, Paris.

Xavier Girerd, professeur de thérapeutique, pôle endocrinologie, unité de prévention vasculaire, groupe hospitalier Pitié-Salpêtrière, Paris.

André Grimaldi, professeur des universités, praticien hospitalier, chef du service de diabétologie, groupe hospitalier Pitié-Salpêtrière, Paris.

Patrice Gross, endocrinologue, nutritionniste, service d'endocrinologie, nutrition et métabolismes, CH de Douai, Douai.

Christiane Guitard-Munnich, psychiatre-psychanalyste, service d'endocrinologie et de diabétologie, hôpital Robert Debré, AP-HP, Paris.

Agnès Hartemann-Heurtier, professeur des universités, service de diabétologie, groupe hospitalier Pitié-Salpêtrière, Paris.

Stéphane Jacquemet, formateur consultant, chargé d'enseignement à la faculté de Psychologie et Sciences de l'éducation, université de Genève.

Sophie Jacqueminet, praticien hospitalier, diabétologue, service de diabétologie, groupe hospitalier Pitié-Salpêtrière, Paris.

Christian Kulibanov, conseiller en ingéniérie sociale, Mutualité Sociale Agricole d'Île-de-France, Gentilly.

Anne Lacroix, psychologue clinicienne, psychothérapeute de malades chroniques, Genève.

Yves Magar, pneumologue, formateur en éducation thérapeutique, Société Edusanté, Vanves.

Nathalie Masseboeuf, diététicienne, service de diabétologie, groupe hospitalier Pitié-Salpêtrière, Paris.

François Martin, pneumologue, médecin de Santé publique, pôle addictologie, prévention, éducation, CH de Dreux, Dreux.

Helen Mosnier-Pudar, praticien hospitalier, service des maladies métaboliques et endocriniennes, hôpital Cochin, Paris.

Jean-Michel Oppert, professeur universitaire, praticien hospitalier, service de nutrition, groupe hospitalier Pitié-Salpêtrière, Paris.

Sylvie Pariel, praticien hospitalier, service de gériatrie et université Paris 6, hôpital Charles Foix, Ivry-sur-Seine.

Gérard Reach, professeur des universités, praticien hospitalier, service d'endocrinologie, diabétologie et maladies métaboliques, hôpital Avicenne APHP et EA 3412, CRNH-IdF, Université Paris 13, Bobigny, France.

Emmanuel Ricard, médecin de Santé publique, délégué général de la société française de santé publique, Société française de Santé publique, Vandoeuvre-lès-Nancy.

Claude Sachon, praticien hospitalier, diabétologue, groupe hospitalier Pitié-Salpêtrière, Paris.

Brigitte Sandrin-Berthon, médecin de Santé publique, directrice du comité régional d'éducation pour la santé Languedoc-Roussillon, Montpellier, présidente de la commission maladies chroniques au sein du Haut Conseil de la Santé publique.

Marie Santiago-Delefosse, professeur des universités, université de Lausanne, psychologie de la Santé, Lausanne.

Dominique Simon, maître de conférence, praticien des hôpitaux, service de diabétologie, groupe hospitalier Pitié-Salpêtrière, Paris et INSERM-U-780, Villejuif.

Frédéric Tissot, médecin de Santé publique, Ambassade de France à Kaboul.

Pierre-Yves Traynard, médecin, diabétologue, formateur en éducation thérapeutique, Paris.

Michel Varroud-Vial, secrétaire général de l'ANCRED, Montgeron.

Stéphane Vignes, médecin, chef de service, unité de lymphologie, hôpital Cognacq-Jay, Paris.

Muriel Vray, chercheur, INSERM, Institut Pasteur, unité d'épidémiologie des maladies émergentes, Paris.

Préface de la deuxième édition

Pourquoi une préface complémentaire de celle de Joël Ménard pour la deuxième édition de ce traité d'éducation thérapeutique ?

La préface de Joël Ménard garde évidemment toute sa pertinence. Le succès de la première édition témoigne de la qualité de l'ouvrage, mais confirme aussi ce que pouvait écrire Joël Ménard : le transfert de savoirs et de compétences du soignant vers le malade ou, du moins, vers celui qui, même se sentant bien, présente « des anomalies », lesquelles entraînent pour lui des risques pour sa santé (du moins c'est ce que disent les études), est une pratique ancienne. D'innombrables outils ont été élaborés, ils se raffinent peut-être avec la technologie, ils se multiplient en tout cas, une incroyable énergie, une immense générosité... ont été déployés.

Mais il y a un vrai besoin de mettre en forme tout cela, de théoriser, sans jargon ni snobisme, cette situation complexe, celle de la relation dite éducative entre l'équipe soignante et celui qu'elle soigne, un besoin d'affiner la réflexion pour diversifier les démarches d'éducation vers ceux dont la culture, les préoccupations, ou les peurs, ou les rêves... sont à des années-lumière du système de pensée des hôpitaux publics ou des grandes revues scientifiques.

Cet abrégé d'éducation thérapeutique, régulièrement mis à jour, répond clairement à ce besoin. D'où son succès.

Les maladies de ce millénaire, y compris le cancer et l'infection VIH, et non plus seulement le diabète, l'asthme ou l'hypertension artérielle..., sont, du moins souvent, des maladies chroniques et un consensus s'établit depuis quelques années pour dire que l'éducation thérapeutique du patient (ETP) est au coeur d'une prise en charge moderne de la maladie chronique, quelle que soit cette maladie chronique.

Il est peut-être un vécu spécifique à la maladie chronique, la réaction de chacun à cette situation n'étant pas nécessairement de même nature que pour une maladie dont on sait qu'on va bientôt guérir, ou que pour une maladie dont on sait qu'on va bientôt mourir.

Ce vécu, propre à chacun et qui se modifie dans la durée au fil des événements, est évidemment essentiel à la qualité de vie, et la qualité de vie n'est-elle pas l'un des objectifs premiers de toute prise en charge? Mais il est aussi un déterminant clé pour de multiples facettes techniques de la prise en charge, l'observance thérapeutique étant souvent, et à juste titre, prise comme un exemple charnière pour une bonne efficacité des stratégies de traitement.

Dès lors qu'il y a, et c'est relativement récent, un consensus assez fort pour dire que l'ETP est au coeur d'une prise en charge moderne et efficace des maladies chroniques, le besoin de théoriser l'ETP, mais aussi d'en organiser la pratique, sur des critères de qualité, est devenu, plus encore qu'avant, une nécessité, et désormais une nécessité de santé publique.

Cette nécessité a été comprise par les pouvoirs publics français qui souhaitent inscrire l'ETP dans la loi et mettre en place, en France, une politique nationale de l'éducation thérapeutique du patient.

Pourquoi cette préface complémentaire de celle de Joël Menard dans cette deuxième édition du traité d'éducation thérapeutique Masson ? Pas seulement parce que mon métier est de soigner des personnes diabétiques, domaine dans lequel les stratégies d'ETP sont bien validées, mais surtout parce que je suis l'auteur, avec Dominique Bertrand, professeur de santé publique, et Christian Saout, président du collectif inter associatif des patients, du rapport remis en septembre 2008 au Ministre de la santé, pour servir de base à l'élaboration de cette politique nationale de l'éducation thérapeutique du patient.

Mon propos n'est pas d'entrer ici dans le détail de ce rapport et de ce que pourrait être cette politique nationale, mais d'en donner seulement quelques points forts, sur lesquels tous les acteurs de l'ETP en France, et donc les lecteurs de ce livre, pourront s'appuyer pour mieux organiser leurs structures et les faire reconnaître.

Il nous a semblé important de définir l'ETP dans ce rapport comme s'intégrant dans le parcours de soins, la différenciant ainsi clairement de deux autres types d'activités avec lesquelles elle se recoupe, l'accompagnement des patients et, de façon plus générale, l'éducation pour la santé.

Compte tenu de la richesse des expériences françaises dans le domaine de l'ETP, quelles que soient les pathologies, il apparaît logique que la labellisation des équipes, car il faudra bien une labellisation pour mieux organiser l'ETP en France, s'effectue au niveau régional, par des instances de relative proximité qui connaîtront ce qui se fait sur le terrain. Les futures agences régionales pour la santé pourraient être l'instance qui labelliseront les équipes d'ETP. Pour une telle labellisation, il faudra bien sûr des prérequis, une sorte de cahier des charges, aussi simple que possible (une dizaine de principes de base), qu'une instance nationale, par exemple l'INPES et/ou l'HAS, devra élaborer. Il serait par ailleurs souhaitable que les sociétés savantes affinent ces prérequis généraux, sous forme de recommandations, simples et sans jargon, en fonction des pathologies concernées.

Au sein des structures labellisées, devront exercer des professionnels, médecins, mais surtout paramédicaux, ayant une compétence d'éducateur à la santé. Pour acquérir cette compétence, il pourra simplement s'agir d'une validation des acquis, mais il pourra aussi s'agir de formations diplômantes, ayant un lien contractuel avec l'université, pour assurer une qualité théorique, et avec des structures cliniques compétentes en ETP, pour éviter une formation exclusivement théorique.

Le tout devra bien sûr être financé par une tarification à l'activité spécifique de l'ETP dans les établissements de santé et par des fonds dédiés pour améliorer la mise en place de l'ETP en ambulatoire.

Cette deuxième édition de *l'Abrégé d'éducation thérapeutique* mise à jour et enrichie, tombe à point, à un moment où l'organisation d'une ETP de qualité est clairement reconnue en France comme un objectif de Santé publique, mais où il faudra à chacun des acteurs de l'ETP beaucoup d'énergie et de clairvoyance pour, auprès des responsables des agences régionales dont il dépend, à la fois mettre la pression et établir le partenariat nécessaires pour faire avancer les dossiers. Cet abrégé représente à cet égard un outil très utile.

Bernard Charbonnel
Janvier 2009

Préface de la première édition

Les auteurs de ce livre ont sans doute eu la gentillesse de me choisir comme préfacier parce que mon métier est de soigner des personnes hypertendues. D'emblée, remarquez que j'évite les mots patients et malades. L'hypertendu du XXIe siècle, comme l'ostéoporotique, la personne en excès de poids, l'hypercholestérolémique, voire le « pré-diabétique » ne se trouve le plus souvent considéré comme un malade qu'au nom d'une « norme ». Cette norme, des experts l'ont consensuellement et transitoirement choisie, sur la base de données collectées sur des groupes de personnes suivies pendant longtemps, soit dans un cadre « observationnel », des cohortes, soit dans un cadre « interventionnel », des essais thérapeutiques contrôles randomisés. Les experts croient ainsi avoir déterminé le point G qui leur donne le plaisir de choisir une valeur biologique, connue d'eux seuls, à partir de laquelle ils feront classer leurs concitoyens en bien portants et malades : la médicalisation (comportements, médicaments) doit faire plus de bien que de mal à ces derniers. Cette balance bénéfice/risque prend en compte le court terme (pas d'effets secondaires, pas d'atteinte de la qualité de la vie selon les critères de la personne concernée), et le long terme (la durée de vie), quoique la compétition entre les causes de souffrance et de mort vienne tempérer les résultats escomptés et ne soit jamais prise en compte dans l'analyse : l'expert, par définition ne connaît bien qu'une seule cause, ne voit qu'une seule norme et n'envisage donc qu'un seul avenir.

Je ne suis pas acerbe. Je décris. C'est une norme que l'on fait connaître, dissémine, vend, ce n'est pas une vérité absolue. La situation dite asymptomatique est la plus difficile. L'asymétrie d'information y est totale entre un soignant qui se souvient de ses livres ou de ses maîtres et applique ce qu'il a retenu, et une personne qui vraiment n'est au courant de rien et ne se plaint de rien, dans le confort douillet du silence de ses organes (c'est l'état de bonne santé apparent) et de ses habitudes.

Le transfert des connaissances d'un donneur d'informations à un receveur d'informations demande une compétence particulière, puisqu'il faut adapter la transmission des connaissances aux croyances et aux priorités du receveur. L'astuce proposée est un partenariat, mais le jeu de rôle s'apprend, il ne s'improvise pas, même pour ceux qui ont spontanément une plus grande facilité à écouter et à communiquer que d'autres.

Une lectrice du chapitre de ce livre qui aurait dix ou quinze ans de pratique médicale, pourrait avoir tendance à penser qu'« après tout ce qu'elle a vu », elle sait comment s'y prendre et ne pas être tentée de formaliser les acquis de l'expérience. Un lecteur qui aurait vingt ans à trente ans de pratique pourrait même être hostile, si l'homme d'action qu'il est, percevait dans les théories de l'éducation thérapeutique, un verbiage qui lui échappe. Le fait est là pourtant : une mise en forme du transfert des informations entre un soignant qui sait et un soigné qui ne sait pas est complexe ; on a besoin d'être aidé ; j'ai été heureux d'être aidé. C'est l'objectif premier de ce livre : améliorer une relation humaine. Pour les personnes qui ont cet état chronique qu'est l'hypertension artérielle où, selon le refrain chanté depuis longtemps : « on prend des pilules tous les jours toute la vie », j'ai fait des « carnets de soins » journaliers en 1969, de multiples petits opuscules et en enregistrant sur des cassettes où les Quatre Saisons de Vivaldi encadraient le discours médical vers 1980, des réunions de groupes d'hypertendus sur l'automesure tensionnelle vers 1990, tandis qu'aujourd'hui Nicolas Postel-Vinay et Guillaume Bobrie s'efforcent de rendre les hypertendus compétents avec des DVD de cinq minutes…

Au moins autant que ce qui me passait par la tête ou que je voyais faire par d'autres médecins, ceux-là même que je soignais m'ont donné des idées. C'est pourquoi je préfère penser avoir été leur partenaire plutôt que leur éducateur. Quand l'hypertension artérielle était mal tolérée, situation dominante des années 1960-1970, il fallait proposer des traitements dans un contexte d'inconfort (maux de tête, essoufflement, altération de la vision). Il y avait une demande de soulagement qui contredisait l'envie simultanée d'oublier que l'on est malade. Quand les médicaments avaient fait leur œuvre, abaissant la pression artérielle et effaçant les symptômes, l'envie de fuir la maladie, chaque jour affirmée par la prise des médicaments ou le remplacement d'un trouble par un autre, devenait de plus en plus forte. Elle allait jusqu'à la fuite des consultations (les « perdus de vue »), ou l'arrêt des traitements. Je me demande encore pourquoi certaines personnes continuaient à me voir. Elles avaient confiance, sans doute, mais en même temps elles pouvaient parfaitement me cacher qu'elles ne faisaient pas du tout ce que je leur avais suggéré. Il y a tant derrière ces attitudes : le désir de mort, le chantage sur ceux que l'on aime mais qui ne s'occupent pas assez de vous, l'impossibilité plus générale de se plier à une règle.

Dans cette préface, je m'offrirai le luxe d'une seule référence, pour rappeler qu'il existe sans doute de multiples facteurs prédictifs de la rupture du contrat imaginé entre un médecin et son malade, et que l'on peut, et doit, les étudier scientifiquement pour pouvoir les prendre en compte[1]. J'avais été surpris de découvrir que l'association à un asthme, était chez l'hypertendu, un facteur favorable du suivi régulier en consultation. Je n'avais pas été surpris que les fumeurs et les personnes en excès de poids soient exposés à l'envie de ne plus revoir les médecins, soit parce que leur vision personnelle de la santé ne correspondait pas à nos normes, soit parce que la demande d'un effort simultané dans plusieurs directions était vouée à l'échec. Il est probable que ce livre mélangera harmonieusement des réflexions générales et des exemples ciblés sur des maladies : l'asthme, la bronchite chronique, le diabète, l'insuffisance cardiaque, les hémorroïdes. J'espère que la polypathologie sera aussi envisagée car, toutes les décennies, quand on a la chance de dépasser la cinquantaine, on acquiert une anomalie ou une maladie supplémentaire. À chacune correspond une éducation

1 Degoulet P, Ménard J, Vu HA, Golmard JL, Devries C, Chatellier G, Plouin P.F. : Factors predictive of attendance at clinic and blood pressure control in hypertensive patients. Br Med J 1983 ; 287 : 88-93.

particulière, qui conduit à des aménagements de vie particuliers, parfois relativement contradictoires. Ils conduisent de toute façon à une modification de l'image que l'on a de soi. Certains vivront avec enthousiasme les douze pilules qu'ils prennent chaque jour comme un symbole de leur double victoire sur les maladies et les dangers de la médecine. D'autres y verront la confirmation d'une destinée fatale qu'ils doivent subir. Il faudra à chaque fois revoir le contexte où évolue la personne, en même temps que ses besoins éducatifs et les compétences qu'on voudrait encore lui voir acquérir.

Je crois aussi que les progrès de la médecine feront naître de nouveaux besoins. Beaucoup d'enfants ne meurent plus de malformations graves ou de maladies génétiques graves : comment guider leur passage de l'adolescence à l'âge adulte ? Quelles stratégies inventer ? À l'opposé, comment faire avec toutes ces personnes âgées, remarquables par leurs polypathologies, leur isolement et finalement le cumul de toutes les difficultés que l'on peut recenser ?

Je souhaite terminer cette préface en souhaitant que des consensus professionnels raisonnables soient trouvés pour que les connaissances sur l'éducation thérapeutique se diffusent en prenant conscience des contraintes pratiques de temps et d'argent. Il est probable que ceux que nous éduquons et que nous autonomisons ont certes été aidés par nos efforts, mais qu'ils étaient au départ les plus demandeurs de nos paroles et de nos techniques. Sur eux nous avons fait notre expérience, et grâce à ces résultats, nous théorisons. J'ai deux suspicions, après plus de trente-cinq ans d'exercice professionnel. La première est d'avoir été insuffisant techniquement, parce que les connaissances physiopathologiques et la gentillesse ne suffisent pas pour savoir bien faire vivre ce qu'est une médicalisation au long cours et pour améliorer l'observance. La seconde est de ne pas avoir eu la capacité de repérer ceux-là même qui ont le plus besoin de modifier leurs croyances, d'acquérir des compétences et de se prendre en charge parce qu'ils étaient culturellement éloignés du système de pensée dans lequel je vis encore. Ainsi un jour ai-je découvert que je n'avais jamais rencontré en consultation d'hypertension artérielle, un seul sourd-muet...

Je suis sûr que le lecteur va trouver dans tous les chapitres de ce livre la réflexion nécessaire à la prise en charge de ses malades et que des techniques validées d'éducation thérapeutique lui seront remises. Sur quoi ces techniques sont-elles validées ? Quelle est la satisfaction du soignant ? La satisfaction du soigné ? Les connaissances acquises par le soigné ? Les comportements du soigné ? Ou, sèches et dures, les réductions de la morbidité, de la mortalité et des coûts ? N'oublions pas que l'évaluation permanente des procédés et des résultats est indispensable à l'évolutivité des méthodes et des concepts de l'éducation thérapeutique.

Joël Ménard
Février 2007

Table des matières

I

Principes de l'éducation thérapeutique

1 L'éducation thérapeutique du patient atteint de maladie chronique

P.-Y. Traynard, R. Gagnayre

Éducation pour la santé et éducation thérapeutique, une distinction importante

Que l'on parle d'éducation pour la santé ou d'éducation thérapeutique, le but recherché est le même : acquérir des compétences pour entretenir et développer son capital santé. Cependant les démarches pédagogiques qui les sous-tendent ne sont pas similaires.

Dans la première situation la personne est estimée en bonne santé, le temps nécessaire à l'appropriation de compétences est donc sans conséquence immédiate par rapport à ce qui est défini comme une maladie. La mise en danger relativement « éloignée » permet aux acteurs de s'installer dans la durée nécessaire à des prises de conscience, des transformations. L'éducation intervient alors comme une possibilité de soutenir une réflexion et de favoriser au moment opportun des apprentissages significatifs.

Dans la seconde situation, la personne souffrant d'une maladie ou étant réellement concernée par des facteurs de risque (par exemple après un accident cardiovasculaire), les temps biocliniques, psychologiques, sociaux et pédagogiques ne sont pas les mêmes. La relation éducative est alors fondée sur la recherche d'un équilibre permanent entre une urgence d'apprentissage pratique pour réaliser des autosoins et les réaménagements psychoaffectifs qu'engendre toute maladie chronique. Dans l'éducation thérapeutique, les choix pédagogiques doivent favoriser l'accélération des transformations des compétences de santé tout en veillant à respecter leur appropriation par le patient. Ce double processus est une difficulté majeure de la relation éducative et en constitue l'un des enjeux.

En aidant la personne malade à se transformer, il faut éviter que l'éducation soit synonyme de stigmatisation, d'enfermement et de restriction. Il ne s'agit pas de modeler un patient conforme aux attentes du soignant et à un certain ordre social. Il s'agit de proposer une éducation du risque qui concilie à la fois l'interprétation par le médecin de son état bioclinique, l'exigence d'un traitement, et de laisser du temps au patient pour des prises de conscience et pour l'appréciation de sa propre norme de santé. Cette expérience de la maladie apparaît comme une ultime motivation à redéfinir une norme de santé consciente et personnelle.

Définir l'éducation thérapeutique du patient

Parmi toutes les maladies chroniques, le diabète est celle pour laquelle l'éducation thérapeutique du patient a été jusqu'à présent la plus développée, formalisée et évaluée. De nombreuses autres expériences dans d'autres spécialités ont confirmé les effets d'une éducation des patients en termes d'amélioration de leur équilibre métabolique, de leur qualité de vie, de prévention des accidents aigus et des complications et de réduction des coûts.

Vivre avec une maladie chronique, une fois un traitement institué, nécessite de la part du patient un ensemble d'aménagements qui relèvent de la connaissance de sa maladie et de son traitement, de compétences d'auto-observation, d'autosurveillance et d'auto-adaptation du traitement en fonction des circonstances même de sa vie. Ainsi le sujet, habituellement passif dans une situation de maladie aiguë, est confronté dans le cas d'une maladie chronique, à la nécessité de tenir tôt ou tard un rôle actif et quasi permanent.

Ce changement de statut va, quasiment en miroir, obliger le soignant – médecin ou paramédical – à modifier ses attitudes le plus souvent directives et paternalistes en situation aiguë, vers la recherche d'une relation de véritable partenariat.

Cette nouvelle dimension relationnelle ne change en rien la responsabilité médicale dans le sens où elle relève toujours du pacte de confiance. Au contraire, elle cherche à clarifier constamment les intentions et les rôles que chacun est amené à tenir. Il faut, à notre sens, absolument éviter de transférer au patient la responsabilité d'une modification de son état de santé résultant d'un incident, de ses difficultés à réaliser au mieux son traitement, voire d'une évolution naturelle de la maladie. Une telle attitude culpabilisante irait à l'encontre même de la notion de partenariat et de ses finalités éducatives.

On retiendra donc que soigner et éduquer une personne atteinte d'une maladie chronique sont deux activités liées et indispensables.

Plusieurs sources sont identifiées à l'origine de l'éducation thérapeutique :

- les progrès de la médecine qui permettent de vivre plus longtemps avec une maladie, en contrepartie de soins à réaliser par les patients eux-mêmes ;
- l'accroissement du nombre de patients porteurs d'une affection qui rend impossible une prise en charge individuelle de tous les instants ; une délégation de compétence est devenue nécessaire ;
- la notion selon laquelle tout être est capable d'autonomie et d'autodétermination ; cette position philosophique du sujet rend à chacun sa possibilité d'être dans sa singularité ; elle lui octroie des droits en tant que malade, lui confère des capacités de décision ;
- enfin, la notion même de santé envisagée comme un bien, de nature complexe, qui conduit de plus en plus de patients à se positionner comme des « producteurs de santé » opérant des choix thérapeutiques qu'ils estiment dorénavant leur revenir.

L'éducation thérapeutique doit être comprise comme un apprentissage à des compétences décisionnelles, techniques et sociales dans le but de rendre le patient capable de raisonner, de faire des choix de santé, de réaliser ses propres projets de vie et d'utiliser au mieux les ressources du système de santé.

Informer ne suffit plus...

La simplification apparente du traitement des maladies chroniques (un traitement « ambulatoire » qui soigne...) masque une complexification de toutes les données qu'un patient est obligé de prendre en compte et de maîtriser : alimentation, activité physique, techniques d'injection, mise en œuvre de soins souvent très spécialisés, protocoles de surveillance, rôle des émotions, procédures de sécurité en cas d'incidents, effets secondaires des traitements... On conçoit que la simple information, fusse-t-elle éclairée, ne peut à l'évidence pas suffire à l'engager dans un tel traitement ni à le rassurer ! L'information médicale relève en général du souci légitime des soignants de dire l'état exact des données disponibles. Mais, le plus souvent centrée sur leurs propres activités et leurs références, elle prend peu en compte les représentations de santé des patients et n'est pas très efficace pour faire acquérir un savoir-faire.

Ce qui distingue l'éducation de l'information est la nature et le sens des connaissances que le patient s'approprie. En ce sens, l'éducation thérapeutique vise à aider le sujet patient à devenir le premier acteur de ses soins. Il va non seulement acquérir des compétences spécifiques mais aussi apprendre à maintenir un projet de vie, à le construire ou à le reconstruire. Il est alors un véritable partenaire thérapeutique.

Que vise actuellement l'éducation du patient ?

Elle cherche en premier lieu à établir un accord sur le rôle de chacun. Cette étape est fondamentale pour authentifier l'engagement mutuel à réaliser de nouveaux apprentissages, à assurer de nouveaux rôles. Face à l'impossibilité de guérir, en l'état actuel des connaissances médicales, elle est la seule vraie alternative à un état de fait (vivre au quotidien avec un traitement imparfait et complexe) qui s'avérerait trop difficile à supporter. À partir de cette entente, on peut planifier ensemble les étapes d'acquisition de nouvelles compétences.

La notion de compétences d'un patient veut mettre en évidence la multiplicité des comportements (affectifs, cognitifs et psychomoteurs) nécessaires pour résoudre des situations ou problèmes généralement considérés comme complexes. La mise en œuvre d'une compétence engendre en permanence des difficultés (risques de jugement, degré de certitude, confrontation à l'erreur) qui renvoient toujours à l'accompagnement et à la possibilité d'un recours médical. Ceci souligne une fois de plus que cet apprentissage doit être supporté par un dispositif spécifique d'accès aux soins. Cette activité participe donc aux enjeux actuels portant sur les modifications du système de santé.

Afin de montrer ce qui peut être envisagé en pratique nous emprunterons à la diabétologie des exemples illustrant les différentes compétences que chaque patient peut être amené à acquérir.

Compétences d'auto-observation

Tout patient doit pouvoir reconnaître et interpréter des « signes » : symptômes d'hypoglycémie, d'hyperglycémie, existence de plaies, de lésions cutanées, caractérisation de douleurs, mesures de la glycémie, de la tension artérielle, etc. Parfois la modification de certains signaux (diminution ou absence de la sensibilité en cas de neuropathie par exemple) oblige à utiliser d'autres « capteurs » (la vue, le toucher…) pour maintenir une surveillance vigilante.

Nombre de ces signes et leur perception même sont souvent propres à chacun ce qui aboutit à définir avec le patient son « catalogue sémiologique ». Cet apprentissage du corps, ce regard sur soi-même, est une aide primordiale à assurer sa propre sécurité et à la conservation de l'estime de soi. Il vise à rendre le patient « autovigilant », c'est-à-dire capable d'apprécier, de décrire les modifications de son état et de distinguer les signes d'alerte. En ce sens il devient ce que nous appelons un « patient sentinelle ».

Compétences de raisonnement et de décisions

Le nombre de problèmes quotidiens à résoudre (choix d'une dose d'insuline, prise en compte de l'alimentation, précautions en cas d'activité physique, planification d'un amaigrissement, soins corporels en cas de lésion cutanée, décalages horaires, oublis de traitement, gestion d'incident hypo ou hyperglycémique…) est impressionnant. Leur résolution ne peut être acquise uniquement par l'application de protocoles systématiques tant la variabilité individuelle et contextuelle est grande. Il faut donc s'appuyer sur un entraînement au raisonnement réalisé de façon progressive, individualisée, continue, itérative. La prise en compte de l'expérience du patient est un élément majeur de cet apprentissage qui vise à l'aider à optimiser ses propres procédures. C'est à ces conditions que des compétences de décisions peuvent être réellement opératoires.

Compétences d'autosoins

Réaliser une injection d'insuline, utiliser des appareils d'autosurveillance glycémique, tensionnelle, planifier la prise de médicaments parfois nombreux, assurer les premiers gestes de pansements, corriger un malaise hypoglycémique… ne s'improvise pas. Seule la participation à des ateliers pratiques d'entraînement à ces gestes peut aider à surmonter les peurs, lever les croyances et aboutir à une dextérité permettant d'atténuer leurs contraintes.

Toutes ces compétences concourent à l'efficacité du traitement. Elles doivent être régulièrement évaluées tant par le patient lui-même (carnet de bord d'autosurveillance, *check list* d'auto-évaluation…) que par les soignants.

Compétences sociales

Ces compétences de gestion du traitement incluent également l'acquisition de compétences sociales. Elles permettent au patient de vivre dans une communauté. C'est ainsi qu'il est amené à expliquer, former son entourage proche sur les caractéristiques de sa maladie et aux conduites à tenir en cas d'incident aigu nécessitant l'aide d'autrui.

Les conduites d'acceptation, de négociation, de défense de ses droits sont autant de dimensions dans lesquelles il doit être capable d'affirmer sa singularité. Nombre de ces patients développent des compétences de recherche d'informations en santé, d'engagement associatif, leur conférant un véritable statut « d'usager de santé ».

Pour montrer l'extrême richesse de la notion de compétence du patient, il est important d'ajouter à ces exemples, celui qui constitue la compétence centrale du processus éducatif à savoir la compétence du patient à porter un jugement appréciatif sur sa situation de santé. Pour cela toute l'expérience du patient, à condition qu'il puisse la questionner, est une source d'information fondamentale et lui confère un statut d'expert. Cette dimension (être capable d'analyser, d'évaluer ses propres expériences pratiques et d'adapter son traitement) est l'une des clés du transfert et de la mise en œuvre effective des connaissances acquises.

Il est évident que les patients n'acquièrent pas ces compétences immédiatement et au cours d'une seule rencontre avec les soignants. Leur maîtrise demande du temps et de suivre des programmes d'éducation spécifiques. D'où cette notion fondamentale que l'éducation thérapeutique est continue. Ce principe garantit à chaque patient les conditions de maintenir, d'améliorer ses compétences ou d'en acquérir de nouvelles.

Former les soignants

Pour réussir ce défi à aider le patient à maintenir l'ensemble de ces compétences, il est nécessaire que les soignants puissent également se former à ce rôle d'éducateur de patients.

Cette formation s'appuie sur :

- une maîtrise et une bonne connaissance de la pathologie et des différentes options thérapeutiques possibles : l'éducation thérapeutique peut aboutir à des négociations de solutions transitoires qui ne sont pas toujours en totale conformité avec des recommandations officielles, à des prises de risque parfois nécessaires pour accompagner un patient ; seul un soignant compétent dans la pathologie en cause peut s'engager sur de telles options ;
- une bonne compréhension de ce que peut signifier vivre avec une maladie chronique : l faut pour cela s'affranchir d'une vision aiguë de la maladie telle qu'elle est encore trop enseignée ;
- une connaissance des théories de l'apprentissage, des conditions qui le favorisent et des techniques pédagogiques efficaces ;
- des capacités d'analyse de ses propres pratiques professionnelles : cette prise de distance est indispensable pour laisser le patient prendre sa place ; à ce titre on ne peut que souligner le rôle essentiel des soignants intervenant au domicile des patients ; au-delà de leurs simples tâches de soins, ils assument une place centrale dans le dispositif de maintien de l'éducation des patients.

Ainsi, depuis trente ans, les études et les expériences conduites dans le domaine de l'éducation thérapeutique du patient ont permis d'affirmer son importance. La détermination des compétences pour le patient ainsi que la mise en œuvre de programmes d'éducation thérapeutique structurés et accessibles au plus grand nombre seront probablement les exigences minimales pour la reconnaissance financière de cette activité d'éducation. C'est à cette condition que l'éducation thérapeutique sera durablement intégrée dans le système de soins.

Bibliographie

Assal JP. Traitement des maladies de longue durée : de la phase aiguë au stade de la chronicité. Une autre gestion de la maladie, un autre processus de prise en charge. *Encycl Med Chir*, Paris, Elsevier, 25-005-1-10, 1996, 18 p.

Gagnayre R, Traynard PY. L'éducation thérapeutique : de la théorie… In A Grimaldi (éd.), *Traité de diabétologie*, Paris, Flammarion Médecine-Sciences, 2005, p. 445-454.

2 Le diagnostic éducatif

P.-Y. Traynard, R. Gagnayre

La surveillance et le traitement des patients atteints de maladie chronique sont, quasiment par définition, complexes. Il est évident que l'éducation n'est pas seule suffisante pour aider un patient à adopter ou modifier un comportement de santé. Il est nécessaire d'adjoindre des interventions thérapeutiques visant à perfectionner son traitement et à en diminuer les contraintes, des interventions psychologiques qui le soutiennent dans la recherche de son équilibre, des interventions sociales qui visent par exemple à mieux faire connaître la maladie et à modifier son image au sein d'une communauté...

Tout praticien qui, à l'occasion d'une rencontre avec un patient atteint d'une maladie chronique, envisage qu'une intervention éducative serait pertinente pour l'aider, va se poser au moins deux questions :

- « Comment ce patient adopte et/ou adapte-t-il ses comportements de santé ? » ;
- « Quels sont les repères utiles à prendre en compte pour organiser une intervention visant à l'aider à apprendre comment changer, améliorer ou maintenir ses comportements ? ».

En d'autres termes, lorsqu'il s'agit de penser une intervention éducative, il revient aux praticiens de choisir parmi les facteurs contribuant à mieux comprendre leur patient, ceux qui seront les plus utiles pour agir au mieux avec lui.

Cette affirmation pose le problème d'un recueil des données, indices, critères spécifiques permettant d'élaborer une description des acquis, des capacités et des possibilités éducatives du patient.

Un recueil d'informations spécifiques

Cette étape répond à quatre impératifs :

- favoriser chez le patient l'expression du vécu de sa maladie et des difficultés d'adaptation de son traitement dans sa vie quotidienne ;
- recueillir des informations précises pour prévoir des activités d'éducation correspondant à la réalité de vie du patient (stratégies d'éducation adaptatives) ;
- respecter un temps « d'explication de texte », d'information sur la démarche pédagogique envisagée ; on constate souvent qu'il suffit que le soignant explique ce qu'il va faire, ce qu'il cherche, ce dont il a besoin, afin de mieux comprendre le patient, pour que ce dernier lui donne les éléments clés ;
- retrouver les facteurs décrits par les modèles théoriques auxquels il est possible de se référer pour comprendre les comportements de santé du patient.

C'est une démarche qui se nourrit des investigations psychologiques (réactions du patient vis-à-vis de la maladie, attribution causale...), sociales (itinéraires thérapeutiques, représentations, soutien social, perception d'auto-efficacité...), pédagogiques (connaissances antérieures, degré de certitude sur ces connaissances, pratiques de gestes techniques, capacités de décision...) et médicales (stades de la maladie, existence de complications, handicaps, exigences thérapeutiques...).

Le début de toute éducation

Au même titre que l'acte médical commence par l'établissement d'un diagnostic médical, toute action éducative débute par un temps d'expression et d'évaluation des connaissances du patient.

Au cours de cette phase, que certains auteurs nomment « diagnostic éducatif », il est important de rappeler que le patient doit prendre conscience de sa situation d'éducation.

Le choix des techniques de questionnement utilisées contribue à favoriser sa participation active. Par exemple, il peut être demandé à une personne atteinte d'un diabète : « Possédez-vous du glucagon ? ». Cette question relève d'un simple recueil d'information qui exclue éventuellement la réflexion du patient. En revanche, s'il lui est demandé : « Afin de pouvoir agir rapidement en cas d'hypoglycémie sévère, que faut-il prévoir avec votre entourage ? », cette question peut l'aider à établir un lien entre ses connaissances et son environnement.

L'originalité de cette démarche est de chercher à solliciter en permanence le patient à donner son point de vue sur ce que les soignants ont compris de sa situation. D'une certaine manière, il est invité à valider ce diagnostic éducatif en le précisant, en le modifiant. Cette volonté de compréhension mutuelle est capitale car elle évite de reproduire des situations dans lesquelles le soignant se forge une opinion sur les besoins du patient sans que ce dernier puisse exprimer son point de vue.

Le premier temps d'un accord mutuel

En pratique, établir un diagnostic éducatif revient à notre sens à :

- comprendre ce que le patient comprend et comment il vit avec son affection et son traitement ;
- évaluer ses capacités gestuelles, son degré de maîtrise des dispositifs techniques de surveillance et de traitement ;
- apprécier ses capacités de décision dans l'adaptation de son traitement, face aux incidents potentiels ;
- retrouver dans les données médicales et biocliniques celles qui peuvent contribuer à définir des objectifs d'apprentissage ;
- relever parmi les éléments de sa vie sociale, de son environnement, ceux qui soutiendront un apprentissage et ceux qui limiteront les actions possibles.

Au terme de ce recueil d'informations, il doit être possible de répondre aux questions suivantes :

- Quel est le projet du patient témoignant d'une compréhension de sa situation de santé, susceptible de le motiver à apprendre et qui pourrait l'inciter à mettre en pratique les acquis de son éducation ?

- Quels sont les facteurs apparemment facilitants et limitants de son apprentissage, c'est-à-dire quelles sont ses potentialités à réussir les transformations utiles pour sa santé ?
- Que doit apprendre le patient pour s'assurer une certaine sécurité tout en répondant à ses besoins spécifiques, et réaliser son projet ?

Ce questionnement de synthèse permet de définir, en regard des compétences attendues par les soignants, celles qui sont les plus pertinentes et les plus réalistes pour le patient. Il peut, bien entendu, conduire à la détermination de compétences non prévues et encore plus utiles dans sa gestion de la maladie et du traitement.

L'engagement mutuel

Reconnaître qu'un patient puisse être un expert de sa maladie est une donnée importante de la relation éducative.

Dans la mesure où il ne peut pas y avoir d'éducation à l'insu d'une personne, celle-ci doit être sollicitée et en mesure donner son accord sur les propositions présentées, les décisions prises. Il s'agit d'un engagement mutuel, un contrat d'éducation qui précise :

- le rapport que l'on souhaite établir tout en définissant le rôle de chacun ;
- la part fondamentale de la participation active du patient dans son éducation et la gestion de son traitement ;
- les expériences à conduire ensemble pour renforcer les compétences du patient mais également celle du médecin, du soignant dans son rôle d'éducateur.

Bibliographie

Gagnayre R, Traynard PY. L'éducation thérapeutique du patient. *Encycl Med Chir,* Traité de médecine aKos, 16e numéro, oct.-nov.-déc., 2002 ; 7-1027.

Godin G. L'éducation pour la santé : les fondements psychosociaux de la définition des messages éducatifs. *Sciences sociales et santé,* 1991 ; 9 : 67-94.

3 Le patient : un apprenant particulier ?

R. Gagnayre

« À tous ceux, professeurs, médecins, infirmières et infirmiers, qui, dans les hôpitaux et ailleurs, s'efforcent de comprendre et de soulager l'être le plus déconcertant : l'homme malade. »

Georges Simenon, *Les Anneaux de Bicêtre*, Paris, Gallimard, « Bibliothèque de la Pléiade » (1963), 2003, p. 1027.

D'une certaine manière, Michel Develay ouvre la voie lorsqu'il écrit[1]: « [...] On le pressent, l'éducation du patient va au-delà de l'éducation à la santé. Elle n'en est pas qu'une forme. Elle renvoie à une autre méthodologie de l'action [...] ». Il poursuit plus loin en proposant de conduire des recherches pour nommer « [...] les invariants de ce qui constituerait les caractéristiques communes à l'action des différents partenaires, permettant de préciser comment il est possible de mettre en actes l'équation précédente : l'éducation du patient implique de s'intéresser aux trois entités caractérisant le patient : le malade, la personne, le citoyen. Quels invariants semblent susceptibles de caractériser une éducation du patient ? [...] »

Si M. Develay questionne l'éducation du patient et plus précisément l'éducateur et la relation éducative entre le patient et le soignant, il pose délibérément le problème de la spécificité d'une éducation du patient par rapport à l'éducation pour la santé.

Dans cette perspective qui s'attache à préciser les particularités des éducations en santé par rapport à d'autres formes d'éducation, nous proposons un questionnement complémentaire, centré sur les apprentissages du patient atteint d'une maladie chronique. Proche des recherches épistémologiques menées par certains auteurs[2] sur le rapport entre l'éducation et la santé, nous nous intéressons aux caractéristiques cognitives, émotionnelles de ces apprentissages mobilisés par le patient pour réaliser des soins quotidiens sur lui-même et sur une longue période. Cette étude sous-tend deux hypothèses.

Il est tout d'abord possible d'inférer que dans la mesure où l'apprentissage du patient intéresse la maladie, le corps, la chronicité, la mort et engage des réaménagements psychologiques et identitaires, il se distingue dans ses fondements intentionnels d'autres apprentissages aux finalités scolaires, professionnelles. La

1 M. Develay, « À propos de l'éducation du patient ». In B. Sandrin-Berthon (dir.), *L'Éducation du patient au secours de la médecine*. Paris, PUF, « Éducation et Formation », 2000, p. 190-198.

2 « Questions vives. Revue des sciences de l'éducation en question, Éducation à la santé ou pour la santé ? vol. 2, n° 5, université de Provence, 2004.

seconde hypothèse concerne la présence d'invariants en termes d'apprentissage dans le champ des maladies chroniques. Si chaque maladie nécessite des soins spécifiques, des conduites à tenir particulières, existe-t-il des apprentissages qui réunissent des patients atteints de diabète, d'asthme ou de lupus érythémateux disséminé dans la même connaissance de situations-problèmes[3] ?

I. Aujoulat dans une communication propose certaines situations-problématiques communes[4] aux patients (encadré 3.1). Certaines d'entre elles peuvent être à l'origine de compétences d'ordre psychosocial. Au côté de cette liste sont définies des compétences que nous regroupons sous les termes d'auto-soins[5] et qui relèvent pour certaines d'entre elles d'apprentissages particuliers.

Encadré 3.1

Difficultés d'adaptation psychosociale liées à la maladie[4]

Être confronté au regard d'autrui sur sa différence.
Voir apparaître des changements, voire des dysfonctionnements au sein du système familial.
Ne plus se reconnaître dans la personne malade que l'on est devenue (changement de rôle social).
Ne plus se reconnaître dans le regard renvoyé par autrui (infantilisation, surprotection...).
Ressentir des limites, les identifier... dans le meilleur des cas, les accepter.
S'interroger sur le sens de sa maladie, de sa vie et de sa place dans le monde (quête existentielle et spirituelle).
Être confronté à la nécessité de consentir des renoncements, parfois essentiels.
Être exclu et/ou privé de capacité décisionnelle.
Etc.

Si la psychologie, l'anthropologie, la sociologie de la santé contribuent à mieux faire comprendre ce que peut représenter le fait de vivre avec une maladie chronique, à décoder les logiques d'un comportement de santé, à resituer les notions de maladie et de santé dans une culture, il n'est pas toujours aisé d'identifier ce qui constitue les spécificités d'un apprentissage du patient. Ce manque permet d'éclairer, selon nous, ce que pourrait apporter une pédagogie de la santé, c'est-à-dire une recherche de ce que représente un apprentissage significatif et intentionnel d'un individu dédié à sa santé.

Qu'est-ce qui rend particulier l'acte d'apprendre du patient au regard des données actuelles ? L'apprentissage du patient est-il si spécifique qu'il en est unique dans le vaste champ des apprentissages humains ? Finalement qu'est-ce que signifie d'apprendre la santé, sa santé ? L'intention que nous assignons à ces questions proposées au cours des rencontres de formation[6] est de mieux

3 Nous reprenons la définition qu'en donne J. Tardif dans son ouvrage, *Le Transfert des apprentissages*. Québec, Les Éditions Logiques, 1999, p. 86.

4 I. Aujoulat, « Vers la définition de compétences transversales favorisant le processus d'adaptation psychosociale des patients à leur maladie ». Paris, communication orale, DELF, 2004.

5 R. Gagnayre, P.-Y. Traynard, « L'éducation thérapeutique : de la théorie... ». In *Traité de diabétologie*. Paris, Flammarion Médecine-Sciences, 2005, p. 445-454.

6 En l'occurrence dans le DU « Éducation thérapeutique, prévention et maladies chroniques », université Paris 6 et dans le master « Éducation et Santé », université Paris 13-Bobigny.

comprendre ces apprentissages. Il ne s'agit pas de constituer une taxonomie – loin s'en faut – mais d'identifier quelques caractéristiques pour concevoir les interventions éducatives auprès du patient.

Pour construire ces repères, nous empruntons à P. Galvani cité par P. Carré[7], les finalités qu'il donne de l'apprentissage : « créer sa propre forme » ; « apprendre seul » ; « s'éduquer soi-même ». Si l'auteur les distingue, nous considérons qu'elles se rejoignent dans une bio-épistémologie, du même nom qu'utilise P. Galvani pour situer la première finalité citée. Mais résumer les apprentissages du patient à cette seule finalité, serait, selon nous, insuffisant. Nous appuyant sur la réflexion que conduit P. Carré sur l'auto-formation, se référant lui-même à G. Pineau sur les apprentissages expérientiels et les liens étroits avec un niveau d'organisation proche du vivant[8], nous nous référons à trois pôles : les apprentissages que développe le patient ayant trait au rapport à soi (auto), au rapport aux autres (hétéro), au rapport au monde (éco). Nous retrouvons, formulée de manière différente, la triade proposée par M. Develay : le malade, la personne, le citoyen.

Enfin, concernant les apprentissages du patient, il s'agit, avant tout, d'interrogations, d'hypothèses. La validation de ces particularités résulte, selon nous, de leur présence dans ce que nous nommerons le « banal quotidien » du patient[9]. Il constitue, pour nous, le terrain d'exploration dans lequel doit se vérifier la mobilisation par le patient de ces apprentissages. À noter que notre approche de l'apprentissage est pluraliste et s'inspire des courants socio-constructiviste, cognitiviste et humaniste et des travaux que nous regrouperons sous la dénomination de philosophie de l'esprit.

Nous présentons comme contenus d'enseignement quelques exemples d'apprentissage à des fins d'illustration et de discussion.

Quelques exemples d'apprentissage singulier du patient dans son rapport à soi

Peut-être parce que trop évident ou allant de soi, l'apprentissage du patient, qui consiste à substituer par ses fonctions cognitives conscientes des processus biologiques automatisés et inconscients, a été longtemps sous-estimé. Cette substitution est le fruit d'un apprentissage mobilisant différentes dimensions aux temporalités diverses dans leur transformation et leurs effets : le biologique ; le psychologique et le social. Il est rare qu'un apprentissage témoigne en permanence des interactions entre ces trois domaines.

Cette substitution conduit à s'intéresser à deux apprentissages.

L'apprentissage qui consiste pour le patient à percevoir des signes provenant de son corps jusqu'alors inconnus, ignorés ou déjà interprétés nécessite de sa

---

7 P. Carré, A. Moisan, D. Poisson, *L'Autoformation*. Paris, PUF, « Éducation et Formation », 1997, p. 36-37.

8 F. Jacob, *La Logique du vivant*. Paris, Gallimard, 1970, cité par P. Carré dans *L'Auto-formation*, *op. cit.*, p. 36.

9 Comme le lever matinal, le regard dans la glace, le retour de l'hôpital, les courses au supermarché, le retour des vacances, l'endormissement…

part une prise de conscience, d'en comprendre le sens afin d'élaborer une sémiologie personnelle.

En soutenant ces apprentissages, on entrevoit des applications dans le champ de l'éducation thérapeutique : celui de prévenir des incidents voire des accidents et celui d'améliorer la communication patient-soignant sur la clinique du patient et sur ses perceptions. Des études sont menées dans ce sens pour valider cette notion de patient sentinelle[10] et comprendre comment les patients apprennent à établir des correspondances entre leur ressenti et un processus physiologique.

Le second apprentissage concerne la prise de décision sur soi et pour soi dans un contexte d'incertitude. Le fait de décider et d'agir (ou de ne pas agir) en vivant immédiatement ou de manière retardée les conséquences de son choix renforce une difficulté inhérente à l'apprentissage du patient : la difficile distanciation du patient vis-à-vis des essais mêmes de sa décision, de son efficacité et de ses effets. Comme précédemment, la certitude de la décision à prendre est influencée par de nombreuses variables[11] et en particulier l'ordonnancement d'états mentaux[12].

Ainsi, ces deux apprentissages interrogent en regard du courant cognitiviste certains processus considérés comme significatifs de l'apprentissage.

Apprendre à décider sur soi et pour soi est un apprentissage dont la phase dite de décontextualisation[13] reste questionnable dans son systématisme. Il est difficile, d'une part, pour un patient de se distancier de l'objet même de son apprentissage que représente la maladie. Le patient intervient en fonction de ses registres d'émotions, de croyances, de désir, d'intention, de connaissances, de compétences qui modifient en permanence le cadre de perception de la situation-problème ; d'autre part, la maladie n'est pas une entité stable biologiquement, physiologiquement, dans ses attributs de logique et donc de reproductibilité. Elle évolue également modifiant alors les repères sur lesquels se sont fondés les premiers apprentissages et donc les seuils d'efficacité.

Il en découle une difficulté à constituer pour le patient un registre stable de règles. Les acquis de l'apprentissage dans un contexte donné ne sont, semble-t-il, jamais systématiquement et pleinement réutilisables dans la même situation-problème, et encore moins dans une nouvelle.

Enfin, cette difficulté est renforcée par le fait que cet apprentissage s'inscrit dans une histoire de l'entourage (une dynamique familiale par exemple) qui a façonné les rapports de santé du patient. L'apprentissage du patient qui vise à comprendre sa maladie, à réaliser des autosoins reste influencé par la représentation

10 C. Crozet, *Analyse du développement des perceptions sensorielles chez les patients diabétiques sentinelles : une voie nouvelle pour l'éducation thérapeutique.* Thèse de sciences de l'éducation, université Paris 5, 2007 ; C. Petitmengin, « Peut-on anticiper une crise d'épilepsie ? Explicitation et recherche médicale. Approche neurophénoménologique ». *Expliciter,* 57 déc. 2004.

11 G. Reach, A. Zerrouki, D. Leclercq, J.-F. d'Ivernois, Adjusting insulin doses : from knowledge to decision. *Patient Education and Counseling,* 56, 2005, p. 98-103.

12 G. Reach, « Réflexion sur la maladie chronique : une démarche physiologique pour comprendre la place du temps ». In *Traité de diabétologie.* Paris, Flammarion Médecine-Sciences, 2005, p. 941-952.

13 J. Tardif, *Pour un enseignement stratégique. L'apport de la psychologie cognitive.* Québec, Éditions Logiques, Année?? p. 25-85.

que se construit l'entourage sur la maladie et le traitement. Le patient n'est pas seul à maîtriser les objets même de son apprentissage (la maladie, le traitement, les projets) parce que l'entourage est d'une certaine manière partie prenante de la maladie par ses réactions, ses comportements. Ainsi, toute décision du patient sur lui intègre l'analyse des effets de sa décision sur la représentation de son entourage de sa maladie.

La difficulté pour le patient de décontextualiser ses apprentissages conduit à interroger le rôle de la métacognition. Toujours, selon le courant cognitiviste, ce processus est considéré, sous certaines conditions, comme important pour le développement des apprentissages[14]. Ainsi, pour améliorer un processus de décontextualisation rendu difficile et limitant du même coup le processus de recontextualisation, le développement d'une métacognition par le patient permettrait-il de créer une distance suffisante à lui-même pour pouvoir comprendre et réguler des décisions à prendre ? Nous envisageons cette possibilité dans la mesure où cette compétence métacognitive se retrouve quasi systématiquement chez les patients sentinelles[15].

Une application possible dans le champ de l'éducation thérapeutique serait alors de distinguer l'autocontrôle, phase consciente d'une métacognition, de l'autovigilance, apprentissage permettant d'oublier la maladie. L'apprentissage d'une autovigilance permettrait de détourner des fonctions cognitivo-émotionnelles au profit d'autres finalités comme la réalisation d'actions quotidiennes participant d'un projet de vie.

Il reste que l'évolution même de la maladie modifiant les perceptions cliniques, les transformations d'états mentaux conduisant à des décisions dont la nature est définie *a posteriori*, la question est posée de définir plus précisément le caractère constructif et anticipatif de l'apprentissage du patient. D'une certaine manière, les apprentissages mobilisés par le patient relèvent d'un retour réflexif sur une situation donnée pour un réinvestissement incertain des acquis. Comme un apprentissage toujours recommencé, la part de l'expérience resterait à définir dans sa contribution pour résoudre une nouvelle situation-problème.

Exemples d'apprentissages singuliers du patient dans son rapport aux autres

Dans un article, S. Jacquemet[16] posait cette question : le patient peut-il apprendre à devenir un malade chronique ? Si, l'auteur mettait en garde de ne pas créer une attente normée pour un tel apprentissage en particulier émanant d'un groupe de soignants, il attirait l'attention du lecteur sur le fait que l'apprentissage du patient se fondait sur plusieurs caractéristiques dont une essentielle pour

14 A. Moè, R. De Beni, « Méthode d'étude : des stratégies aux programmes métacognitifs », in P. A. Doudin, D. Martin, O. Albanese, *Métacognition et éducation. Aspects transversaux et disciplinaires*. Louvain, Peter Lang, 2001, p. 99-121.

15 C. Crozet, *Analyse du développement des perceptions sensorielles chez les patients diabétiques sentinelles : une voie nouvelle pour l'éducation thérapeutique*, *op. cit.*

16 S. Jacquemet, « Le patient peut-il apprendre à devenir un malade chronique ? ». *Bulletin d'éducation du patient*, 17, 3, sept. 1998, p. 66-69.

le patient : il s'agit pour ce dernier d'apprendre à résister au statut bienveillant de malade et son enfermement afin d'élaborer un référentiel de vécu[17]. Il s'agit, également, de résister à l'intention bienveillante du soignant dans ce qu'elle a également d'enfermant, pour ne conserver que ce qu'elle a d'émancipant. Pour cela, le patient doit fournir l'effort pour un autre apprentissage : celui de devoir enseigner au soignant peu ou prou préparé « à donner à voir » ce qui constitue son « être en santé »[18]. La réciprocité s'installe car le soignant devrait pouvoir également « donner à voir ».

Ainsi, les apprentissages du patient se développent si le patient témoigne de cet apprentissage et éduque son entourage à l'écouter, à transformer son regard d'une représentation de santé qui n'est déjà plus la sienne.

Cet apprentissage à éduquer l'autre et, par réciprocité, à s'éduquer permet de limiter l'écueil d'une distanciation rendue difficile par la maladie même.

Cependant, si cet apprentissage vise à accompagner son entourage dans la compréhension de sa transformation, il s'avère que ce que le patient a à exprimer en termes d'apprentissage est complexe, et relève souvent de l'indicible.

À cette conscience de vivre une transformation difficile à décrire, acte qu'il doit cependant tenter de réaliser, se joint un sentiment d'extrême solitude par l'impossibilité de partager pleinement cet apprentissage. Il découle de l'éducation une relation que M. Develay décrit ainsi : « [...] *L'éducation est la capacité à faire émerger de l'altérité dans une relation de parité asymétrique* [...] »[19]. Cette relation fonde la compréhension d'une rencontre entre deux expertises celle du patient et du vivre la maladie ; celle du soignant et de sa représentation de la maladie. Comment le patient peut-il faire entendre sa singularité dans l'approche populationnelle et statistique du soignant de la maladie ? Comment le soignant peut-il faire entendre sa connaissance de la maladie à la personne qui la vit ?

Une des réponses se trouve dans l'interaction même entre ces deux expertises, entre ces deux : « *à donner voir* ». C'est au cours de ces échanges que le patient vise un apprentissage fondamental qui consiste à élaborer sa propre norme de santé[20]. Il s'agit pour le patient d'apprendre à dessiner les contours acceptables de ces choix de santé. Cette élaboration d'une norme de santé est souvent à l'origine chez le patient d'un questionnement des normes biologiques et sociales. D'une certaine manière, apprendre à être patient dans son rapport à l'autre, c'est interroger les représentations, les normes et les règles qui régissent les rapports de santé. C'est découvrir la dureté et la fragilité des normes biologiques investies

17 Dans la langue française, il n'existe pas de mot pour définir la vie comme expérience d'elle-même. En espagnol, on dit *vivencia*. Le terme français se rapprochant le plus de cette expression est celui de « vécu » mais il ne comporte pas cette dimension dynamique, de projection que possède le mot espagnol. Jorge Semprun, *L'Écriture ou la vie*. Paris, Gallimard, « Folio », 1994, p. 184.

18 P. Paul, « Histoires de vie et transdisciplinarité dans la médecine et dans l'éducation à la santé ». *Chemins de formation* n° 6, oct. 2003, p. 168-180.

19 M. Develay, « À propos de l'éducation du patient ». In B. Sandrin-Berthon (dir.), *op. cit.*, p. 185-198.

20 P. Barrier, *L'Autonormativité du patient chronique. Approche méthodologique. Implications pour l'éducation thérapeutique*. Thèse de sciences de l'éducation, université Paris 5, 2007.

par un ordre social. Cet apprentissage inaugure la position citoyenne de certains patients qui questionnent les normes et, éventuellement, les remettent en cause.

Quelques exemples d'apprentissages singuliers du patient dans son rapport à l'environnement

Dans l'apprentissage que mobilise le patient rien ne va de soi. Il ne le décrète pas et ne l'a pas attendu. Cet apprentissage lui est imposé. Il s'agit alors pour lui d'alléger cet apprentissage du poids d'une obligation quasi définitive, au profit d'un apprentissage au service du dépassement de la maladie. Dépasser l'inéluctable, le sentiment d'une finitude accélérée – dépasser ce qui serait trop précocement prescrit et déterminé par la maladie – se projeter pas à pas malgré la peur.

Même si tout apprentissage vise à grandir et finalement oublier la mort, il est rare que l'objet de l'apprentissage renvoie en permanence à cette humaine condition : apprendre pour ne pas mourir.

Ainsi, il s'agit pour le patient de résister à l'objet même de son apprentissage : la maladie. Mais si résister fait partie de tout apprentissage, le sens que l'on confère progressivement à l'objet même de l'apprentissage conduit à son appropriation. En est-il de même pour la maladie ? Est-il possible d'accepter la maladie, de la faire sienne ?

Il semble que la maladie conduise à un recentrage sur ce qui est important, sur ce qu'elle appelle de fondamental en soi, c'est-à-dire ce qui singularise par rapport à l'autre. Par ce questionnement, la maladie n'active-t-elle pas la personnalité du patient et ne révèle-t-elle pas ses potentialités[21] ? D'une certaine manière, la maladie accélérerait et autoriserait, par l'usage social qui peut en être fait, de renouer avec ce qui a été impossible à moment donné. Ainsi, la maladie est une opportunité d'apprentissage et en même temps un obstacle, pour renouer avec des potentialités, utiliser les ressources de l'environnement et définir de nouveaux projets de vie.

Une des applications possibles dans le champ de l'éducation thérapeutique est de concevoir dans les programmes, des activités permettant aux patients de lire différemment leur environnement et de renouer avec leurs potentialités. Tel est l'un des buts de l'introduction des activités artistiques dans l'éducation thérapeutique[22].

Apprendre à réaliser ce qui constitue la vie. Alors, le projet qu'énonce le patient devient le cœur de la thérapeutique. Considérer cette possibilité, c'est limiter une nouvelle fois l'écueil de la maladie comme un apprentissage aléatoire, toujours incertain pour le tutoriser par un autre apprentissage visant la réalisation du projet de vie qui, lui, est régi par une finalité positive. Cette finalité positive est intimement dépendante du concept d'estime de soi, concept dont on connaît l'importance dans le développement de la personne[23] au sein de sa

21 M. Morin, *Parcours de santé*, Paris, Armand Colin, 2004, p. 147-151.

22 P. Paul, R. Gagnayre (dir.), *Le Rôle de l'art dans les éducations en santé. Interface et transdisciplinarités*. Paris, L'Harmattan, 2008.

23 Les auteurs qui ont travaillé sur le concept d'auto-estime depuis William James (1842-1910) sont nombreux. Nous renvoyons à l'ouvrage de G.-N. Fischer. *Traité de psychologie de la santé*. Paris, Dunod, 2002.

communauté en termes de reconnaissance de soi et de changement dans la représentation de la personne malade. Mais que devient cette idée d'apprendre à tutorer la maladie lorsque le projet n'est pas présent, c'est-à-dire formulé en termes d'intentions futures ? En empruntant aux propositions de G. Réach, citant Élisabeth Pacherie[24], nous pouvons considérer que toutes les actions du « banal quotidien » constituent des éléments d'un projet à venir. Ce banal quotidien s'apparente à *la force de l'habitude* dont la caractéristique serait de permettre aux patients de réaliser des soins sans nécessairement faire appel à une intention préalable. Ainsi, en l'absence de projet, la force de l'habitude permettrait de rendre routinier des soins et d'éviter au patient, sur certaines périodes, de soumettre toutes ses actions de soins au *diktat* bloquant d'une explication qui ne peut encore advenir. Ce temps d'apprentissage à tutorer la maladie par l'habitude, permettrait au patient de prendre le temps de redéfinir un projet qui conférerait un sens et une intention à ses soins et le mettrait alors en disposition pour des apprentissages à décider sur lui-même. On rejoindrait alors les apprentissages métacognitifs qui nous semblent essentiels comme celui de l'autovigilance.

Un apprentissage paradoxal

Il reste qu'un apprentissage soutenu, répété, conduit vers une certaine maîtrise, une maturité.

Cependant, par l'évolution naturelle de la maladie et malgré toutes les interventions du patient et des soignants, les apprentissages restent fragiles, peu stables. Il résulte une compréhension parfois dramatique, et parfois sereine d'une non-maîtrise des objets mêmes de ces apprentissages dans les cas d'incidents, de complications. Dans l'apprentissage du patient, cette absence de maîtrise conduit vers quelle maturité ?

Cette maturité relèverait d'un retour réflexif sur soi conduisant alors vers une dimension philosophique et pour certains spirituelle.

Pour tenir sa place dans la communauté humaine malgré l'enfermement naturel que provoque la maladie, le patient pourrait s'ouvrir au principe de prévoyance comme le propose G. Réach[25] s'appuyant sur les travaux de Donald Davidson. Ce principe sous-tend que le patient peut donner la priorité aux actions de soins tournées vers le futur sans recherche de bénéfices immédiats.

Pour tendre vers ce principe dont l'acquisition demande du temps, G. Réach propose : « Et pour les impatients que nous sommes, ne pourrait-on pas essayer

---

24 G. Reach, « Réflexion sur la maladie chronique : une démarche physiologique pour comprendre la place du temps ». In *Traité de diabétologie*. Paris, Flammarion Médecine-Sciences, 2005.

25 « Dans une telle conception, à partir du moment où il existe ces deux sub-domaines de l'esprit séparés selon ce critère de temporalité, le patient observant utiliserait *un nouveau principe, que l'on pourrait appeler principe de prévoyance*, qui, après l'intervention du principe de continence qui lui dicte de tenir compte de toutes les motivations de l'esprit, et d'accomplir l'action qui est expliquée par les motivations qui lui semblent les meilleures, lui recommanderait, *de plus*, de donner la priorité à celles qui sont orientées vers l'avenir, en refusant les récompenses immédiates », in G. Reach, *ibid.*, p. 949.

un apprentissage de la patience ? [...] se donner du temps, n'est-ce pas un moyen de réapprendre le souci de soi, qui ne peut être qu'un souci du long terme, au fond se forger un principe de prévoyance qui complétant le principe de continence de Davidson, nous enjoindrait aussi de donner la priorité aux futurs[26]. »

Pour d'autres auteurs, cette maturité conduit à une expérience spirituelle[27].

C'est ainsi que le patient est amené à s'expliquer, que dans les défis quotidiens que représente la lutte contre la maladie, se fondent les prémisses d'une philosophie authentique[28] dans laquelle chaque apprentissage le renvoie vers une recherche de cohérence à partir des questions qu'il se pose : Que croit-il ? Quelle intention a-t-il ? Que ressent-il ? Que désire-t-il ? Que sait-il ? Que fait-il ?

Difficilement maîtrisables, difficilement prévisibles, toujours recommencés, les apprentissages du patient atteint d'une maladie comportent en eux une dimension paradoxale qui donne au patient ce statut d'apprenant particulier[29].

Tenter de comprendre ces caractéristiques, c'est permettre aux soignants de hisser leurs interventions éducatives au même niveau d'exigence que nécessite pour le patient de vivre avec une maladie chronique.

---

26 G. Réach, « La non-observance thérapeutique ». *Le Nouvel Observateur*, hors série, mai-juin 2005, p. 36-39.

27 J.-J. Lévy, A. Bourdages, R. Bastien, E. Nonn, J. Otis, R. Pelletier, G. Trottier, « Religion, spiritualité et nouvelles thérapies face au VIH/sida ». In R. Massé et J. Benoist (dir.), *Convocations thérapeutiques du sacré*. Paris, Karthala, 2002, p. 165-182.

28 « [...] En fait, ces figures parlent en philosophes, mais ne vivent pas en conséquence. Lucien a raison de se moquer, car la preuve du philosophe, c'est sa vie philosophique. Sa légitimation ? Son comportement, la congruence de ses mots et de ses actes. Plus l'écart est petit, plus grand est son droit à mériter l'épithète [...] », in M. Onfray, *La Communauté philosophique. Manifeste pour une université populaire*. Paris, Galilée, 2004, p. 36.

29 R. Gagnayre, J.-F. d'Ivernois, « L'éducation du patient : rôle de la formation pédagogique des soignants ». *Cahiers Santé*, 1, 1991, p. 334-338.

II

Annonce du diagnostic et travail de deuil face à la maladie

4 L'annonce du diagnostic

A. Hartemann-Heurtier, F. Eschwège

Le moment où le patient va s'entendre annoncer pour la première fois une maladie grave ou une maladie chronique est un moment extrêmement fort sur le plan émotionnel. Savoir gérer correctement cet échange avec le patient doit faire partie des compétences de tout professionnel de santé. En effet, une prise en charge thérapeutique quelle qu'elle soit ne consiste pas uniquement à « prodiguer des soins » mais doit conjointement consister à « prendre soin » de l'autre. Une annonce de diagnostic mal gérée (ou carrément oblitérée) par le soignant peut dont être légitimement considérée comme une défaillance sur le plan professionnel. Cette « défaillance thérapeutique » peut :

- entraîner une aggravation de l'anxiété voire de la détresse psychologique du patient liée au choc provoqué par l'annonce ;
- favoriser dès le départ chez le patient une représentation négative de la maladie, source de difficultés ultérieures voire de refus à se prendre en charge ;
- favoriser une représentation négative des soignants, « oiseaux de mauvais augure », qui n'ont pas su être à l'écoute de l'anxiété ou de la détresse en même temps qu'ils la déclenchaient. Cette mauvaise perception du soignant va rendre difficile l'alliance nécessaire entre le médecin et le patient pour une prise en charge de qualité.

Nous allons décrire le déroulement d'une séance d'enseignement d'une demi-journée, qui a pour objectif d'aider les soignants à acquérir les compétences nécessaires à une gestion de qualité du moment crucial de la maladie qu'est l'annonce du diagnostic.

Les difficultés des soignants

Technique pédagogique

La plupart des soignants pensent connaître les règles et les étapes à respecter lors de l'annonce d'un diagnostic de maladie grave ou chronique, mais elles ne sont pourtant pas toujours mises en pratique. Ces règles pourraient être très facilement délivrées en 15 minutes lors d'un cours magistral. Mais le cours magistral a ses limites :

- les étudiants ne sont pas actifs dans l'acquisition des connaissances ;
- le cours magistral ne mobilise pas les connaissances antérieures ;
- il ne répond pas forcément aux questions que se posent les étudiants ;
- en dehors d'un jeu théâtral de l'enseignant, il provoque peu d'émotion.

Le support de cette séance d'enseignement peut être un enregistrement vidéo de plusieurs patientes témoignant de leur mauvais souvenir du moment où on leur a annoncé : pour l'une un diabète ; pour l'autre, la souffrance néonatale de son bébé et, pour la troisième, une errance diagnostique entre un myélome et une polyarthrite rhumatoïde. L'émotion qui se dégage de témoignages réels fait qu'on a tendance à s'identifier à ces patientes, qui sont toutes les trois dans l'accusation du corps médical. Les étudiants présents sont alors pris à contre-pied de leur émotion immédiate, puisqu'on va leur demander de s'identifier plutôt aux soignants et de rechercher pour quelles raisons ces derniers ont mal géré ces différentes annonces de diagnostic.

Afin de rendre cet atelier interactif, les étudiants sont divisés en deux groupes de 8 à 10 pour trouver de manière collective les réponses à cette question. L'objectif de ce premier atelier est donc de rechercher ce qui pose problème aux soignants pour se comporter de manière adaptée lors de ce moment « riche en émotion ».

Après 30 minutes, chacun des groupes désigne un rapporteur qui restitue en séance plénière les réponses trouvées collectivement après discussion.

Objectif d'apprentissage

L'objectif est de faire ressortir les difficultés rencontrées par les soignants lors de l'annonce d'un diagnostic. Ces difficultés sont :

- le manque de formation dans le cursus médical ou paramédical pour apprendre à gérer l'émotion que l'annonce va provoquer chez le patient ;
- l'émotion du soignant : l'annonce à l'autre de sa maladie (et du coup de sa « proximité » avec la mort) renvoie le soignant à sa propre peur de la maladie et de la mort ; le soignant, en fuyant totalement ou partiellement le moment de l'annonce, se protège de cette émotion ;
- le sentiment d'échec du soignant, qui a du mal à accepter d'être transitoirement quelqu'un qui va « faire mal », alors qu'il est là habituellement pour « calmer la souffrance » ;
- le manque de temps, la nécessité de gérer dans l'urgence certaines situations ;
- le manque de moyens matériels (pas de locaux appropriés).

En conclusion, ce premier atelier fait ressortir le fait que le comportement à avoir lors de l'annonce ne s'improvise pas. Il demande des compétences. Correctement géré, il peut permettre de diminuer la détresse du patient et favoriser une meilleure prise en charge ultérieure. Le soignant peut trouver là aussi une satisfaction humaine et professionnelle. Son rôle de soignant, loin d'être remis en question dans ces circonstances, peut y trouver tout son sens, lorsqu'il est bien rempli.

Ce qu'il ne faut pas faire

Technique pédagogique

L'objectif de ce second atelier est de mettre en évidence les « contre-attitudes » fréquemment observées lors de l'annonce du diagnostic. Une contre-attitude médicale est définie comme une attitude non adaptée à l'objectif final de la relation de soin, qui doit être normalement « le bien-être moral et physique du patient dans le respect mutuel ». La contre-attitude médicale entraîne donc une augmentation de la souffrance morale du patient, et risque d'entraîner une attitude du patient peu propice à une bonne prise en charge.

La technique pédagogique est de nouveau le travail en petits groupes sur un cas clinique écrit (voir annexe 1, p. 30). Le travail en groupes rend les apprenants actifs et oblige chacun à argumenter et à formuler correctement sa pensée. Le cas clinique utilisé décrit une réaction de déni d'une jeune patiente de 24 ans lorsqu'on lui annonce qu'elle a un diabète insulinodépendant. Plusieurs manières de répondre à cette réaction de déni sont suggérées par écrit. Chaque groupe doit travailler collectivement sur ces différentes propositions de réponses faites à la patiente : sont-elles adaptées à la situation ? À quel type de contre-attitudes correspondent-elles ? Y a-t-il une proposition de réponse plus adaptée que les autres et pourquoi ?

Après 30 minutes de travail collectif, chaque groupe désigne un rapporteur qui intervient en alternance avec l'autre groupe sur son analyse des différents types de réponses faites à la patiente.

Objectif d'apprentissage

Cet atelier permet de mettre en évidence les différentes « contre-attitudes » médicales les plus fréquentes (à éviter !) :

- La banalisation : « Vous verrez, ce n'est pas difficile, même les enfants se piquent plusieurs fois par jour sans problème. » La banalisation de la part des soignants part souvent d'une bonne intention, celle de faire diminuer le niveau d'anxiété du patient (à qui l'on vient d'apprendre par exemple qu'il va falloir qu'il se fasse des injections d'insuline). Mais elle est inadaptée dans la mesure où le patient, sous le choc, a besoin que sa détresse psychologique soit perçue *à son juste niveau* afin d'être sûr de pouvoir recevoir toute l'aide nécessaire à l'apaiser. Banaliser l'enjeu du diagnostic peut être vécu par le patient comme une banalisation du diagnostic lui-même, alors que l'irruption de cette maladie va bouleverser totalement la vie du patient et son image de soi. Si le soignant banalise, minimise, le patient aura le sentiment de ne pas être compris, ce qui, loin de l'apaiser, renforcera la détresse.
- La dramatisation : « Si vous ne faites pas les injections quotidiennes, vous ferez un nouveau coma diabétique. » Devant la réaction de déni normale à l'annonce d'une mauvaise nouvelle, les soignants pensent souvent à tort que le patient n'a pas compris la gravité de la situation, alors que cette réaction de déni traduit justement l'intensité de la détresse. C'est une réaction de protection. La dramatisation ne fait qu'en rajouter. Loin de calmer l'anxiété, elle l'aggrave.
- L'explication technique ou scientifique : « Tout se passe comme si les cellules du pancréas qui sécrètent l'insuline étaient devenues étrangères à votre organisme, et avaient été rejetées. » Cette contre-attitude est typique du soignant qui a du mal à affronter l'émotion du patient et se réfugie derrière un discours rationnel. Si des explications sur la maladie sont nécessaires, ses causes et son traitement, elles ne peuvent pas être entendues à ce stade de l'annonce (choc émotionnel). Comprendre à ce moment-là pourquoi on est malade ne calme pas la détresse qui fait suite à l'annonce. Ce discours scientifique opaque va au contraire entraîner chez le patient le sentiment de ne pas être entendu, et de ne rien comprendre au discours médical. Il ne met pas en place une relation d'écoute et de dialogue.

Une des réponses suggérées dans cet atelier comporte certains éléments qui doivent faire partie des règles à respecter lors de l'annonce. Il s'agit de propos « empathiques » qui visent à faire comprendre à l'autre que l'on « sent ce qu'il ressent » (« Vous avez l'impression que le ciel vous tombe sur la tête », « C'est très dur à entendre ce que je viens de vous dire »...). Il ne faut pas nier le niveau de détresse, mais au contraire montrer qu'on l'a identifié et qu'on l'a compris sur le plan humain. L'émotion et la souffrance du patient doivent être entendues, reconnues comme telles et légitimées. Les mots utilisés doivent être simples. Des gestes peuvent aussi traduire l'empathie : tendre un mouchoir, mettre la main sur l'épaule, respecter le silence... Il ne s'agit pas de ressentir la même souffrance (se mettre à pleurer avec le patient !) mais de partager un moment humain d'émotion, chacun à sa place.

Ensuite doivent suivre des propositions de soutien et de traitement (« Nous sommes là pour vous aider », « Nous allons vous apprendre à faire les injections », etc.).

Une autre technique pédagogique consiste à utiliser un jeu de rôles : un étudiant « joue » le médecin, et un autre le patient à qui on annonce un possible cancer du poumon (voir scénario en annexe 2, p. 31). Le groupe d'étudiants qui regarde se dérouler la scène doit repérer ce qui se joue de « rationnel » ou « d'émotionnel » chez le médecin ou le patient. En aucun cas il ne s'agit de porter un jugement de valeur sur le comportement de l'un ou de l'autre, mais d'analyser ce que chaque comportement entraîne comme réaction, dans les deux sens.

Ce qu'il faudrait faire

Technique pédagogique

La demi-journée se termine par 20 minutes d'un exposé « frontal ». Les différentes étapes conseillées, les conseils à suivre lors de l'annonce du diagnostic d'une maladie grave ou chronique sont alors délivrées. Cet exposé faisant suite aux questionnements des étudiants durant les deux ateliers précédents, les étudiants sont dans un comportement « d'écoute active ». L'exposé frontal, de courte durée, peut alors être bénéfique sur le plan pédagogique. Il tient place de synthèse.

Objectif d'apprentissage

Synthèse des conseils à connaître pour gérer au mieux le temps de l'annonce en tant que soignant.

Ces conseils sont :

- se mettre dans des conditions matérielles appropriées (lieu calme et confidentiel, installation adéquate, temps suffisant...) ;
- rappel par le soignant de l'historique de la situation ;
- dans le cas d'une maladie grave (cancer), il est souhaitable d'obtenir, en incitant le patient à s'exprimer, une demande explicite du diagnostic par le patient ;
- annoncer graduellement la nouvelle avec des mots simples, en plusieurs fois ;
- associer à ces informations négatives, des propositions précises de traitement et de soutien ;

- écouter de façon active le patient à chaque étape : l'inciter à s'exprimer et à exprimer ses émotions, soit par des temps de silence, soit par des questions ouvertes « Qu'en pensez-vous ? » « À quoi pensez-vous ? ».
- manifester son empathie par des gestes, des mots simples ; on peut utiliser à cette étape ce que l'on appelle la reformulation empathique : reprendre ce qu'a dit le patient pour lui manifester que l'on a bien compris ses souhaits ou ses émotions, et lui exprimer que ceux-ci sont légitimes ;
- expliquer ce qui va se passer ensuite : donner un autre rendez-vous, annoncer l'hospitalisation et ses raisons, offrir l'assistance d'autres personnes, expliquer ce qui va se dérouler pendant l'hospitalisation…

Conclusion

Cette demi-journée vise à donner des outils aux soignants pour être moins démunis au temps crucial de l'annonce. Cependant, il faut avoir conscience que même gérée le « mieux possible », l'annonce d'un diagnostic grave (cancer par exemple) reste souvent vécue par le patient d'une manière spécifique et subjective, pas forcément immédiatement accessible au soignant. La même nouvelle n'aura pas la même signification pour tous les patients, celle-ci dépendant de leur origine ethnique, de leur histoire propre, de leur personnalité, de leur environnement social et familial… Ce qui peut être considéré comme une relativement bonne nouvelle par le soignant (par exemple en termes d'espérance de vie), peut être vécu comme catastrophique par le patient (conséquences sociales, esthétiques, fonctionnelles, économiques…). La « satisfaction » du soignant n'est pas toujours en phase avec celle du patient. C'est d'ailleurs certainement au moment de l'annonce que l'on peut observer le plus fréquemment des problèmes de mauvaise communication : des paroles comme « il ne m'a pas entendu, il ne m'a pas expliqué, je n'ai rien compris, il m'a dit que ce n'était pas grave… » peuvent être dites après l'annonce, alors que le soignant a vraiment pensé avoir fait l'inverse pendant le moment de l'annonce ! L'écoute active qui vise à inciter le patient à s'exprimer pendant le temps de l'annonce, vise à diminuer le niveau de ces « malentendus ». Mais elle n'y parvient pas toujours. De même, l'empathie et le suivi des « règles » ne suffiront malheureusement pas toujours à faire supporter l'agression majeure que représente l'annonce d'un diagnostic grave. Faisons au mieux, tout en ayant conscience, là aussi, des limites de notre « pouvoir ».

Bibliographie

Buckman R. S'asseoir pour parler. Paris, Masson, 2001.

Emanuel EJ, Emanuel LL. Four models of the physician-patient relationship. JAMA 1992 ; 267 : 2221-2226.

Larson EB, Yao X. Clinical empathy as emotional labor in the patient-physician relationship. JAMA 2005 ; 293 : 1100-1106.

Nash B, Hicks C, Dillner L. Connecting doctors, patients and the evidence. BMJ 2003 ; 326 : 674.

Annexe 1

Annoncer un diabète insulinodépendant

Vous annoncez à une jeune femme de 24 ans, au lendemain d'un coma acido-cétosique, qu'elle est diabétique et qu'elle devra faire des piqûres toute sa vie. Elle répond qu'elle pense que son diabète est différent de celui des autres, car il a une origine psychologique et elle est convaincue qu'elle va pouvoir guérir et éviter les piqûres.

Choisissez l'une des cinq réponses suivantes :

- Tous les malades pensent comme vous, que le diabète a une origine psychologique, mais en réalité, votre pancréas ne secrète plus d'insuline et il faut remplacer la sécrétion d'insuline normale par les injections. Vous verrez, ce n'est pas difficile, même les enfants se piquent plusieurs fois par jour sans problème.
- Vous ne pouvez pas vivre sans piqûre d'insuline. Si vous ne faites pas les injections quotidiennes, vous ferez un nouveau coma diabétique. Nous allons vous apprendre à faire les injections. Ce n'est pas difficile. Tout se passera bien.
- Votre problème psychologique n'est pas la cause de votre maladie. Vous avez une maladie du pancréas. Tout se passe comme si les cellules du pancréas qui secrètent de l'insuline étaient devenues étrangères à votre organisme et avaient été rejetées. Il ne doit plus en rester qu'environ 10 %. Nous allons essayer de les préserver grâce à un traitement par pompe à insuline. Nous aurons ainsi une chance sur deux d'obtenir une rémission et de pouvoir traiter, au moins pour un temps, votre diabète par des comprimés. Mais si les glycémies s'élèvent de nouveau, il faudra impérativement que vous fassiez deux ou trois injections par jour. Vous verrez, ce n'est pas si dramatique.
- Vous pensez que de graves soucis ont pu déclencher la maladie… L'idée de vous piquer tous les jours vous paraît insupportable… C'est comme si le ciel vous tombait sur la tête ! Votre pancréas ne secrète plus ou pratiquement plus d'insuline. Il est à plat. On ne peut pas vous soigner par des comprimés. Il faut faire des injections avant chaque repas. Nous allons vous apprendre à les faire.
- Votre pancréas est détruit ou plus exactement les cellules du pancréas qui secrètent l'insuline sont détruites. Pour le moment, on ne sait pas le remplacer et c'est pourquoi vous serez obligée de faire des piqûres d'insuline. Vous verrez, ce n'est pas difficile, et puis dans 10 ans on fera très sûrement des greffes qui permettront de guérir le diabète ou bien il y aura un pancréas artificiel. Allez courage !

Annexe 2

Jeu de rôle conçu par le Collège de l'enseignement de médecine générale de la faculté de la Pitié, université Paris VI

Le médecin : Vous connaissez la famille L. depuis 12 ans, le début de votre installation. Mme L., a 50 ans, fumeuse impénitente, mère de famille (4 filles : 20, 18, 15 et 13 ans). Son mari est magistrat. Elle est revenue de vacances avec un lumbago. Depuis 15 jours, les douleurs nocturnes intenses résistantes au Doliprane® l'empêchaient de dormir. Vous lui avez prescrit hier des radios qu'elle vous apporte, mais le radiologue vous a téléphoné les résultats. Il y a une métastase osseuse lombaire et une image d'atélectasie d'un lobe pulmonaire droit. A-t-elle compris ?

Sa nièce est secrétaire médicale d'un professeur de pneumologie elle pourra avoir un rendez-vous rapide.

La patiente : Vous êtes Mme L., 50 ans, fumeuse impénitente, mère de famille (4 filles : 20, 18, 15 et 13 ans). Votre mari est magistrat.

Vous êtes revenue de vacances avec un lumbago. Depuis 15 jours, les douleurs nocturnes intenses résistantes au Doliprane® vous empêchaient de dormir. Votre médecin vous a prescrit hier des radios. Le compte-rendu est sibyllin, mais vous avez compris que c'était suspect : il y a quelque chose sur une vertèbre et dans les poumons. Vous êtes très inquiète, mais vous voulez la vérité. Vous savez bien que vous fumez trop et depuis trop longtemps. Votre nièce est secrétaire médicale d'un professeur de pneumologie, elle pourra vous avoir un rendez-vous rapide. Vos dernières filles sont encore petites et vous aimeriez bien les voir grandir.

5 Autour du vécu psychique des patients atteints d'une maladie chronique

A. Lacroix

Il s'agit ici de la prise en compte de la réalité psychique des patients et de la nécessité de favoriser cette approche.

Les maladies chroniques sont nombreuses et fort différentes. Certaines supposent des traitements lourds quand pour d'autres, il n'est prescrit que la prise quotidienne d'un médicament, mais généralement elles impliquent des changements du mode de vie. D'aucunes se signalent par des douleurs physiques, d'autres demeurent silencieuses mais toutes représentent une perte de l'intégrité. Dans tous les cas, la survenue de la maladie constitue un événement ni choisi, ni désiré qui annonce la perspective de menaces, parfois vitales et dont les répercussions au plan émotionnel sont déterminantes quant à l'adaptation de la personne elle-même à sa nouvelle condition.

Nous appelons existence, le temps de vivre, le temps d'une vie. Or, la venue au monde constitue déjà un événement capital par le passage d'un milieu clos et protégé vers l'inconnu. Ce changement décisif comporte le risque d'un déséquilibre existentiel. Déséquilibre provisoire ou durable selon que l'avenir restera plus ou moins marqué par le sentiment dominant d'incomplétude. C'est ici tout l'enjeu du travail de deuil qui n'est pas que lié à la mort mais qui concerne toute perte. Le deuil sera dès lors une répétition depuis ce changement initial où nous sommes confrontés au manque dû à la séparation d'avec le corps de la mère. Cette expérience peut être considérée comme fondatrice du devenir psychique. Et de ce fait, à des degrés divers, tout événement notable, tout sentiment de perte fera écho à ces premières expériences émotionnelles.

Ainsi, confronté à la perte de son état de santé antérieur, l'individu réagira-t-il psychiquement à cet avatar.

Nous devons à Freud ce concept de « travail de deuil » issu de son observation des personnes ayant perdu un être cher [1]. Plus récemment, Elisabeth Kübler-Ross a identifié les réactions émotionnelles successives des personnes en fin de vie [2]. Le déroulement quasi linéaire de ces états psychiques s'est largement répandu chez les soignants au point de représenter un modèle presque stéréotypé de ce qu'il est convenu d'appeler les « stades d'acceptation ».

Transposé au cas de la maladie de longue durée, ce modèle laisse penser que chacun parviendra peu à peu, un jour où l'autre, à admettre la réalité de son état de santé. C'est sans compter les nombreux patients qui dénient, qui refusent l'idée même de se sentir affectés par la maladie. La clinique des patients chroniques connaît certains échecs thérapeutiques liés à ces mécanismes défensifs. Faute d'être repérées et abordées dans la relation, ces réactions tendent à se maintenir jusqu'au jour où, face à des aggravations ou des complications inéluctables, les résistances s'effondreront dans une résignation teintée de dépression plutôt que d'apaisement. L'adhésion au traitement est un reflet du vécu existentiel d'une maladie. Il conviendrait de décrypter le sens des négligences, des oublis qui sont le signe d'une mise à distance de la maladie tandis que d'autres priorités sont plus investies.

La référence à Freud correspond donc mieux à ce que la clinique des malades chroniques nous permet d'observer. Le travail de deuil (normal) est une dynamique psychique où la souffrance est vécue pour être dépassée. Tandis que son évitement résulte d'un blocage du travail psychique.

Stratégies d'adaptation à la maladie chronique

J'ai tenté de figurer sous forme de schéma les deux trajectoires possibles correspondant soit à un processus d'intégration de la perte (ici de la santé due à la survenue de la maladie) soit à un processus de sa mise à distance.

Acceptation ou résignation (figure 5.1)

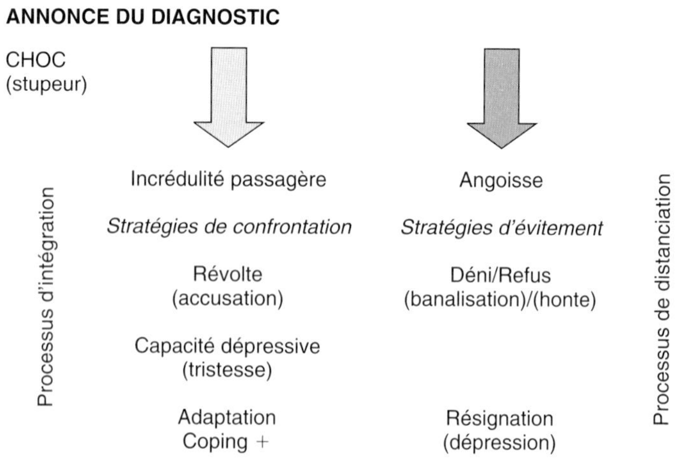

Figure 5.1
Résultat de deux processus différents face à la maladie. Travail du deuil inspiré de Freud et repris par Anne Lacroix [3].

Vers l'intégration de la maladie

L'annonce de la mauvaise nouvelle est le premier acte qui va jouer un rôle parfois déterminant car son retentissement dépend de plusieurs conditions. Selon Isabelle Moley-Massol [4] « son retentissement dépend de la personnalité du sujet, de son histoire et du moment de vie qu'il est en train de traverser, il dépend de la maladie en cause et des représentations que s'en fait le patient ». Il procède aussi et particulièrement de la façon dont le diagnostic, le pronostic et le type de traitement sont communiqués. Le respect du sujet et de ses ressources psychiques est primordial.

Ces divers éléments existentiels et contextuels constituent le cadre dans lequel se joue une partie risquée pour le patient. Comme dans toute situation de crise, l'annonce engendre une certaine stupeur, un instant d'incrédulité quasi inévitable comme pour se protéger d'une réalité inadmissible. Cette réaction normale peut être observée dans maintes circonstances où nous sommes victimes d'un préjudice ou même lorsque nous avons perdu ou égaré un objet nécessaire. Suivant l'importance attribuée à l'objet, cette incrédulité persistera jusqu'au moment où elle cédera devant l'évidence du fait.

La confrontation à une réalité désagréable peut aussi provoquer de légitimes sentiments d'injustice. Un patient âgé atteint d'insuffisance respiratoire prétendait qu'un vaccin contre la grippe était à l'origine de son affection. Et d'accuser le médecin de l'avoir vacciné de force. Très affecté par ses crises d'étouffement il reconnaît l'effet bénéfique des traitements (oxygène la nuit, aérosols, kinésithérapie respiratoire qu'il a appris à pratiquer lui-même). Sa rancune envers le médecin représente sa manière de donner un sens à ce qui lui arrive mais ne l'empêche pas de se traiter correctement. Le rapport de force entre prescripteur et patient aboutit à la soumission de ce dernier. Le médecin est ainsi devenu l'objet d'une révolte qui concerne, en fait, la maladie.

Le passage décisif où va se jouer l'accomplissement du travail de deuil sera marqué par une tristesse profonde, une vraie nostalgie de ce qui est perdu. Pierre Fédida considère que cet état correspond à la *capacité dépressive* qu'il estime être une caractéristique spécifiquement humaine, et qu'il définit comme inhérente à la vie psychique. Il oppose la dépressivité à l'état déprimé où le psychisme est inerte, figé. Dans son ouvrage *Des bienfaits de la dépression,* il démontre que la capacité dépressive protège de la dépression et permet d'avoir accès à ses ressources [5]. La dépressivité lorsqu'elle apparaît signifie que le moi se laisse toucher et qu'il accueille des contenus souvent anciens, parfois non réglés et qui remontent. Selon Christine Dallot, la dépressivité manifeste cette confrontation et contribue à l'intégration psychique de la maladie [6].

Vignette clinique

Une patiente de 58 ans, soumise à un brusque changement de traitement (passage d'un traitement oral à l'insuline) décrit ainsi ce qu'elle éprouve : « C'est comme si j'étais traversée par un torrent impétueux qui charrie des troncs et des blocs de rochers. » Cette tempête émotionnelle qu'elle a pu exprimer et partager avec la psychologue lui a permis de faire une véritable révision de vie, de rétablir une relation rompue avec un fils, de retrouver des repères et d'apprivoiser ses nouvelles conditions de vie avec leurs contraintes.

L'épreuve de la maladie a été l'occasion pour cette patiente d'accéder à sa capacité dépressive et cet approfondissement lui a permis de se réapproprier son histoire et de lui donner sens. En se laissant bouleverser par la maladie elle a connu une véritable guérison psychique.

Ces diverses réactions se manifestent avec des durées et des intensités très variables suivant les personnes et suivant l'accueil dont elles sont l'objet de la part des soignants pour lesquels l'indicateur privilégié reste l'adhésion au traitement. Le vécu psychique bien qu'observé est souvent peu pris en compte par les professionnels de santé. Ceux-ci estiment se sentir particulièrement démunis face aux patients qui se disent peu préoccupés par la maladie, soit qu'ils la banalisent, soit qu'ils la dissimulent à leur entourage socioprofessionnel. Il s'agit là de patients qui sont entrés précocement dans une stratégie d'évitement.

Quand la maladie est mise à distance

Vignette clinique

M. K., âgé de 64 ans, est hospitalisé pour un bilan complet de son état de santé et participe à une semaine d'éducation thérapeutique. Il est devenu diabétique (type 1) à l'âge de 30 ans. Marié, un enfant, il évoque ses responsabilités professionnelles comme la valeur essentielle à laquelle il se voue totalement. Pas question pour lui de laisser croire qu'il pourrait être diabétique au risque d'être considéré comme un handicapé. Seuls ses proches connaissent la réalité de sa maladie. Bien qu'ayant été informé qu'il est actuellement atteint de complications avancées, cardiovasculaires, oculaires et rénales, il prétend qu'il n'y croira que s'il les ressent effectivement. Cette maladie ne l'aurait donc affecté d'aucune manière ? Il reconnaît alors que depuis une quinzaine d'années il n'a plus eu de rapports sexuels car atteint d'impuissance. Son médecin lui aurait dit : « Mon vieux, c'est comme ça, faut vous y faire ! »

Il se décrit comme ayant un caractère très fort, un moral d'acier et refuse une seconde semaine d'hospitalisation où il se voit « les bras ballants » tandis que le travail l'appelle. Aucune allusion à la mise sous dialyse pourtant imminente.

Ce patient est un exemple de résistance active à la maladie en accordant une priorité massive à son rôle professionnel. Là, il affiche une posture de force, d'excellence peut-être. La blessure narcissique infligée par son impuissance précoce (car il avoue en avoir été « dépité ») a renforcé son besoin de valorisation, d'où le surinvestissement professionnel. Il ne peut se confronter à la maladie car la représentation qu'il en a affecte la représentation qu'il a de lui-même. La honte qu'il ressent le contraint à dissimuler son état de santé non seulement aux autres mais à lui-même. Ce faisant, son traitement a dû être singulièrement négligé vu les graves complications.

Il ne s'agit pas d'un déni de la maladie qui se caractériserait par une banalisation de son état de santé. Nous avons affaire ici à un refus manifeste, une négation de la réalité. La survenue de la maladie a suscité une angoisse liée à la perception d'un danger (réel ou fantasmatique) qu'il fallait dissimuler derrière une image de prestance où il n'y a pas de place pour l'espace psychique, c'est-à-dire pour les émotions.

De ce fait, tout se passe comme si la maladie avait glissé sur ce patient. L'annonce initiale du diagnostic a suscité une angoisse où le moi se sentant mis en danger s'est protégé d'une menace de destruction. Il a dû surinvestir son rôle professionnel pour conserver une image de soi acceptable. Cette manière de faire face à la maladie n'est pas le fruit du hasard mais imputable à une structure de personnalité avec un moi fragile. Le refus de se sentir malade, s'il est moins inconscient que le déni est cependant plus obligé que volontaire. Il apparaît comme un révélateur d'une certaine rigidité psychique.

Ayant abordé ce qui se passe au niveau émotionnel lorsque survient un événement majeur comme la maladie, nous avons vu que l'appareil psychique est le vecteur de deux types de réactions face à la perte :

- une réaction de digestion, de métabolisation des situations de perte par un travail psychique impliquant un passage à travers une certaine souffrance ; c'est la trajectoire verte avec les étapes de la guérison psychique ;
- une réaction d'évitement, de blocage des affects au profit d'investissements dans certains domaines, (la performance professionnelle), le paraître plutôt que l'être. Si les mécanismes protecteurs viennent à s'effondrer, la maladie peut alors prendre une place considérable et laisser le patient dans un état de résignation teintée de dépression quand bien même il y trouverait des bénéfices secondaires.

On peut remarquer cependant que certains se maintiennent dans une sorte d'espace intermédiaire, ni franchement résistant, ni franchement consentant. Plutôt que de brandir la menace des complications impliquant la nécessaire adhésion au traitement, il conviendrait de miser sur la confiance et l'espoir.

Du côté des soignants

Dans un chapitre du *Traité de psychologie de la santé,* son auteur, Laurent Morasz, attire notre attention sur la distinction qu'il fait entre la douleur et la souffrance [7]. Selon lui, la douleur est une sensation concrète, physique, c'est avoir mal. On peut considérer comme un progrès dans l'humanisation des soins la prise en compte de la douleur par la prescription d'antalgiques efficaces. La souffrance quant à elle est de nature psychique. Que nous soyons soigné ou soignant, nous avons en commun la même expérience de manque à combler, et celle d'une nécessaire et constante adaptation à une réalité dont nous ne sommes pas maîtres. La différence n'est que conjoncturelle ; le soignant choisit un jour de porter secours à ceux de ses semblables qui n'ont pas choisi de tomber malades sans que cela le préserve d'être touché à son tour. Jusqu'ici, les rôles sont bien différenciés.

Aujourd'hui, les progrès d'ordre technologiques et pharmacologiques permettent des diagnostics sûrs et des interventions rapides souvent couronnées de succès. Cette médecine biotechnique, riche en performances donne aux soignants un sentiment d'efficacité et assure, de ce fait la gratification des patients qui en bénéficient. Confrontés aux affections chroniques en augmentation, la motivation initiale qui a présidé au choix du métier (réparer, guérir) ainsi que les idéaux professionnels des soignants (efficacité, succès thérapeutiques) sont interpellés.

La plupart des maladies chroniques doivent être gérées au quotidien par le patient lui-même et contrôlées épisodiquement par le médecin. C'est dans cette perspective qu'une éducation thérapeutique des patients s'est développée [3]. Ce n'est pas au nom d'une certaine modernité que les patients se sont vus remettre la responsabilité de la gestion de leur état de santé, c'est face aux aggravations et aux complications invalidantes et souvent mortelles que la nécessité de former les patients s'est imposée. La délégation des soins curatifs aux patients tend à transformer les soignants en éducateurs de santé grâce à des formations supplémentaires essentiellement pédagogiques et motivationnelles.

Qu'en est-il de leur approche et de leur prise en compte du vécu psychique des patients ?

Les soignants reconnaissent généralement que les aspects psychiques sont importants mais ils manifestent une résistance à intégrer à leur pratique des démarches qu'ils estiment réservées au seul « psy ». Or il s'agit souvent d'une situation simplement humaine. Dans d'autres contextes comme la vie familiale ou sociale, ces mêmes soignants s'autorisent plus aisément à manifester des attitudes d'aide compréhensive.

À cet égard, Laurent Morasz suggère que si la douleur est un appel à l'acte, la souffrance est un appel au lien [7].

La souffrance psychique demande à être accueillie, partagée, accompagnée. Cette exigence se heurte à la question de la disponibilité du soignant ; disponibilité matérielle, le temps, et disponibilité intérieure. Si la première dépend d'un certain aménagement organisationnel, la seconde ne saurait se décréter *ipso facto*. Les patients (voir le cas de M. K. cité *supra*) ne sont pas les seuls à développer des mécanismes de défense pour éviter d'affronter leur souffrance psychique. Les professionnels du soin vont aussi utiliser ces mécanismes pour se protéger.

Le contexte institutionnel prédispose les soignants à aborder les malades d'une façon technique et scientifique en les réduisant au membre ou à l'organe déficient : un tel devient « le pied » menacé d'amputation ou plus radicalement « le 24 ». Ce moyen spontané de mise à distance vise à protéger les soignants du stress causé par leur exposition constante à la souffrance. Il s'en suit une fuite dans la spirale du faire et un désengagement du soin relationnel.

Une longue expérience comme psychologue au sein d'un service hospitalier de malades chroniques m'a convaincue que les soignants avaient autant besoin que les patients d'être entendus et soutenus. La présence de ce tiers inclus dans une équipe peut favoriser l'aptitude des autres soignants à offrir aux malades un engagement personnel dans l'accompagnement de leur vécu psychique.

Bibliographie

[1] Freud S. Deuil et mélancolie, Métapsychologie. Paris, Gallimard, 1968.
[2] Kübler-Ross E. Les Derniers Instants de la vie. Paris, Labor et Fides, 1975.
[3] Lacroix A, Assal JP. L'Éducation thérapeutique des patients, nouvelles approches de la maladie chronique. Paris, Vigot-Maloine, 2e éd., 2003.
[4] Molley-Massol I. L'Annonce de la maladie. Paris, Da Te Be. 2004.
[5] Fédida P. Des bienfaits de la dépression. Paris, Odile Jacob, 2001.
[6] Dallot C. Les étapes psychiques de la guérison, Rev Francoph Psycho-Oncologie, 2004 ; 2 : 112-115.
[7] Morasz L. « La souffrance dans la relation soignant-soigné ». In G.-N. Fischer (dir.), Traité de psychologie de la santé. Paris, Dunod, 2002, chap. 19.

6 Le temps du patient (chronique)

P. Barrier

Le temps du patient évoqué ici sera d'abord le mien, au risque de la subjectivité. La confrontation de mon expérience singulière avec celle d'autres patients chroniques m'a permis de constater le caractère paradigmatique du témoignage singulier – le plus intime et le plus particulier éveillant parfois chez celui qui l'écoute, la constatation d'une « semblable singularité »... C'est que la subjectivité est précisément *le* phénomène humain universel.

Le fil conducteur de mon propos sera un *regard rétrospectif et réflexif* sur ce parcours, considéré dans sa chronologie qui rend sensible son *caractère évolutif.*

Période initiale : le diagnostic, l'annonce, la lune de miel

Texte 1

Extrait de « Vivre », contribution de P. B. en l'honneur du professeur Jean-Philippe Assal, Genève, septembre 2003 :

« La découverte du diabète, au printemps de mes 16 ans, a d'abord été pour moi un soulagement. Enfin on mettait un mot sur mon malaise physique et mon mal-être, on les nommait ! Cette soif intense, cet épuisement sans répit n'étaient plus « innommables » [...] Je réintégrais le monde des vivants, que j'avais eu le sentiment de quitter lentement, dans cet engourdissement progressif de mes forces et de ma pensée. »

Le diagnostic marque, paradoxalement, à la fois une rupture temporelle et une continuité « redéfinie ». Il y a bien un basculement entre un « avant » et un « après » marqué par la nouvelle qualification du sujet comme diabétique ; mais il y a aussi continuité, et « relecture » du passé (proche), puisque les symptômes qui étaient vécus, dans l'ignorance de leur cause, comme absurdes et inquiétants, prennent enfin un sens qui les circonscrit dans le cours de l'existence du sujet « renommé ».

« Je guérissais de cette mort lente, au moment même où l'on me décrétait malade pour le restant de mes jours. L'insuline nouvellement injectée circulait dans mon corps, et avec elle la vraie vie, à nouveau. J'aurai ensuite tout le temps de réaliser ce que signifiait concrètement le fait que cette insuline soit désormais « exogène » [...] »

Le second aspect paradoxal de cette période d'initiation, c'est qu'elle est le moment où l'on désigne comme définitivement malade un sujet qui recouvre la santé grâce aux premiers effets de son traitement. Il ne peut donc pas encore prendre conscience de la réalité de son état de patient, c'est-à-dire de malade soigné. Il ne se sent plus malade, au moment même où il sait, intellectuellement, qu'il l'est. C'est toute cette intégration du ressenti (et sa transformation) dans le savoir, qui marquera son évolution future.

En prenant un peu de recul par rapport au témoignage du vécu immédiat de cette période, il m'apparaît aussi que la maladie auto-immune qu'est le diabète, s'est présentée comme *« l'éclosion somatique » d'un malaise antécédent*, profond, durable, qui, par là, changeait de nature sans tout à fait disparaître. Quelque chose comme une maladie psychique non manifeste, qui « prenait la parole » dans le corps même.

L'annonce

Texte 2

Extrait de « Évolution de la représentation de la maladie chronique dans le diabète de type 1 », P. B [1] :

« J'ai longtemps « jeté la pierre » au pédiatre auquel mes seize ans d'âge m'avaient confié, et qui, en me déclarant que je devrai désormais me faire des piqûres d'insuline « tous les jours que le bon dieu fait », avait cru bon de « moraliser » ainsi, voire de « catéchiser » l'annonce des rigueurs du diabète et de son traitement [...] Ma jeune révolte contre l'éducation chrétienne rigoriste que j'avais reçue, avait aussitôt classé le diabète du côté d'une « bien-pensance » avec laquelle je cherchais à rompre. Cela augurait mal de nos futures relations [...] »

Mais le vrai problème est ailleurs, car c'est bien la compréhension de la chronicité en tant que telle qui est délicate, c'est-à-dire source de difficultés et de souffrances. J'ai eu l'occasion de constater que les réactions des malades au choc provoqué par l'annonce, étaient à peu près similaires quelle que soit l'affection chronique considérée – y compris pour certaines maladies psychiques comme la dépression chronique. On assiste fréquemment à une première réaction de défense, dont les manifestations sont diverses et contradictoires (apathie, révolte, soumission).

Au sein de la période initiale, le « temps de l'annonce » est particulièrement délicat et difficile à gérer, tant pour le médecin que pour le patient. La façon dont elle est perçue va déterminer pour une bonne part le rapport futur du patient à sa maladie, son traitement et ses soignants...

Le patient, lorsqu'on lui annonce la chronicité de sa maladie et du traitement – qui en est le corollaire, est en train de franchir un seuil : il entre dans une nouvelle demeure dont on vient de lui dire qu'il n'en déménagera plus. Si d'emblée la représentation qu'il en a est rebutante, les difficultés qu'il rencontrera à y vivre bien sont exacerbées. On vient de voir que, pour ma part, une représentation idéologique (moralisatrice) du diabète a suscité chez moi une sorte de révolte morale à son encontre. Naturellement, la réaction du patient est déterminée par sa sensibilité et son histoire propres.

Mais, au-delà du problème de la réaction à la teneur idéologico-affective du message, c'est bien un problème philosophique majeur dans le rapport du patient à sa temporalité qui surgit de manière inopinée :

« C'est qu'entrer dans la maladie chronique, c'est saisir brutalement sa proximité d'avec la mort. Pour la première fois, on est atteint par une pathologie

« pour toujours », et c'est ce « pour toujours » qui est insupportable, car il veut dire « jusqu'à la mort ». On a perçu ce que j'appellerais de manière un peu dramatique le « message de mort » de l'annonce, c'est-à-dire sa portée ontologique. On a été comme désigné, « tiré au sort » parmi les vivants, et marqué du sceau d'une atteinte définitive qui nous aurait tué sans le secours de la médecine.

Il y a donc tout d'abord une réelle incapacité à saisir comme un simple fait objectif notre entrée dans un nouveau mode de vie, dont l'annonce est initialement entendue comme une sorte de jugement disqualifiant, voire de condamnation arbitraire. (ibid.) »

C'est donc bien dans le fait de savoir qu'on « ne déménagera plus » de cette pièce dans laquelle on vient d'enter, que réside le véritable traumatisme. L'annonce est donc celle d'une « mauvaise nouvelle » : celle d'une condamnation à perpétuité, qui peut être ressentie comme une sorte de condamnation à mort à peine différée. On pourrait dire que *le temps*, après l'annonce, *a perdu son innocence*. Il est définitivement marqué du sceau de la mort, à la réalité de laquelle on pouvait jusqu'alors ne pas penser, comme la plupart des hommes qu'un drame ou qu'un deuil n'a pas frappé. Alors commence un lent travail de séparation d'avec le temps d'« avant ». Car déjà commence à se poser un regard rétrospectif sur ce temps de l'innocence. Un regard qui va innocenter le temps d'avant. Toute la morbidité se concentre sur cet après de la césure du temps. C'est ce regard qui crée la discontinuité dans le fil du vécu, et il me semble en partie induit par le regard obligé du médecin. Pour des raisons, au fond de nécessité pratique, d'exposition des impératifs du traitement à venir, il définit un commencement, il solennise une inauguration.

Texte 3

Extrait de « L'expérience propre », P. B.[1] :

« Quand le médecin diagnostique une grippe, elle était déjà une réalité de la conscience du malade ; il constate et valide ce qui était déjà vécu et compris comme désordre à corriger. Et le traitement qu'il prescrit ne fait que renforcer et prolonger la décision « naturelle » de guérir, déjà contenue dans la conscience d'être malade. Il n'y a pas de discontinuité, mais le passage assez insensible d'un état à un autre, et son prolongement « naturel » dans un traitement chargé de ramener à l'état initial.

Rien de tout cela dans le diagnostic de maladie chronique, et surtout pas la perspective d'une guérison à annoncer. L'annonce de la permanence obligée du traitement est d'emblée l'annonce de la pérennité de la maladie. C'est-à-dire, paradoxalement pour la conscience du malade, de celle du prolongement de la morbidité dont pourtant le traitement fait sortir [...] Par un raccourci fréquent, le malade associe donc péjorativement maladie et traitement, comme si c'était de « se piquer à l'insuline » qui l'avait rendu diabétique. Ce qui est d'ailleurs socialement vrai. « L'annonce » [...] c'est aussi l'annonce de la chronicité des piqûres d'insuline. »

C'est tout particulièrement la représentation du futur, qui se trouve modifiée chez le patient, dans cette phase de l'annonce. Transformation marquée par un

1 Travail pour la thèse « L'autonormativité du patient chronique ».

rapport paradoxal à l'avenir. Il se trouve désormais confronté à la représentation d'un avenir à la fois *incertain* et menaçant : les menaces, encore imprécises, des futures « complications » dont on l'a prévenu, et en même temps *déterminé* et clos, un horizon bouché : malade traité à vie, « anormal » définitif...

Si l'on examine chaque terme du paradoxe, on voit qu'il est lui-même complexe. Pourquoi l'horizon temporel apparaît-il « bouché » au « nouveau diabétique » ? Avec le statut de malade chronique qu'on vient de lui attribuer, il a le sentiment qu'on vient de lui prescrire quelque chose comme un « bloc d'inéluctable ».

On trouve chez Canguilhem, dans la distinction qu'il établit entre anormalité, anomalie et infirmité, une analyse qui nous paraît rendre compte du sentiment induit par une telle représentation. Il juge des effets de ces différentes atteintes « relativement à l'activité de l'individu et donc à *la représentation qu'il se fait de sa valeur et de sa destinée.* » [2]

Le diagnostic de diabétique que l'on vient d'asséner à un individu joue péjorativement, d'abord précisément sur la « représentation qu'il se fait de sa valeur et de sa destinée ». Il se sent, d'une certaine façon, déconsidéré aux yeux des autres et aux siens propres. Par son « étiquetage » de diabétique, et donc de malade à perpétuité, le voilà « victime d'une limitation forcée à une condition unique et invariable » [2]. Limitation « jugée péjorativement par référence à l'idéal normal humain qui est l'adaptation possible et voulue à toutes les conditions imaginables » [2].

La limitation de l'activité du diabétique n'est que potentielle, on pourrait dire « virtuelle », elle est de l'ordre de la représentation symbolique davantage que de celui de la réalité concrète. Il a cependant des tâches supplémentaires à effectuer et des contraintes – en particulier temporelles – qui lui font perdre, il est vrai, un usage sans limite de sa liberté, et la spontanéité qui l'accompagne. Mais cette simple idée en fait un « malade », quelqu'un qui a perdu l'usage heureux de la bonne santé, c'est-à-dire *l'excès* qui la caractérise : « C'est l'abus possible de la santé qui est au fond de la valeur accordée à la santé. » [2]

Le diabétique soigné n'a pas perdu grand-chose dans ses possibilités d'agir, mais beaucoup sur le plan de la représentation et de l'image de soi, et cet état dans lequel il s'est vu entrer est désormais le sien « pour toujours ». La réduction à une condition unique et invariable, à « une norme unique de vie est ressentie privativement », dit encore Canguilhem [2]. Comme l'infirme, qui ne peut courir et qui souffre surtout de ne pas le pouvoir même s'il n'en a pas le désir, se sent lésé « c'est-à-dire convertit sa lésion en *frustration* » [2], le diabétique se sent lésé, frustré, parce que désormais il ne pourra plus « abuser » de la liberté que confère la santé. Il sent dans ce diagnostic posé sur lui toute la distance qui le sépare désormais des hommes « normaux ».

Ainsi le temps inauguré par le diagnostic est *un temps à venir obscurci par un sentiment de frustration.* Celle-ci prendra souvent pour objet de sa vindicte les contraintes du traitement ou du régime, mais son objet réel nous semble plutôt cette disqualification que semble impliquer définitivement le diagnostic de maladie chronique.

Comment faire pour que la « lésion », l'anomalie génétique ou l'anormalité acquise que représente la maladie chronique, ne se transforme pas en frustration et n'hypothèque pas le futur du patient ? La « lésion » : un disfonctionnement du pancréas endocrine à corriger par un traitement, est-elle nécessairement source de frustration ? Ne peut-on pas empêcher que ne cristallise ce « bloc d'inéluctable » ? Le temps a-t-il vraiment changé de nature ?

Pour le moment cette masse indistincte d'avenir offusqué n'est pas prête de se dissoudre. Quelque chose comme une blessure narcissique, une brisure dans l'image de soi s'est constituée. Le temps est compromis. Quelque chose d'aveugle pèse sur lui. Il n'est pas encore temps (pas encore possible) de le regarder en face, de le considérer pour ce qu'il est. Il y a un point aveugle dans la conscience, autour duquel vont se focaliser des refus qui seront comme des tentatives d'oubli, des évitements. Il n'est pas encore question de « faire avec », on fera donc sans ! C'est-à-dire « comme si de rien n'était », et si c'est d'abord auprès des autres, c'est aussi pour tenter de s'en persuader soi-même.

Le *second terme du paradoxe* c'est, en concurrence avec cette noirceur confuse d'un avenir amoindri, un discrédit qui pèse sur la réalité même de la maladie. La réalité d'une maladie comme le diabète, c'est surtout les autres affections dont elle est potentiellement porteuse, les fameuses « complications » dont « l'annonce » nous a prévenu.

Mais comment y croire, en effet, lorsque l'on vit les illusions de sa « lune de miel » ? C'est-à-dire lorsque, après quelques semaines ou quelques mois, les premiers effets bénéfiques du traitement insulinique se font sentir, au point qu'il semble possible de s'en passer… La réalité immédiate semble conforter notre désir le plus profond : ne pas être « vraiment » malade, pouvoir se passer du traitement qui nous stigmatise comme malade, aux yeux des autres comme aux nôtres… Là aussi, tout semble nous inciter à faire « comme si de rien n'était ».

À plus forte raison à l'adolescence, âge fréquent du diagnostic du diabète de type 1. L'une des caractéristiques de cette période de la vie n'est-elle pas la grande difficulté à se détacher de l'immédiateté du présent ? Toute projection dans l'avenir paraît presque impossible. « Demain » n'est alors pratiquement que la reconduction d'un « aujourd'hui » définitif.

Il n'y a pas de solution miracle pour faire face aux exigences et aux difficultés de « l'annonce » ; cependant, certaines stratégies, mises en pratique dans différentes pathologies présentant, sur un plan psychologique, des similitudes avec le diabète, peuvent être prises en considération.

Texte 4

Extrait de « Stratégies d'annonce diagnostique », DEA, P. B. [3] :

1. Faire percevoir la compétence médicale sans qu'elle écrase ou occulte la dimension subjective.
2. Faire sentir un « partage » de la difficulté de la situation.
3. Ne pas jouer un rôle ou réciter une leçon.
4. Laisser le temps à des questions, et proposer des réponses simples.
5. Être à l'écoute des spécificités émotionnelles et cognitives du patient qui reçoit l'annonce.
6. Proposer un prochain rendez-vous, qui permettra de faire le point sur divers aspects propres à la maladie et au malade dans la situation.

L'annonce diagnostique, impact psychologique et bonnes pratiques[2]

Le temps de la dissimulation

C'est celui où le diabétique est prisonnier de cette injonction qu'il s'est donnée à lui-même de « faire comme si » afin, croit-il, de préserver sa liberté ; mais aussi pour supporter cette altération de l'image de soi dont il souffre, et l'impossibilité dans laquelle il se trouve de l'assumer devant les autres. C'est « *le temps de la honte* »

Texte 5

Extrait de « Vivre » :

« Rapidement, le diabète devint pour moi une maladie honteuse, parce que, me semblait-il, incompatible avec l'élan de ma jeunesse. Une maladie de « petit vieux », qui m'imposait de manger à heures fixes et de me surveiller constamment, quand je rêvais d'insouciance. Je sentais ma vie devenir un constant calcul mesquin, quand je la rêvais libre.

J'entrai alors assez naturellement dans la spirale de la dissimulation, que les diabétologues, théoriquement, connaissent bien, mais que, hélas, ils ne reconnaissent pas toujours. Il me fallait prendre tous les risques, dans ma vie avec mes congénères, afin de n'être pas soupçonné de diabète. Je pratiquais les fameuses doses d'insuline de « confort », c'est-à-dire nettement insuffisantes, plutôt que de risquer l'hypoglycémie révélatrice et terrifiante. Et c'était pour vérifier si j'en étais suffisamment loin, que je surveillais mes glycémies. »

Ce temps, marqué à la fois par la honte et par la peur – la peur de l'hypoglycémie est une composante essentielle de la psychologie du diabétique de type 1, et son apprivoisement parfois extrêmement long – c'était *le temps de l'évitement*. Évitement compulsif de l'hypoglycémie, évitement des réalités de la maladie et du traitement, « asservissement » du traitement à cette double passion[3] alors dominante : la peur et la honte.

Ce *temps* est, en quelque sorte, *perdu pour le soin*. C'est donc aussi un « temps compromis », dangereux et lourd de conséquences à venir, dont le sujet pressent la réalité, même s'il préfère encore ne pas la considérer objectivement et concrètement. Sans être vraiment clivé au sens psychanalytique (c'est-à-dire au sens où il se trouve comme divisé en deux parties, tout à tour inconscientes l'une à l'autre), il est divisé entre une perception des risques qu'il prend, et sa peur qui, paradoxalement, le pousse à prendre ces risques…

Il souffre d'une hésitation douloureuse entre mauvaise conscience et mauvaise foi… Ou plutôt d'une improbable combinaison des deux, vécue dans le malaise.

Cette « spirale de la dissimulation », c'est aussi la « *spirale de l'échec* », c'est-à-dire une dynamique qui l'entraîne vers le pire, où chaque échec – c'est-à-dire chaque fois qu'il cède à la peur plutôt qu'à la raison – en précipite un autre. Car

2 F. Bailet et N. Pélicier, document interne, service de radiothérapie et service de psycho-oncologie, hôpital de la Pitié-Salpêtrière, Paris.

3 Au sens où l'entend Spinoza (1632-1677, *L'Ethique*), c'est-à-dire comme « passions tristes » qui sont réaction et privent l'homme de sa liberté et de sa joie.

il n'a pas totalement perdu la raison (!) Cette lutte est épuisante, et la *culpabilité*, induite par la situation, et parfois renforcée par le jugement abrupt du médecin, renforce le processus autodestructeur.

Le *temps* de cette période *est lourd et comme circulaire*. Il semble *presque immobile*, avec ses répétitions d'un « même » toujours aussi désespérant...

Des temps qui se croisent

Le professeur André Grimaldi (article du n° 3 de la revue de la SETE[4]) insiste sur les difficultés du diabétologue à assurer sa double mission : « [...] proposer un traitement valide pour éviter les complications de la maladie d'une part, et aider le patient à conquérir son autonomie pour intégrer les projets de soins à ses projets de vie d'autre part. Toute la difficulté vient de la *discordance des temps* dans la course de vitesse engagée avec la maladie et ses complications. »

Les deux temporalités qui se croisent sont :

- le temps immobile (circulaire) du patient pris dans la spirale de l'échec, qui n'est immobile qu'en apparence, mais est le temps très lent d'une maturation psychique pénible et incertaine ;
- le temps accéléré du médecin souhaitant assumer sa pleine responsabilité dans la « course » contre les avancées de la maladie. Précipitation à laquelle s'ajoutent les contraintes horaires hospitalières, la brièveté de la rencontre que constitue, dans ce cadre, la consultation, son caractère ponctuel et souvent décalé par rapport à l'urgence de la demande.

Il suit de cette « discordance des temps », qui n'est pas forcément perçue par les participants, *une commune frustration* : difficile, pour le patient, de se faire entendre, quand ce qu'il dit ne fait que manifester imparfaitement la réalité de son état – c'est-à-dire la lourdeur de son rapport intime à sa pathologie ; difficile, pour le médecin, engagé dans cette course folle, à la fois quotidienne et « au long cours », de concevoir une autre allure que celle à laquelle il se sent condamnée.

J'ai entendu un patient décrire la temporalité de la consultation comme « l'improbable balade d'une 2 CV avec un TGV »...

Le temps de la mutation : du refus à l'appropriation

Texte 6

Extrait de « Vivre » :

« Et finalement, par lassitude ou au contraire par un regain d'intérêt pour la vie, j'ai préféré **le souci concret** à la faute. La tâche et le labeur de mieux vivre, à la fuite dans le néant qui ne disait pas son nom. »

On assiste à quelque chose comme un « passage à la réalité », lorsque le patient a traversé la « *crise identitaire* », induite à la phase initiale. Lorsqu'il parvient à entamer un remodelage de son identité intégrant le fait de la maladie, il finit par s'en faire une représentation plus réaliste, c'est-à-dire moins dominée par les affects négatifs et les phobies (comme celle des hypoglycémies, qui va parfois au-delà de la représentation de ses dangers réels).

4 Société d'éducation thérapeutique européenne, revue en ligne, diffusée aux adhérents.

S'il parvient, en particulier, à maîtriser le sentiment d'infériorité qui brouillait ses rapports aux autres, le patient accepte plus volontiers de se confronter aux réalités de la maladie et du traitement, c'est-à-dire aux difficultés pratiques de gestion de son état de santé. Il entre, en quelque sorte, dans *le présent de la maladie*, c'est-à-dire sa réalité au jour le jour.

C'est un indéniable progrès, mais c'est également une confrontation quotidienne à un temps réellement difficile. L'essentielle difficulté réside dans *la nécessité d'une mesure et d'une maîtrise quasi constantes du temps.* Le diabétique traité à l'insuline est astreint à une précision dans les horaires des repas (et de la prise de nourriture en général) tout à fait militaire. Il faut les faire coïncider avec les pics d'activité de l'insuline, ce qui n'est pas toujours compatible non seulement avec les exigences propres à la vie sociale et professionnelle, mais aussi avec la convivialité et la spontanéité que l'on souhaite aux rapports humains, et encore moins avec un désir légitime de liberté[5].

Cet « enrégimentement du temps » lui ôte toute l'insouciance qui peut en faire le charme. Le diabétique doit être à l'abri des surprises et des imprévoyances, et cette espèce de surmoi qui le taraude avec constance, lui impose une *représentation volontariste et laborieuse d'un temps qui doit être perpétuellement maîtrisé.*

Malgré cette réalité de la difficulté, le progrès psychologique est majeur, car commencer à concevoir la maladie comme l'une des dimensions réelles de son existence, même si cette dimension est douloureuse, c'est effectivement en réduire l'importance tout en la reconnaissant. Celle-ci est certes encore vécue comme obstacle et contrainte, mais *relatifs* en tant que réels, et non plus amplifiés par l'espèce de chambre d'échos que constituait le traumatisme psychologique initial.

Le patient est donc désormais dans *le temps de l'effort.* Effort pour vaincre les pièges nombreux de la maladie et du traitement dans leur réalité, et non plus lutte d'une partie de lui-même contre une autre. Ce clivage entre perception de la réalité et refus de la réalité, tend à s'estomper.

Il n'est pas à l'abri des erreurs et de l'échec, mais cet échec possible n'est plus le même. Il a perdu ce caractère absolu dont la mauvaise foi-mauvaise conscience le colorait. Il est, lui aussi, relatif et surmontable. Et si, en effet, le patient parvient à tirer son épingle de ce jeu difficile (réglage des doses d'insuline et de l'alimentation, calcul de l'effort et de la dépense énergétique, etc.), il peut acquérir un *sentiment de maîtrise* (même relative) qui est comme une reconquête du temps, la redécouverte heureuse de satisfactions au présent.

Texte 7

Extrait de « Évolution de la représentation de la maladie chronique... » [1] :

« C'est pourtant, assez paradoxalement, le moment où les premières « complications » peuvent apparaître – car il aura fallu une dizaine d'années à la fois pour qu'elles s'installent et pour que s'opère le changement psychologique

---

5 Cette situation s'est un peu transformée, dans le sens d'un assouplissement, grâce à l'introduction de nouveaux traitements comme « l'insulinothérapie fonctionnelle ». Voir les articles de A. Grimaldi et C. Sachon sur ce thème dans la revue *Équilibre*, 244, mars-avril 2005.

qu'on vient de décrire. Dans la préoccupation du patient, ces complications vont devenir prioritaires de par l'urgence présentée par la nécessité de les circonscrire, tant leur dangerosité immédiate est devenue apparente. La représentation de la « maladie mère » évolue alors assez radicalement. Familiarisé avec elle et avec ses exigences, le patient, généralement, la « comprend » de mieux en mieux, et s'y entend davantage pour aller dans le sens de ce qu'elle exige, tant sur le plan du traitement que de l'hygiène de vie, car la bonne pratique de sa maladie lui apparaît comme un allié dans sa lutte contre les nouvelles pathologies apparues. Cependant, il est souvent trop tard pour les prévenir, et tout juste temps d'essayer de les enrayer dans leur progression dévastatrice. »

Le diabétique s'est fait rattraper par le temps ! Nouveau paradoxe : il jouit d'une meilleure assise psychologique dans le temps (il vit la réalité de son présent), et il est désormais trop tard pour que ce réalisme soit efficace face aux nouvelles pathologies qui se sont déclarées… Du moins les aborde-t-il d'une toute autre façon.

« Du côté du choix », la guérison

Pour ma part, c'est aussi l'attitude du médecin de ma nouvelle pathologie (l'insuffisance rénale chronique en phase terminale) qui induisit chez moi une autre façon de voir. Il avait pris la mesure de la complexité de mon rapport à la maladie, et me voyant réticent à « entrer en dialyse », me laissa le choix du moment. Liberté de choix certes relative – il n'était pas question de me mettre en danger trop longtemps – elle eut pourtant un effet bien réel.

En décidant pratiquement moi-même du jour et de l'heure, je m'appropriais de nouveau ma maladie et, j'oserais dire, mon destin. On ne me prescrivait pas tout à fait la dialyse, c'était ma survie qui l'imposait. Elle faisait donc logiquement partie de mon désir de vivre. Et je la désirais presque aussi, comme soulagement des souffrances nouvelles que m'imposait mon état d'insuffisance rénale[6]. J'étais déjà, paradoxalement, du côté du choix ; même s'il était rude ! Et il le fut.

Je supportais très mal cette « mise entre parenthèses » de la vie que représentaient pour moi les séances de dialyse, cette mort limitée, cette survie mécanique durant quelques heures par semaine, sans compter les troubles physiques comme l'hypertension vertigineuse, qu'elles me faisaient endurer.

Et puis, et ce fut là l'extrême singularité de mon cas, j'étais aussi « du côté du choix » d'une manière plus radicale encore. C'est-à-dire du côté du refus ou de la « désobéissance » à l'autorité médicale… En effet, dans des circonstances très particulières, j'avais appris l'existence de la double greffe rein-pancréas comme thérapie possible à la fois de l'insuffisance rénale et du diabète. J'avais obtenu les renseignements les plus fiables[7] sur ce que représentait cette possibilité qui me semblait miraculeuse, et je m'en étais ouvert au diabétologue qui me suivait alors. Il s'y opposa radicalement, provoquant une véritable révolution (au sens propre de retournement) de mon rapport à la santé et à la vie, par une ultime *transgression*.

6 Très grande fatigue, somnolence irrépressible, troubles digestifs et de l'appétit, etc.

7 De la bouche même de l'un de ses plus grands praticiens.

Texte 8

Extrait de « Vivre » :

« Son refus, l'intrusion de sa volonté dans la mienne, m'avaient déterminé, et avaient provoqué sans doute quelque chose comme ma vraie guérison : j'avais pris d'un seul coup la décision que ma vie m'appartienne, avec tout ce qu'elle était. Ce diabète était le mien, cette dialyse serait mienne, et cet espoir de voir au-delà était aussi à moi. Personne ne m'ôterait plus quoi que ce soit de ce qui faisait ma vie. »

Et la double greffe me guérit effectivement de l'insuffisance rénale et du diabète (du moins dans un premier temps – qui dura près de dix ans). Mais la « vraie guérison » était bien dans ce renversement, cette prise de conscience qui se confirma, même lorsque les circonstances changèrent. Cette appropriation réussie de l'état de santé, quel qu'il soit.

J'entrais alors, après la récupération de la fatigue de l'intervention chirurgicale, et une période d'adaptation à cette nouvelle liberté que j'avais oubliée, dans le *temps ludique* des « vacances de diabète »... Il ne s'agissait pas vraiment d'un retour à l'insouciance du « temps d'avant » – l'innocence perdue ne se retrouve pas – mais d'une jouissance bien consciente de la qualité d'un temps libéré de l'anxiété qu'y faisait régner pour moi le diabète.

Je n'étais pas pour autant sorti de la chronicité, puisque mon traitement à vie faisait de moi un « immunodéprimé » notoire. Mais ce traitement, et ce nouveau statut de greffé, je les avais choisis. Les nouvelles contraintes qu'ils m'imposaient – beaucoup moins lourdes que celles du diabète et de la dialyse – ne me posèrent aucun problème d'« observance » : je n'obéissais qu'aux conséquences de mon désir de mieux vivre.

Je me suis cru « mis à la retraite » du diabète, me proclamant « diabétique honoraire », et j'ai failli tomber ainsi dans *l'illusion infantile de toute-puissance* que confère le sentiment du miracle accompli. Puis, l'impitoyable été de la canicule, après huit ans de greffe réussie, une légère insuffisance pancréatique, suite à des problèmes infectieux, s'est déclarée. Je suis devenu une sorte d'intolérant au glucose, ou de prédiabétique de type 2, contraint à une dose très faible d'insuline basale quotidienne.

J'ai renoué avec un temps qui n'est, ni celui, anxieux, de mon diabète premier, ni vraiment celui d'avant la césure du diagnostic et de l'annonce. Un temps, paradoxalement, sans discontinuité. Un temps qui fait de la brisure une réalité intérieure, intemporelle, et non plus cet objet extérieur qui sembla fracturer ma vie en deux. Cette faille était là, depuis toujours, le diabète la fit paraître, la greffe l'escamota, et le retour sans drame à un « diabète modéré » transcenda l'aspect pathologique de la chronicité en une « chronicité de la vie »... Une vie qui accepte de se prendre en charge avec toutes ses dimensions. Quelque chose comme « *le temps retrouvé* », c'est-à-dire la conscience qu'il est toujours le même, que tout est en nous depuis toujours.

Cette nouvelle conscience du temps est, non pas une réconciliation avec la maladie, mais une réconciliation avec moi-même, grâce à la maladie. Au fond, ce parcours m'a permis de *transformer le sens de ma maladie*, de faire d'un échec une force. Je pense qu'une éducation thérapeutique à visée réellement autonomisante – c'est-à-dire reposant sur une confiance dans les facultés autonormatives du sujet[8] – peut parvenir au même résultat à moindre frais...

---

8 Voir le chapitre 8 sur « l'observance » p. 61.

Texte 9

« Vivre » :

« Un peu à l'écart de l'humanité bien portante, peut-être en avant-garde, le malade cherche le sens de ce qui, au fil du temps, le détruit et le construit tout à la fois, comme chacun, mais avec plus de ténacité.

Aujourd'hui je sais qu'on peut être heureux non pas malgré sa maladie, mais grâce à sa maladie. Grâce à ce qu'elle nous fait découvrir en nous de ressources insoupçonnées, d'amour de la vie qui se dissimulait.

Ce diabète que j'ai autrefois méprisé, je peux dire aujourd'hui que je l'aime. Il est l'expression somatique la plus vraie de mon être, ce par quoi mon corps a pris la parole. Le choix paradoxal qu'il avait fait de se détruire lui-même pour que, moi, je ne meure pas. Il est la contradiction qui m'habite, et en se révélant comme telle, il est ce qui permet son dépassement. Il est ma destruction et ma reconstruction. Mon refus et mon assentiment. Ma révolte et mon « oui ». Ma solitude et mon partage. »

Bibliographie

[1] Barrier Ph. « De l'annonce du diagnostic à la greffe ». Intervention au DELF. Congrès Santé Éducation, Paris, 2005.

[2] Canguilhem G. *Le Normal et le pathologique*. Paris, PUF, 1965, p. 87.

[3] Barrier Ph. « La bonne santé du malade ». Mémoire de DEA en sciences de l'éducation, sous la direction de Jean-François d'Ivernois, université René-Descartes-Paris 5, 2003.

III

Observance. Changer les comportements

7 Réflexions sur l'observance

A. Grimaldi

Philippe Barrier et Gérard Reach sont d'accord sur un point : le mot « observance » ne leur plaît pas : trop normatif ! Trop religieux ! « Compliance », c'est du franglais, et en français, c'est pire : une simple propriété physique ! « Adhérence », c'est un concept mou...

Philippe Barrier penche pour « auto-observance » voisine de l'« *empowerment* » anglo-saxon. Gérard Reach préfère « alliance thérapeutique ». Ces querelles sémantiques témoignent d'une difficulté à vrai dire insurmontable : ni la distance du rapport à l'autre, fut-il médecin, ni la tension du rapport à soi ne peuvent être abolis, à moins de vouloir réduire le multiple à l'unique. En effet, si chaque personne n'est qu'une, elle est en réalité composée de trois « instances » régies par des lois d'homéostasie :

- un animal qui répond à des lois d'homéostasie biologique (en ce qui concerne le diabète, c'est l'homéostasie de la régulation glycémique qui est perturbée) ;
- un être de raison qui tend à une universalité partagée et qui est régi par des lois d'homéostasie normative ;
- un être de relation, d'émotions et de représentations à l'irréductible singularité identitaire, régi par une loi d'homéostasie thymique.

En réalité, ces trois instances sont hiérarchisées, la loi d'homéostasie thymique imposant sa suprématie lorsque le moi identitaire se sent menacé. La déraison impose alors sa loi à la raison, au risque de remettre en cause l'existence du moi animal, c'est-à-dire au risque d'en mourir.

Le principe « raison »

Quel est l'objectif de la relation médecin-malade au cours de la maladie chronique ? Il s'agit de réparer ou de remplacer la défaillance de l'animal biologique, que la demande en soit faite explicitement ou implicitement par le patient. Ce que propose le médecin, c'est d'utiliser pour ce faire des outils rationnellement validés, grâce le plus souvent aujourd'hui à des études permettant de définir une médecine « fondée sur les preuves ». Ces preuves débouchent sur des recommandations, les recommandations justifient les prescriptions que le patient se doit d'appliquer. Il s'agit donc d'une double observance, l'observance du médecin déterminant l'adéquation entre sa prescription et les recommandations et l'observance du patient assurant la conformité de ses comportements de soins à la prescription. Finalement, il s'agit de passer de l'universel au particulier. Ce faisant, nous supposons qu'il existe pour chaque homme un principe de régulation raisonnable visant à la sauvegarde de la santé quels que soient les détours et les rythmes de chacun pour activer ce principe régulateur. Pour les soignants, tout ne serait donc qu'affaire de pédagogie, d'objectifs et si besoin de « micro-objectifs » conduisant le patient sur le chemin de la raison. Philippe Barrier dénonce à juste titre le maître autoritaire qui veut le bien de son élève malgré lui, alors qu'il s'agit seulement d'aider chacun à trouver son chemin vers l'adoption du comportement de santé optimal. Le déterminant des comportements humains serait donc selon lui en dernière instance la raison.

Le principe « évitement du déplaisir »

Au contraire, il nous semble que le principe de raison est subordonné à un principe comportemental plus puissant : la maximisation du plaisir et la minimisation de la douleur, qu'elle soit physique ou morale. En tout cas la défense par tous les moyens du « moi identitaire » lorsqu'il se sent menacé dans son intégrité. Bien sûr, la prise en compte des données de la réalité et le maintien des relations aux autres font partie des besoins humains fondamentaux qui supposent l'exercice de la raison, mais ces besoins nous paraissent soumis au principe fondamental du rapport plaisir-déplaisir. C'est ce que les soignants ont le plus de mal à comprendre tant leur formation et leur pratique sont fondées sur la raison. Pourtant, chacun sait bien que l'observance, quel que soit le nom qu'on lui donne, n'est pas un réel problème dès lors qu'il existe un symptôme gênant, par exemple une douleur. Que le médecin soit autoritaire ou non, qu'il existe ou non une alliance thérapeutique, « l'observance » est alors très bonne. Si dès que la glycémie dépasse 1,60 ou 1,80 g/l, le patient se plaignait de symptômes désagréables tels qu'un prurit ou des douleurs, nous n'aurions pas à discuter de l'observance et des difficultés à suivre le traitement du diabète. Tel est d'ailleurs le cas des patients tout à fait exceptionnels dits « patients sentinelles » qui se sentent mal dès que leur glycémie s'élève au-dessus d'1,40 ou 1,60 g/l, se plaignant de maux de tête, de lourdeur ou de fatigue, si bien qu'ils n'ont même pas besoin de mesurer leur glycémie. Mais dans l'immense majorité des cas, il n'en est rien. Le patient dont les glycémies oscillent entre 2 et 3 g/l ne sent rien, se sent parfaitement bien, tandis que sa rétine, ses reins, ses nerfs, ses artères se détériorent lentement, sans bruit…

Le maître symptôme : l'angoisse

Pour améliorer l'observance, il faut donc créer du symptôme. C'est bien ce que nous faisons grâce à l'automesure glycémique. Il ne faut cependant pas se méprendre sur la nature exacte du symptôme que nous créons. Il ne s'agit évidemment pas de la douleur provoquée par la piqûre au bout du doigt (encore que lorsque celle-ci est réellement douloureuse ou lorsqu'il existe une phobie du sang le patient abandonne le plus souvent la pratique de l'automesure). En réalité, le symptôme que nous suscitons est l'angoisse (le maître symptôme commun à toutes les maladies chroniques). Par la mesure de l'hyperglycémie, nous cherchons à actualiser la perception du risque des complications à long terme. Cependant, l'importance de cette angoisse varie considérablement d'un patient à l'autre. Le patient hyperoptimiste aura vite fait de se convaincre qu'il est protégé par sa bonne étoile, ou qu'il serait stupide de s'inquiéter pour un résultat isolé. « L'alexithymique » ne percevra pas ou en tout cas ne mentalisera pas l'angoisse. À l'inverse, lorsque l'angoisse est trop intense au point de menacer son « homéostasie thymique », l'individu se protège en adoptant un comportement d'évitement : pas vu, pas pris ! En effet, la répétition de stress subis passivement est un modèle quasi expérimental d'induction du couple dépression-frustration. Si on « allume » le symptôme angoisse, c'est pour proposer de « l'éteindre » grâce à une action raisonnée. Le moteur du changement comportemental est donc l'angoisse, mais c'est la raison qui guidera l'action apaisante. Encore faut-il que le malade en ait appris les principes et la pratique, grâce à l'éducation thérapeutique. Finalement, le patient va recevoir comme « récompense » le soulagement procuré par l'action de correction ramenant sans délai la glycémie dans l'objectif. En agissant, le malade supprime l'angoisse et jouit de sa propre réassurance. C'est surtout vrai pour ceux qui ont un locus de contrôle interne, c'est-à-dire qui aiment maîtriser leur santé. Le patient peut même avoir le plaisir régressif de la « bonne note », ce qui conduit certains quelque peu obsessionnels à multiplier les contrôles glycémiques pour le simple plaisir d'en vérifier la « normalité ».

Les soignants doivent bien être conscients que tout au long de cette malade chronique asymptomatique, ils jouent avec le « feu ». Qu'il s'agisse de l'automesure glycémique, de la mesure tous les 2 à 3 mois de l'HbA1c « boite noire du diabète », du dépistage au moins annuel des complications, du discours du médecin et des médias sur le risque des complications, tout est fait pour sortir le patient de son insouciance en réactivant son angoisse. Face à cette « douleur » morale, le patient guidé par le principe optimisation du rapport plaisir/évitement du déplaisir, a trois solutions :

- agir de façon rationnelle comme le proposent les soignants ;
- adopter une conduite d'évitement, qu'elle soit le fruit d'un déni de la réalité plus ou moins conscient ou la conséquence d'une dénégation délibérée en forme de défi ;
- activer des croyances, des pensées magiques ou s'adonner à des rites conjuratoires (médecines parallèles...).

Les bonnes raisons du « moi identitaire » pour ne pas être observant

Pour choisir la première solution, l'action rationnelle, encore faut-il que le patient ne vive pas les propositions d'actions comme menaçantes pour son équilibre psychologique. On ne peut pas demander à un patient de s'engager dans la voie de la dépression au nom de la raison ! Certains patients ont peur de perdre leur identité ou plus exactement leur image de soi. Ils prêtent souvent aux autres leurs propres préjugés sur le diabète et les diabétiques (« Nous n'en parlons jamais mais je sais bien que le diabète me dévalorise aux yeux de mon épouse »). Finalement, ils deviennent des diabétiques clandestins, choisissant un traitement minimum sans hypoglycémies. Certaines phrases prononcées par les patients illustrent cette crainte : « Je ne m'appelle pas diabète ! », « J'ai convoqué la belle-famille pour leur annoncer la tare familiale... », « Si je le rencontre un jour, je lui dirais bien deux mots... » « Vous avez cherché à me rendre diabétique » m'a reproché un patient diabétique après une hospitalisation de semaine dans l'unité d'éducation thérapeutique. « Je me rends ! » m'a lancé un confrère diabétique rentrant dans le box de consultation les mains en l'air. Une patiente diabétique avait deux noms : l'un pour les consultations de diabétologie, un autre pour la ville. Un autre patient diabétique qui échangeait facilement lors des consultations, et qui habitait près de chez moi, faisait semblant de ne pas me voir lorsque nous nous croisions dans les rues du quartier : logique ! Il était diabétique à l'hôpital mais non à la ville… D'autres patients paraissent assumer leur diabète, mais ne peuvent en supporter les contraintes thérapeutiques mettant en cause leur trait ou leur style de personnalité. Les patients ayant un « locus de contrôle » externe détestent prendre des décisions eux-mêmes. C'est un moindre mal lorsqu'ils se soumettent à un tiers raisonnable, mais parfois ils s'en remettent au destin. Dans ce cas, l'alliance thérapeutique ne peut au mieux se faire qu'avec un tiers aidant, le plus souvent le conjoint. Le convivial a beaucoup de mal à assumer et à faire accepter sa différence par ses amis de peur de les perdre. L'épicurien se vit comme tout puissant dans l'instant, mais totalement incapable de préparer l'avenir. Il est cigale et non fourmi ! Un de mes patients hospitalisé en urgence pour une récidive de mal perforant plantaire, après avoir essuyé les remontrances de l'infirmière pour sa négligence, sortit de l'hôpital pour aller acheter une rose et la lui offrir. Par ce geste, il signifiait que seul l'instant importe, et qu'il faut savoir le cueillir sans se préoccuper des lendemains, selon lui toujours incertains. Plus tard, en consultation, entre deux séances de dialyse, il me confiait : « Docteur, si nous disons que nous partons aux Antilles dans 15 jours, je suis sûr que mon pied va s'ouvrir et nous ne pourrons pas y aller, tandis que si nous disons que nous partons maintenant, nous y allons. » Certes, on peut y voir des traits culturels. Certains parlent du syndrome de l'homme des îles « butineur et insouciant », mais nous pensons qu'en chaque homme il y a un Antillais qui sommeille. En effet, si on peut comprendre que plus la vie est à risque, plus il faut être précautionneux, à l'inverse on peut raisonnablement penser que plus la vie est menacée, plus la prévoyance est illusoire. De plus, certaines personnes, et donc certains patients ne peuvent se sentir réellement exister qu'en se confrontant au risque. La nuance, le compromis, la gamme des gris n'est pas leur mode. Ils sont en effet tout en noir ou blanc, en « ça passe ou ça casse » comme si la vie ne valait la peine d'être vécue qu'au risque de la perdre. « Je hais le mot équilibre » me lança une jeune femme diabétique menacée de cécité. Il y a enfin ceux qui ne peuvent agir pour contrôler leur diabète parce qu'ils sont devenus des esclaves de leur addiction. La consommation de leur drogue (tabagisme, alcoolisme, troubles du comportement alimentaire…) ne leur procure même plus vraiment de plaisir, mais vient seulement calmer leur souffrance du manque. Plus banalement, certains patients ne peuvent supporter les contraintes thérapeutiques parce qu'elles leur apparaissent contradictoires avec les projets de vie, notamment professionnels. Il est donc indispensable que les soignants se préoccupent de ces projets et des motivations qui les sous-tendent pour chercher à y « raccrocher » les projets de soins. On peut se soigner pour préparer une grossesse ou pour préparer sa retraite, on peut se soigner pour ses enfants ou ses petits-enfants, on peut se soigner pour faire plaisir à son conjoint, on peut se soigner pour ne pas renoncer à un projet de voyage ou d'expédition… Enfin, la maladie et les contraintes du traitement peuvent décompenser une dépression masquée, car l'acceptation de la maladie peut être assimilée à un travail de deuil. Il est bon de rappeler ici la règle selon laquelle un travail de deuil non fait interdit tout nouveau deuil. Ainsi après le décès d'un proche, le patient, en se soignant, peut avoir l'impression de renoncer à son deuil et ainsi de trahir en quelque sorte l'être aimé disparu. Tel ce père me demandant en consultation : « S'il vous plaît, docteur pouvez-vous ne pas me dire que je n'accepte pas ma maladie ? » puis, cinq minutes plus tard, m'apprenant qu'il avait un fils unique et qu'un jour il l'avait trouvé pendu.

Les contre-attitudes médicales

Les difficultés rencontrées par le patient pour se traiter sont sources de contre-attitudes médicales, qu'il s'agisse de la résignation où le médecin passe avec le malade un pacte tacite en attendant sans le dire l'heure des complications, alors qu'il faudrait interroger le patient sur les raisons de ses difficultés en lui demandant avec tact « Pourquoi venez-vous me voir alors que vous ne faites rien ? » et en ajoutant : « Que puis-je faire pour vous aider ? ». À l'inverse, ce peut être la dramatisation où le médecin menace plus qu'il n'informe le malade des complications de la maladie. La dramatisation peut aller de pair avec la banalisation, en particulier à l'égard des contraintes thérapeutiques : « Je ne vous demande pas grand-chose… ». Dramatisation et banalisation débouchent sur la culpabilisation et l'infantilisation du patient verrouillant la relation médecin-malade. Elle s'accompagne parfois d'un jugement moralisateur : « Un peu de volonté ! » ou encore « Les gros qui ne maigrissent pas devraient payer leur dialyse… ». La médicalisation avec multiplication des examens complémentaires, des hospitalisations de jour aux bilans inutiles, est une contre-attitude fréquente des médecins hospitaliers offrant une réponse biomédicale à un problème psychosocial. Cette médicalisation excessive va parfois de pair, de nos jours, avec une totale indifférence. Sous prétexte de ne pas imposer au malade le devoir de bienfaisance médicale, on en vient à oublier le devoir de bienveillance. On peut rapprocher du scientisme l'étiquetage psychologique abusif du patient.

À l'origine de ces contre-attitudes médicales se trouvent trois processus :

- la routinisation des rapports médecin-malade au cours de la maladie chronique ;
- l'objectivation du malade nécessaire à l'approche rationnelle scientifique de la maladie ;
- le modèle culturel de la maladie aiguë grave où le malade se défend psychologiquement le plus souvent en régressant si bien qu'une relation soignant/soigné de type parental paraît alors adaptée.

La relation médecin-malade

On peut finalement retenir cinq types de relation médecin-malade :

- une relation paternaliste plus ou moins autoritaire, infantilisante pour le patient, que dénonce Philippe Barrier à juste titre ;
- une relation d'objectivation du malade par le médecin investigateur et prescripteur : le malade n'est plus qu'un animal biologique auquel on applique les recettes éprouvées de la médecine factuelle ; la singularité psychosociale est

ignorée ; il n'y a plus vraiment de différence entre le malade que l'on soigne et un numéro inclus dans un essai de recherche thérapeutique ; cependant, si le médecin n'est qu'un investigateur-prescripteur, il pourra être remplacé facilement un jour par un « administratif » voire par un ordinateur ; l'objectivation du patient entraîne en boomerang l'objectivation du soignant ;

- en effet, si la médecine moderne a tendance à objectiver les patients, les patients, eux, ont tendance de plus en plus à objectiver les médecins en les transformant en simples prescripteurs de médicaments : « Pouvez-vous rajouter ce médicament sur ma commande... ? » me déclarait un jour un patient ! Mais l'objectivation de l'autre entraîne inévitablement des jeux de pouvoir et donc des abus de pouvoir... on n'est pas loin de la judiciarisation des rapports médecin-malade selon le modèle américain ;
- à l'opposé de cette relation moderne objectivante, se développe une relation de type post-moderne, produit du relativisme culturel : au nom de l'égalité, patients et médecins se trouveraient dans une position symétrique, ayant chacun un discours et un savoir relatif ; « expert profane » et « expert scientifique », tout se vaut ; tout au fond n'est affaire que de point de vue ; au nom de la singularité des individus et des abus commis au nom de la science, on en vient à nier l'universalité de la raison. Ce courant, à la mode dans les années post-68, a connu un développement lors de l'épidémie de sida alors que certains soignants, faute de traitement, se sont lancés dans l'accompagnement, parfois jusqu'à la confusion des rôles et des sentiments ;
- la relation que l'on souhaiterait développer au cours de la maladie chronique est celle d'un partenariat, où la partie ne se joue non pas à deux mais à quatre : l'être de raison du médecin et celui du patient peuvent partager les données de l'*evidence based medicine* tandis que leurs êtres de relation et d'émotions peuvent permettre l'expression des difficultés à suivre le traitement et à en rechercher ensemble les solutions. Lorsque l'on dit que l'éducation thérapeutique (qu'il s'agisse d'une activité spécifique comme un atelier, un hôpital de jour ou une hospitalisation de semaine, ou d'une simple consultation) se termine par un contrat, on se trompe largement si l'on pense qu'il s'agit d'un contrat entre le médecin et le patient. En réalité, il s'agit d'un contrat entre les deux instances du « moi » du patient, son « moi » rationnel et son « moi » émotionnel identitaire. Le médecin doit donc aider le patient à développer ce débat interne entre ses deux instances du « moi » en se faisant l'avocat de l'une et de l'autre partie. Le médecin n'oubliera pas de se faire si besoin l'avocat du diable, pour susciter l'intervention d'un « moi » régulateur définissant un compromis acceptable par les deux « moi », compromis variable d'un moment à l'autre de la vie.

Parallèlement on peut répertorier quatre types de pédagogie :

- la « pédagogie frontale », de maître à élève : la transmission fonctionne bien lorsque l'émetteur et le récepteur partagent les mêmes préoccupations et utilisent le même code de lecture ;
- la « pédagogie de la liberté », où il s'agit grâce à un tutorat bienveillant, de permettre à chacun selon son rythme de devenir un « expert profane » ;
- une pédagogie behaviouriste où c'est la répétition d'un comportement limité et sa ritualisation renforcée par le couple récompense-punition, qui change le comportement ;

- enfin, la pédagogie constructiviste qui part des représentations, des croyances et des connaissances des patients pour les aider à en construire de nouvelles, si besoin en déconstruisant les anciennes.

Tous ces styles pédagogiques peuvent être utilisés avec profit, mais c'est la pédagogie constructiviste qui correspond le mieux aux conditions de l'apprentissage des soins par les patients adultes.

Finalement, la réflexion sur l'observance interpelle la nature et la finalité de l'éducation thérapeutique. L'éducation thérapeutique a un double objet. Il s'agit d'une part d'un apprentissage de techniques ayant des fins thérapeutiques, qu'il s'agisse de la connaissance de la diététique, de la manipulation d'une pompe ou de la pratique de l'autodialyse… Il s'agit d'autre part d'une aide aux changements de comportement à des fins thérapeutiques, sachant que ce changement ne peut être que la décision du malade lui-même. Du coup, on perçoit les déviations possibles de l'éducation thérapeutique. Ne peut pas être une éducation thérapeutique, une éducation qui n'aurait pas une expertise thérapeutique, car dans l'immense majorité des cas, contrairement à ce que croient les décideurs et les économistes de santé, il ne s'agit pas d'appliquer des recettes mais de mettre au point une version personnalisée susceptible d'évoluer avec le temps. Ce n'est pas une éducation thérapeutique, une éducation purement technique qui n'aiderait pas le patient à modifier ses comportements en cherchant à définir avec lui en permanence le compromis optimal. Et n'est pas une éducation thérapeutique, un simple accompagnement psychosocial.

L'éducation thérapeutique nécessite trois types de compétences :

- médicale et paramédicale spécialisées ;
- pédagogique ;
- psychologique.

Cette triple compétence peut être le fruit d'un médecin ou d'un paramédical spécialisés ou d'un binôme, mais elle nécessite le plus souvent un travail d'équipe. Dans ce travail d'équipe, le médecin prescripteur ne pourrait être exclu au risque de séparer la prise en charge prescriptive (la thérapeutique), de l'éducation thérapeutique réduite alors à un simple supplément d'âme ou devenant source de conflit.

En conclusion, l'observance ou plutôt l'analyse des difficultés du patient à suivre le traitement, nous paraît être la question centrale de la relation médecin-malade dans la maladie chronique. Elle devrait avoir une place importante dans la formation des étudiants en médecine comme dans celle des professionnels de santé. Elle devrait être prise en compte dans la réforme du système de soins car elle va à l'encontre d'une médecine prescriptive de plus en plus marchandisée. Évidemment, les concepteurs de la T2A n'y avaient pas pensé : à la fois tout un programme, et un aveu !

Bibliographie

American Diabetes Association, Anderson B (éd.). The Art of Empowerment. Stories and Strategies for Diabetes Educators, Martha Funnel, 2000.

American Heart Association, Burke LE, Ockene IS (éd.). Compliance in Healthcare and Research, New York, Futura Publishing Company, 2001.

Barrier Ph. Échecs du traitement du diabétique de type 1 : vécu du diabétique insulinodépendant et causes de l'échec thérapeutique. In A. Grimaldi (éd.), Traité de diabétologie. Paris, Flammarion Médecine-Sciences, 2005, p. 236-242.

Barrier Ph, Osinski O. Comment vit-on avec le diabète ? Saint-Chéron, Alain Schrotter, « Guides blancs »,1995.

Bruchon-Schweitzer M. Psychologie de la santé. Modèles, concepts et méthodes. Paris, Dunod, 2002.

Bruchon-Schweitzer M, Quintard B. Personnalité et maladies. Stress, coping et ajustement. Paris, Dunod, 2001.

Grimaldi A. Observance et diabète de type 2. In A. Grimaldi, Traité de diabétologie. Paris, Flammarion Médecine-Sciences, 2005, Paris, p. 474-478.

Grimaldi A, Sachon C, Hartemann-Heurtier A. Échecs du traitement du diabète de type 1 : point de vue du diabétologue. In A. Grimaldi, Traité de diabétologie. Paris, Flammarion Médecine-Sciences, 2005, p. 227-230.

Ionescu S, Jacquet MM, Lhote C. Les Mécanismes de défense. Théorie et clinique. Les principaux mécanismes de défense définis et illustrés de nombreux exemples. Paris, Nathan Université, 2001.

Lacroix A. Échecs du traitement du diabétique de type 1 : point de vue du psychologue. In A. Grimaldi (éd.), Traité de diabétologie. Paris, Flammarion Médecine-Sciences, 2005, p. 231-235.

Sultan S. Le Diagnostic psychologique. Théorie, éthique, pratique. Paris, Frison-Roche, « Psychologique vivante », 2004.

8 « L'observance »

P. Barrier

Il me semble que les mots doivent être pris au sérieux : l'utilisation d'un terme ou d'un champ lexical précis n'est ni fortuite ni gratuite ; c'est pourquoi nous commencerons par un parcours lexical.

La signification du mot « observance »

Il est frappant de constater que, pour *Le Petit Robert*, y compris dans ses récentes éditions, les quatre acceptions d'« observance » sont *religieuses*. Je les cite dans leur totalité :

1. « Action d'observer habituellement, de pratiquer une règle en matière religieuse ; obéissance (à la règle) ». Voir Observation, pratique. « L'observance de la loi du Seigneur » (Massillon).
2. Une observance : règle, loi religieuse prescrivant l'accomplissement de pratiques. « Une des observances minutieuses qui commandent toute la vie juive » (Tharaud).
3. Manière dont la règle est observée dans une communauté religieuse. « Un monastère cistercien de la plus rigide observance » (Bloy).
4. Règle d'un ordre. Religieux de l'observance de Saint-Benoît.

Il est vrai, cependant, qu'à la fin de l'alinéa concernant la première acception, est indiquée une signification non religieuse : « (Règle non religieuse) La vie se résumait pour lui à la stricte observance du tableau de service » (Loti). Également à la fin de l'alinéa concernant la troisième acception, est donnée, « par analogie », une citation de Mauriac excédant également le cadre religieux : « Radical et franc-maçon d'étroite observance. »

On notera que, précisément, il s'agit bien d'un fonctionnement par analogie avec le sens religieux, fondamental. De même dans le premier exemple, la citation veut clairement faire comprendre que l'on est en présence d'une obéissance « religieuse » au tableau de service, c'est-à-dire sur le modèle de l'obéissance inconditionnelle à la règle religieuse. Dans le détail, comme sur le fond, *la signification d'« observance » est religieuse.*

On a donc bien affaire à une *transposition directe*, dans le domaine médical, d'un phénomène religieux.

Amusons-nous à une telle transposition lexicale à partir des citations données dans notre dictionnaire, pour juger de leur effet…

« L'observance de la loi du Docteur. »

« Une des observances minutieuses qui commandent toute la vie diabétique. »

« Un service diabéto d'insulinothérapie fonctionnelle de la plus stricte observance. »

« Médecins de l'observance "Régime hypocalorique". »

La signification dernière (la plus fondamentale) de l'« observance », c'est la *sacralisation de l'obéissance*, afin de la rendre inconditionnelle, c'est-à-dire absolue. Aussi l'emprunt d'un tel terme par le corps médical, doit-il nous interroger sur son rapport au pouvoir. (« Dans l'amour du pouvoir, dit le poète Valéry, il y a toujours celui de l'abus du pouvoir. » [1])

Même si l'on considère « observance » comme simple substantification d'« observer », dans le sens de « se conformer de façon régulière à (une prescription) », on constate que la référence de la citation choisie dans Le Petit Robert est encore religieuse : « Une des seules coutumes de l'Islam qu'elles observaient fidèlement encore. (Loti) »

Le mot « prescription », d'ailleurs mis entre parenthèses pour indiquer son caractère explicatif ou exemplaire, ne doit pas nous tromper : il n'acquiert son sens médical qu'en 1829, c'est-à-dire avec la naissance de la « médecine moderne ».

« Prescrire », depuis le XIIe siècle, c'est « *soumettre* à la prescription » au sens juridique du terme, et depuis 1544, au sens courant : « *Ordonner* ou recommander expressément ; indiquer avec précision *ce qu'on exige, (ce qu'on impose)*. » Il est bien toujours question d'imposer l'obéissance…

La consultation du même dictionnaire nous permet de souligner clairement qu'il n'y a pas d'obéissance « soft » à une autorité extérieure. Le sens premier d'« obéir », depuis 1120, est : « *se soumettre* (à quelqu'un) en *se conformant* à ce qu'il ordonne ou défend ». L'exemple pris est parlant : « Enfant qui obéit à ses parents. »

Il s'agit bien de soumission par « conformation » à un ordre, avec une connotation infantilisante ou paternaliste – que confirme bien le deuxième sens qui parle de : « *se plier* »…

Le rapport pouvoir/savoir

Pourquoi le « corps médical » tient-il donc tant à son pouvoir d'exiger l'obéissance du patient ? Pourquoi fait-il montre d'autorité, définie comme « *droit de commander*, pouvoir (reconnu ou non) d'imposer l'obéissance » ?

C'est qu'il y est contraint lui-même par le « *devoir de bienfaisance* » à l'égard du patient, qui lui dicte un tel autoritarisme, en quelque sorte « naturel » à sa fonction : il doit vouloir le bien de son patient, y compris malgré ou contre celui-ci. *Le médecin sait ce qui est médicalement bon pour le patient*, et que celui-ci ignore – sinon, pourquoi aurait-il recours à lui ? Il est donc légitimé à l'exiger de lui par la prescription d'un traitement et d'une hygiène de vie. Ce qui fonde ce devoir d'exercer l'autorité sur le patient, c'est donc *le savoir*, ou, plus exactement *l'exclusivité du savoir* sensément détenu par le seul médecin.

Si le projet est louable, et peut sembler correspondre à cette volonté de bien faire (de faire le bien), force est de constater qu'il échoue. En témoigne *l'insatisfaction profonde* des médecins, qui se manifeste dans leur plainte fréquente d'un « manque d'observance » (ou d'une « non-observance » ou « non-compliance ») des patients, et dans leur souci constant de corriger ce défaut récurent du patient, presque aussi essentiel que sa propre autorité.

Une erreur méthodologique et stratégique

Il me semble que cet édifice, qui va *du savoir à l'échec* en passant par la volonté de soumettre, repose sur un malentendu, ou pour mieux dire : sur une erreur méthodologique et stratégique.

Elle a deux « entrées » :

- confusion théorique sur la signification du rapport de soin ;
- confusion théorique sur la nature de la normativité de santé.

Ce qui lie patient et médecin n'est pas un rapport d'obéissance, de domination

Pour Georges Canguilhem, la reconnaissance de l'état pathologique est d'abord l'affaire du malade lui-même, dans son expérience la plus intime : « Nous soutenons que la vie d'un vivant, fut-ce d'une amibe, ne reconnaît les catégories de santé et de maladie que sur le plan de *l'expérience,* qui est d'abord épreuve au sens affectif du terme, et non sur le plan de la science. La science explique l'expérience, mais elle ne l'*annule* pas pour autant. » ([1], p. 131)

Autrement dit, on ne « croit » pas que l'on est malade, on le sait. Reste à savoir de quoi, et pourquoi, et c'est la science médicale qui va aider à le comprendre. Mais ce *savoir premier* du malade est à l'origine du geste médical même : « *L'appel au médecin vient du malade. C'est l'écho de cet appel pathétique qui fait qualifier de pathologiques toutes les sciences qu'utilise au secours de la vie la technique médicale.* » ([1], p. 153)

Le savoir n'est donc pas l'*exclusivité* du médecin ; surtout, il n'exclut pas celui (« expérientiel ») du patient. L'autorité (le droit d'imposer) ne se trouve donc déjà plus *absolument* légitimée.

Sur le plan du savoir, soigner c'est éclairer grâce à la lumière indispensable du savoir scientifique, celui « éprouvé », « affectif », du patient. Canguilhem souligne qu'il ne saurait être question d'annuler l'expérience du patient. Or le médecin, sûr (à juste titre) de la validité de son savoir, agit avec son patient comme si celui-ci n'en détenait aucun. Il commet l'erreur pédagogique que Socrate reproche aux sophistes et à tous les « enseignants de sagesse » : faire comme si le sujet que l'on veut éduquer, était un vase vide que l'on va remplir de savoir.

Comme il y a déjà « quelque chose » dans le vase, le savoir que l'on veut y introduire est refoulé. Et le médecin de dire que son patient « n'y comprend rien », ou « ne veut rien savoir ». Ce qui est vrai, parce qu'il résiste de toutes ses forces à l'annulation de son propre savoir.

D'une façon ou d'une autre, cette capacité du malade à se savoir malade, cette connaissance intime de la catégorie de pathologique, doit être reconnue par le médecin, car elle trouve sa source dans *la même dynamique au service de la vie* qui fonde la médecine.

Ce qui nous amène à la seconde « entrée » de l'erreur méthodologique.

La norme de santé n'a pas sa source dans le savoir médical

« Il est exact qu'en médecine l'état normal du corps humain est l'état qu'on souhaite de rétablir. Mais est-ce parce qu'il est visé comme fin bonne à obtenir par la thérapeutique qu'on doit le dire normal, ou bien est-ce parce qu'il est tenu pour normal par l'intéressé ? Nous pensons que c'est la seconde relation qui est vraie.

Nous pensons que la médecine existe comme art de la vie parce que le vivant humain qualifie lui-même comme pathologiques, donc comme devant être évités ou corrigés, certains états ou comportements appréhendés, relativement à la polarité dynamique de la vie, sous forme de valeur négative. Nous pensons qu'en cela le vivant humain prolonge, de façon plus ou moins lucide, un effort spontané, propre à la vie, pour lutter contre ce qui fait obstacle à son maintien et à son développement pris pour normes. [...] La vie n'est pas indifférente aux conditions dans lesquelles elle est possible, la vie est polarité et par là même position inconsciente de valeur, la vie est en fait une activité normative. » ([1], p. 75)

Canguilhem ne voit pas l'origine de la qualification d'état physiologique « normal » dans une décision médicale, mais dans l'appréciation positive portée par l'intéressé lui-même sur cet état, et celle, négative, qu'il porte sur les états opposés à la « polarité dynamique de la vie ».

La vie est ce « *mouvement polarisé* », c'est-à-dire orienté vers des valeurs positives : celles qui vont dans le sens de « *son maintien* » et « *son développement pris pour normes* ». Elle est « *effort spontané* » pour lutter contre ce qui s'y oppose. « [...] Par là même elle est *position inconsciente de valeur.* »

C'est donc la vie elle-même qui est l'origine (spontané, « naturelle ») du jugement appréciatif posé sur les états du corps, c'est-à-dire du jugement normatif de santé : « *C'est la vie elle-même et non le jugement médical qui fait du normal biologique un concept de valeur* [...] » ([1], p. 81)

Pour Canguilhem, ce jugement normatif spontané se prolonge doublement dans la conscience et l'activité humaines. D'une part chez « l'intéressé lui-même », c'est-à-dire le sujet vivant les états de son corps, qui « de façon plus ou moins lucide », autrement dit, avec plus ou moins de conscience et de connaissance de ces états et de leur cause, les juge, les « évalue » suivant cette même polarité.

D'autre part chez le médecin (ou dans « l'art médical ») : « La vie, pour le médecin, ce n'est pas un objet, c'est une activité polarisée dont la médecine prolonge, en lui apportant la lumière relative mais indispensable de la science humaine, l'effort spontané de défense et de lutte contre tout ce qui est de valeur négative. »

Cette continuité dans la conscience humaine de la polarité dynamique du vivant : de son aspiration vers ses valeurs positives, est encore soulignée ailleurs par Canguilhem : « C'est la vie elle-même, par la différence qu'elle fait entre ses comportements propulsifs et ses comportements répulsifs, qui *introduit dans la conscience humaine* les catégories de santé et de maladie. [...] Les vivants préfèrent la santé à la maladie. *Le médecin a pris explicitement parti pour le vivant,* il est au service de la vie, et c'est la polarité dynamique de la vie qu'il traduit en parlant de normal et de pathologique. » ([1], p. 150)

On peut donc dire avec Canguilhem, que ces catégories de normal et de pathologique, ne sont pas à proprement parler *objectives* ou *scientifiques*, même si elles peuvent être objectivement et scientifiquement décrites et expliquées, elles ne sont que l'expression « indirecte », la « traduction » de la polarité dynamique de la vie dans la conscience humaine.

L'individu humain possède donc une « *autonormativité* » de santé, enracinée dans la logique même du vivant, au moins comme *tendance*, puisqu'elle est « plus ou moins lucide », et donc *éducable*. Le rapport de soin bien compris est donc un *rapport d'éducation*, dans un sens socratique – c'est-à-dire en éveillant, sollicitant, renforçant les ressources propres du sujet (en l'occurrence son autonormativité). Il n'est donc en aucun cas un rapport d'obéissance ou de soumission à une autorité *extérieure* à la conscience même du sujet.

C'est cette idée suivant laquelle la normativité est extérieure au sujet, l'idée d'une *normativité exogène au patient*, qui fausse d'emblée le rapport de soin, et le conduit à un autoritarisme de principe. Les notions d'observance ou de « compliance » n'en sont que la conséquence logique, avec les résultats assez désastreux que l'on connaît.

Autonormativité de santé et éducation thérapeutique

L'autonomie

L'« autonormativité », que Canguilhem enracine dans la logique même du vivant, cette « polarité dynamique » qui va dans le sens de son maintien et de son développement, correspond au concept philosophique d'« *autonomie* », qui signifie étymologiquement « être à soi-même sa propre loi ».

Ces notions ne sont pas à prendre comme des revendications de l'individu, portées par la vague d'individualisme qui caractériserait l'époque contemporaine, mais comme le fond même de sa réalité. On ne peut les contester sans contester du même coup la réalité de l'existence individuelle.

L'autonomie ne doit pas être *confondue avec l'indépendance*. L'individu humain n'est pas indépendant (le patient chronique encore moins, qui dépendra toujours d'un traitement et d'un médecin qui le lui prescrit). Les individus humains sont pris dans des *rapports d'interdépendance* qu'ils apprennent à gérer.

L'autonomie, c'est cette capacité qu'à l'homme du fait de sa liberté de choix, c'est-à-dire *d'autodétermination*, à choisir d'obéir à la loi. Loi qu'il se donne à lui-même et à laquelle il se soumet. Ce qui ne veut pas dire qu'il « invente » la loi, qui serait le fruit de son caprice. C'est aussi bien la loi qu'imposent le Droit et la Justice. C'est-à-dire celle qui est régie par des principes *universels* parce que *rationnels*. En tant lui-même qu'être rationnel, la source de ces principes se trouve aussi en lui. Il est donc apte à juger du bien fondé de ce que prescrit la loi, puisqu'elle ne lui est nullement exogène. Et de s'y soumettre, puisqu'il possède cette capacité à se déterminer lui-même (se contraindre lui-même) en fonction de valeurs.

En ce sens on peut dire qu'*on n'obéit jamais qu'à soi-même*, même sous la contrainte. On avait toujours le recours de désobéir au prix de sa vie, comme le soulignent les stoïciens. Ce qui revient aussi à dire qu'on n'obéit jamais, au sens de soumission à une volonté extérieure, c'est toujours à la sienne propre qu'on se soumet. Éventuellement, le sujet choisit d'accomplir l'acte imposé, parce qu'il préfère les conséquences de celui-ci aux conséquences du refus de celui-ci.

Dire que l'individu humain est un être rationnel, c'est dire qu'il est capable de rationalité, et non qu'il est exclusivement rationnel. C'est en effet aussi un être de passion, c'est-à-dire de désir mal compris ou qui tisse avec la réalité des contradictions dont il est prisonnier. C'est en quelque sorte « tendance contre tendance » ; d'où le rôle majeur d'une éducation émancipatrice (qui libère des passions qui nous contraignent, telle la peur, « passion » fondamentale pour Spinoza[1], qui nous contraint à des comportements non rationnels et qu'on peut qualifier « de polarité négative » par rapport à la vie).

Aussi loin que puisse aller le devoir de bienfaisance du médecin, celui-ci ne pourra jamais se substituer à la volonté propre du patient. Il peut sans doute vouloir à sa place, mais ne peut aucunement faire que celui-ci veuille ou désire. Le patient fera peut-être ce que veut le médecin, mais avec « mauvaise volonté », puisque ce n'est pas la sienne qui est le moteur de son action. Un sujet qui agit par la volonté d'un autre, c'est une marionnette, effectivement obéissante si l'on sait bien la manipuler.

L'éducation « autonomisante » est donc une pédagogie qui vise, non pas à imposer une volonté extérieure au sujet, mais à libérer sa volonté des passions qui la mettent en contradiction avec elle-même. C'est donc avant tout, entre les deux acteurs de la relation éducative (le médecin et le patient, dans le cas de l'éducation thérapeutique), un double rapport de confiance à instaurer : *le médecin apprend à faire confiance, le patient apprend à se faire confiance.* Éducation, médecine, et désir du patient ou de celui qui apprend vont dans le même sens, sont les manifestations plus ou moins conscientes (« lucides ») du même mouvement. Éduquer c'est rendre plus lucide à cette identité de polarité.

Le soin : un rapport d'éveil et de soutien

La femme qui prend régulièrement sa pilule contraceptive, n'« obéit » pas, à proprement parler, à son médecin, mais à sa propre *décision rationnelle* de se donner les moyens d'une vie sexuelle libre. Le médecin, d'ailleurs, dans ce cas précis, ne cherche nullement à se faire obéir, et ne craint qu'assez peu un défaut d'« observance » : c'est qu'il est sûr que sa patiente partage totalement avec lui la conscience du bien-fondé de sa prescription.

Faire partager au patient chronique la conscience du bien fondé d'une prescription médicale, c'est l'aider à retrouver en lui le goût du « *préférable* », au cas où il l'aurait perdu. C'est exactement le contraire de la démarche qui vise à lui présenter la norme comme « le Bien », et « le Bien » comme un devoir.

« Bien » dont le médecin peut avoir tendance à s'estimer l'unique détenteur, en se prenant parfois pour le « principe de réalité » qui ferait défaut à un patient infantilisé, en permanent déni de sa réalité de malade.

Cette démarche fait inéluctablement du patient un *déviant*, au moins potentiel, de l'erreur ou de la difficulté une faute morale. Elle induit ou pérennise une *culpabilité* souvent déjà latente dans le statut de malade chronique, c'est-à-dire d'« anormal »... Cette culpabilité ne fait qu'accentuer le *processus autodestructeur* que constitue la spirale de l'échec, dans laquelle le patient en difficulté peut se trouver prisonnier.

1 Spinoza (1632-1677), philosophe de la libération et de l'épanouissement spirituel par la connaissance des mécanismes qui nous déterminent, en ce sens, ancêtre de Freud.

Pour résumer

La démarche médicale et pédagogique, fondée sur l'idée d'une normativité exogène au patient, aboutit soit à un « dressage » qui fait de celui-ci une marionnette, soit à un échec, qui le coince dans un statut de « mauvais malade » dont il lui est extrêmement difficile de sortir. La marionnette ne saurait produire qu'une *illusion* de pratique responsable du traitement.

Le rapport du patient au médecin est alors un rapport inquiet de dépendance accrue, et la pratique du traitement, purement mécanique et sans souplesse, n'est pas moins à l'abri de l'échec que celle du patient « non compliant ».

Le *renversement de cette optique* change toute la perspective du rapport de soin. Pour s'opérer, il ne me semble pas nécessiter une « révolution morale » du médecin – le volontarisme est toujours à craindre, même dans cette perspective libératrice. Là encore, c'est une simple révision théorique en « douceur », qui semble le plus efficace.

Il ne suffit pas de croire en la vertu des mots et de les prescrire comme des médicaments. Ainsi d'« éducation thérapeutique », trop souvent confondue avec enseignement technique ou même « dressage soft »... La juste compréhension des termes que l'on choisit, qui sont aussi des modes opératoires, permet généralement la congruence dans la durée.

Le concept de « norme », par exemple, doit être débarrassé des oripeaux statistiques et scientistes avec lesquels on le confond trop souvent. « *C'est la vie elle-même et non le jugement médical qui fait du normal biologique un concept de valeur et non un concept de réalité statistique.* » ([1], p. 81) Le « jugement de la vie » est premier, la science médicale l'explique et en tire les conséquences thérapeutiques qui vont dans le même sens. Aussi la « norme » ne saurait légitimement être utilisée comme argument d'autorité par le discours médical. Encore une fois, elle n'est pas exogène au sujet vivant, c'est-à-dire au patient.

De plus, elle a une *dimension individuelle* indéniable. « Ce qui est normal pour être normatif dans des conditions données, peut devenir pathologique dans une autre situation, s'il se maintient identique à soi. » ([1], p. 119) Pour Canguilhem, le « normal » est « normatif » : la santé n'est pas la conformité à une norme (extérieure, moyenne statistique), mais la capacité à créer des normes – des règles de fonctionnement biologique qui permettent la vie saine. Cette « normalité » est relative à une situation donnée, sa « rigidité » (son incapacité à évoluer en fonction d'une nouvelle situation) la rend pathologique. « [...] de cette transformation, *c'est l'individu qui juge,* parce que c'est lui qui en pâtit, au moment même où il se sent inférieur aux tâches que la situation nouvelle lui propose. » ([1], p. 119)

« *La norme de vie d'un organisme est donnée par l'organisme lui-même, contenue dans son existence* » ([1], p. 193), écrit encore Canguilhem, c'est dire qu'elle ne peut être généralisée, « universalisée » et imposée de l'extérieur à n'importe quel organisme, puisqu'elle est relative à un organisme précis. Cette caractéristique de la norme biologique me semble donc avoir des conséquences directes sur la pratique médicale : toute tentative de faire d'une norme biologique un modèle universel auquel conformer des individus distincts est, en fait, antithérapeutique. Exiger l'obéissance par conformation à celle-ci est non seulement illégitime, mais dangereux, comme le souligne Gadamer [2] : « Il est bien sûr possible de fixer des valeurs standard spécifiques à la santé. Mais on risquerait de rendre malade un homme bien portant en voulant les lui appliquer de force. Le propre de la santé est qu'elle se maintient elle-même dans ses propres mesures. La santé ne permet pas qu'on lui applique des valeurs standard que l'on plaque sur le cas individuel sur la base d'une moyenne déduite à partir d'expériences [...] »

Autrement dit, le rigorisme normatif, qui est souvent le fondement de l'autoritarisme médical, n'est pas justifié.

Difficultés pragmatiques

On a posé quelques principes qui permettent de saisir des opportunités de transformation du rapport patient-médecin, dans le sens d'un renoncement à l'autoritarisme et d'un développement d'une relation à la fois pédagogique et de soin, appropriée à la situation spécifique du patient chronique. On peut s'attendre à une réaction de défiance légitime, dès lors qu'une optique théorique propose des changements comportementaux et pragmatiques. Grossièrement cette réaction s'énonce souvent en ces termes : « Tout ça c'est bien joli en théorie, mais dans la pratique c'est autre chose ! » Scepticisme classique de la pratique (du terrain) contre la théorie (toujours pensée comme abstraite, entendue dans le sens « loin des réalités »). À cela on peut objecter ce que répondait Kant dans « Théorie et pratique[2] », à savoir qu'une erreur ou un échec pratique sont souvent dus à un défaut de connaissance théorique sur cette pratique. Pour lui, plus de connaissance théorique assure toujours plus de maîtrise pratique de la réalité.

Le changement d'optique que nous proposons : passer d'une conception hétérogène de la normativité à celle de l'autonormativité du patient et à son autonomie, est à la fois, ou en même temps, théorique et pratique. *La notion implique d'emblée l'attitude*. Il n'y a pas ici d'opposition entre théorie et pratique.

Pour autant, il serait de totale mauvaise foi de nier les difficultés pratiques rencontrées dans l'« exercice » de la relation médecin-patient. Elles sont réelles et parfois redoutables, mais la difficulté à les gérer provient souvent de la difficulté à les analyser et les comprendre pour ce qu'elles sont.

Il ne saurait s'agir ici de « donner des leçons » à quiconque ; pas plus, d'ailleurs, que des consultations : « Dans tel cas de figure, que faut-il faire ? » De toute façon, il est totalement étranger à notre optique de prétendre dire ce qu'il *faut* faire. Le recours aux ressources propres de chacun, à ses facultés d'analyse et de clairvoyance, aiguisées par des outils théoriques et pragmatiques et par l'expérience, est le seul conseil que l'on puisse donner.

Toutefois, le sens global de notre analyse, et aussi de mon expérience propre d'un parcours singulier de santé, permet d'insister sur une notion, qui me semble insuffisamment prise en compte dans le soin, qui est celle de *confiance*. Si on la prend au sérieux, et non comme un vœu pieux ou un slogan au contenu délavé, elle a une triple implication :

- Le médecin devrait se persuader que le patient qui vient à lui, lui fait a priori confiance. À la base de la relation patient-médecin se trouve cette *confiance*

2 « Sur le lieu commun : il se peut que ce soit juste en théorie, mais en pratique cela ne vaut rien », texte de Kant de 1793.

première d'un être « en demande », qui se tourne vers la science médicale et vers un de ses praticiens en particulier. Il est tout à fait possible que cette confiance ne soit pas aussi manifeste que pourrait le souhaiter le médecin, et même qu'elle passe totalement inaperçue, derrière une attitude revendicatrice, arrogante, exigeante ou apathique et indifférente. C'est qu'elle n'apparaît pas non plus nécessairement clairement à la conscience du malade, elle est plus « réflexe » que délibérée. Il n'empêche qu'elle est au tréfonds et à l'origine de la relation.

- Le médecin pourrait aussi apprendre à *faire confiance a priori à son patient.* D'un point de vue stratégique, cela me semble une position forte que de montrer notre croyance en la bonne foi et la bonne volonté de celui que l'on a en face de soi, alors même qu'il manifeste mauvaise volonté et mauvaise foi. Le risque est qu'il nous prenne pour un imbécile. On peut s'en prémunir en montrant clairement qu'il s'agit pour nous *d'une pétition de principe,* qu'on pose d'emblée l'autre à un niveau d'exigence ou l'on entend soi-même se situer. L'autre est ainsi renvoyé à sa propre responsabilité, et nous-même à la nôtre.
- Cette confiance n'est pas que stratégique. La confiance profonde du médecin, engagé dans le « combat pour la vie », est une *confiance dans la vie même.* Ce qui signifie, entre autres, une confiance dans la vie en tant qu'« activité normative », et en la « transposition dans la conscience humaine » de cette même capacité ; c'est-à-dire dans la tendance autonormative de l'individu humain. Et ce, même si elle est enfouie dans les abîmes de l'autodestruction ou prisonnière des contradictions du désir de vivre. La confiance dans la capacité du rameau à s'élever est à la base de l'existence du tuteur (y compris « de résilience »)... Ce type de confiance implique un rapport au temps assez oublié de la médecine contemporaine et qui a nom *patience.*

Oui, le médecin ne me semble pas avoir à « dresser » son patient, mais plutôt à envisager que celui-ci *s'appuie sur lui.* Il n'est pas sûr que la tâche ainsi conçue soit plus lourde.

Bibliographie

[1] Canguilhem G. Le Normal et le pathologique. Paris, PUF, 1966.
[2] Gadamer HG. Philosophie de la santé. Paris, Grasset, 1993, p. 116.

9 L'observance thérapeutique ou la mise à l'épreuve de la volonté

G. Reach

Une histoire ordinaire

Le médecin a dit à monsieur Arche que son taux de cholestérol (le mauvais) était trop élevé ; d'ailleurs son père est mort d'un infarctus à l'âge de 62 ans : peut-être avait-il aussi un mauvais cholestérol élevé ? Pour y remédier, le médecin a prescrit un nouveau comprimé à prendre le soir. Sur l'ordonnance, il a aussi mis deux médicaments pour le diabète, trois pour l'hypertension artérielle, un comprimé pour protéger son estomac, et, de manière curieuse, de « l'aspirine – nourrisson » qui, a dit le médecin, sert à fluidifier le sang. Au début, il n'oubliait pas de les prendre, il y en avait pour chacun des repas. Mais depuis quelque temps, il arrive une chose étrange : le soir, monsieur Arche pense bien à prendre les comprimés du diabète et du cholestérol car il sait qu'il doit les prendre. Or il ne les prend pas et si on lui demandait pourquoi, il serait tenté de répondre qu'il n'en sait rien.

Il en est de même pour le régime et les promenades quotidiennes : au début, monsieur Arche avait même réussi à perdre cinq kilos, ce que lui avait recommandé son médecin, ce qui était d'autant plus louable qu'il avait aussi arrêté de fumer. Mais ces bonnes résolutions n'ont eu qu'un temps : il a repris les kilos perdus et a recommencé à fumer (certes moins qu'avant). « Je sais, que voulez-vous, mais c'est plus fort que moi », a-t-il répondu au médecin lorsque celui-ci lui a dit que le mauvais cholestérol n'avait pas baissé et que c'était dû au fait qu'il ne prenait pas ses médicaments et ne suivait plus son régime.

Observance thérapeutique : adéquation entre les comportements des patients et les prescriptions médicales. *Non-observance* : le fait de ne pas suivre les recommandations prodiguées par le médecin. Cette dernière représente un phénomène fréquent, concernant en fait plus d'un patient sur deux, touchant tous les aspects du traitement, ayant potentiellement des conséquences graves, contribuant à l'aggravation des dépenses de santé. L'Organisation mondiale de la santé, dans un rapport publié en 2003, déclare que résoudre ce problème permettrait d'améliorer davantage l'efficacité des soins en général que n'importe quel progrès médical.

Peut-on voir dans la non-observance thérapeutique un phénomène général ? Qu'y a-t-il de commun entre le fait de continuer de fumer malgré des exhortations médicales et le non-respect des prescriptions concernant la prise des médicaments, le suivi d'un régime, la pratique de l'exercice physique, le fait de se soumettre aux examens prescrits, aux vaccinations, à un dépistage, voire de revenir – ou même de venir – consulter ?

Trois questions à propos du choix de l'observance

On se souvient du personnage, joué par Sabine Azéma, décidant de prendre ou de ne pas prendre un paquet de cigarettes laissé sur une table, ce choix représentant l'ouverture des deux films, *Smoking* et *No Smoking* d'Alain Resnais. Il en est de même pour chacune de nos actions : elles ouvrent la porte à deux scénarios *possibles*, selon qu'elles sont, ou non, accomplies. Si l'observance thérapeutique peut, de même, être décrite comme un choix entre suivre ou ne pas suivre une recommandation médicale, elle peut être abordée en posant trois questions : *Comment* choisissons-nous le scénario ? *Pouvons-nous* choisir le scénario ? Ce choix peut-il être *durable* ?

Les raisons de nos choix

La plupart des modèles élaborés par les psychologues de la santé pour comprendre comment on adopte un comportement de santé impliquent les croyances de santé des patients : il s'agit des représentations que le patient se fait de sa maladie, de sa vulnérabilité, de sa capacité à se soigner. Parmi ces représentations, certaines font appel à des émotions, comme par exemple la peur d'une complication. Cependant nos croyances et nos émotions n'agissent pas directement comme moteur de nos actions. Celles-ci sont, en général, d'abord motivées par un désir auquel est associé la croyance que l'action en question fait partie de celles à même de faire en sorte qu'il sera réalisé. Pourquoi le patient prend-il ses antibiotiques ? Parce qu'il désire faire baisser sa température et qu'il croit qu'il y arrivera en prenant des antibiotiques.

Le philosophe Donald Davidson a proposé une *théorie causale de l'action*, selon laquelle il faut admettre que si le patient le fait vraiment *parce qu'il a cette raison*, celle-ci non seulement *explique* la prise des comprimés, mais de plus *en est la cause* [1]. Il s'agit pourtant d'une causalité d'un type spécial, où il n'y a pas de loi au sens strict : le fait d'avoir une raison d'agir n'entraîne pas obligatoirement un certain type d'action. Ici, une raison R peut entraîner une action A *ou* une action B, B pouvant d'ailleurs être le contraire de A ; par exemple, l'alcoolisme des parents peut conduire à l'alcoolisme *ou* à la sobriété des enfants.

Cette absence de loi s'explique par la multiplicité de nos croyances et de nos désirs : L'existence d'une croyance à propos d'un sujet donné implique celle de nombreuses croyances, d'une infinité de croyances. Face à une raison, susceptible de causer une action A, il se peut ainsi qu'il existe une autre raison susceptible de causer une action B, *ou, au moins, l'absence de l'action A*. Ceci nous ramène à la problématique du Janus observance/non-observance, où le patient suit, *ou non*, la recommandation médicale.

Observance et rationalité

Cette approche a une première implication : le fait de ne pas prendre les comprimés prescrits, de ne pas arrêter de fumer, etc., bref, chacune des manifestations de la non-observance peut être jugée par un tiers (le médecin, l'entourage du patient) comme irrationnelles puisqu'elles semblent aller à l'encontre du bien du patient, qui est de conserver sa santé. Mais, du point de vue du patient, chacune d'elles peut être considérée comme une action, relevant donc de sa rationalité. Parfois, le choix de la non-observance est rationnel, étant réellement accompli au terme d'une délibération. Souvent, il est même parfaitement justifié : quand on voit certaines ordonnances, on peut parfois se demander si elles sont bien *raisonnables* !

Cependant, ce qui est très frappant, c'est que, bien souvent, le patient non observant considère *lui-même* son comportement comme irrationnel. Il sait bien qu'il devrait prendre ses comprimés, arrêter de fumer, suivre son régime, etc., et pourtant, il ne le fait pas, murmurant : « *Je le sais bien, mais, que voulez-vous, c'est plus fort que moi* », ce que l'on peut comprendre ainsi : *que voulez-vous* : vous, Docteur, vous avez la volonté et vous êtes fort ; *c'est plus fort que moi* : alors que moi, je suis limité par la faiblesse de ma volonté ; *je le sais bien* : tout cela, je le sais, et pourtant je ne le comprends pas – la non-observance apparaît ici comme irrationnelle, *aux yeux du patient lui-même*, qui ne comprend pas son irrationalité.

On reconnaît ici de manière typique le phénomène de faiblesse de la volonté, connu depuis Aristote sous le nom d'*akrasia* (littéralement absence de force), traduit sous le nom d'action incontinente ou d'intempérance : le sujet, sachant qu'il serait bon pour lui d'accomplir l'action A (par exemple prendre le comprimé) qui lui permettrait d'assouvir un désir (ici, conserver sa santé, ce que tout le monde devrait désirer), accomplit une autre action, que *lui-même* juge moins bonne. Ici, cette autre action consiste, on l'a vu, à ne pas accomplir l'action A, à ne pas se soigner.

Faiblesse de la volonté : les deux interprétations davidsoniennes

La faiblesse de la volonté pose un problème aux philosophes, car elle devrait être impossible : on devrait toujours accomplir ce qu'on pense être le meilleur. Or l'expérience montre qu'il arrive que des individus qui en général se conduisent de manière rationnelle fassent preuve de faiblesse de la volonté. Ceci a conduit Davidson lui-même à poser la question : comment est-elle *possible* ? [2]

Pour l'expliquer, il propose que manque alors une faculté qui consiste pour le sujet à examiner toutes les *raisons* disponibles, et, après « avoir tout bien considéré », d'agir en fonction de la raison qu'il aura jugée être la meilleure. Le plus souvent, nous nous conformons à cette règle de rationalité qu'il appelle « principe de continence ». Que manque ce principe, et nous faisons preuve de faiblesse de la volonté. Cependant, la question qui demeure est de comprendre *pourquoi* notre principe de continence peut, dans certaines circonstances, nous manquer.

Dans un deuxième essai consacré à ce paradoxe de l'irrationalité [3], Davidson a proposé qu'un désir pouvait causer l'exil de ce principe de rationalité. Comme je désire fumer, j'oublie de me plier au principe qui me dit d'examiner tous les arguments disponibles, par exemple les avertissements écrits sur le paquet de cigarettes. Mais comment expliquer qu'un désir puisse *causer* un tel exil *sans en être la raison* – car rien ne peut être une bonne *raison* d'exiler un principe de rationalité ? Ceci est possible si le désir et le principe sont situés dans des esprits différents : par exemple, je souhaite vous attirer dans mon jardin et j'y fais pousser une très belle fleur ; vous souhaitez voir la fleur et venez dans mon jardin ; mon désir a causé votre action sans en être la raison puisque vous ne connaissiez même pas mon souhait. S'aidant de cette métaphore, Davidson est amené à proposer l'hypothèse qu'un tel phénomène peut survenir au sein d'un même esprit, si on admet l'existence d'une partition de l'esprit, d'un moi-multiple, où le désir tentateur serait situé dans un autre domaine que les états mentaux qui ne doivent pas être considérés.

Une hypothèse symétrique

Mais à tout cela on peut objecter : on comprend maintenant que la faiblesse de la volonté, sous l'effet d'un désir, soit possible et que l'on puisse ne pas faire ce que l'on juge le meilleur ; mais cette hypothèse est symétrique : elle ne me dit pas pourquoi je dois juger une option meilleure qu'une autre. La question devient donc : Comment formons-nous nos préférences ? Pourquoi, après tout, la santé aurait-elle plus de valeur que le plaisir de fumer ? Comment évaluons-nous la force respective de nos désirs ?

Un choix intertemporel

Il faut ici remarquer que, notamment dans les maladies chroniques, la récompense de l'observance thérapeutique, éviter les complications de la maladie, d'une manière générale, conserver sa santé, est une récompense souvent abstraite, relevant du long terme. Au contraire, la récompense de la non-observance est concrète, immédiate, presque visible. Or, lorsque nous faisons un choix entre deux options, nous le faisons sur la base de la valeur que nous leur attribuons au moment du choix [4].

En fait, nous sommes pour la plupart d'entre nous impatients, préférant *un tiens à deux tu l'auras*, ce qui peut être décrit d'une manière économique par un fort taux de dépréciation du futur : l'impatient pense que 140 euros dans un an *valent* moins que 100 euros maintenant, et préfère 100 euros maintenant. Par exemple, ce taux de dépréciation est plus important chez les fumeurs. Le psychiatre George Ainslie a montré que l'allure des courbes qui décrit l'évaluation que nous nous faisons d'un bien au cours du temps est hyperbolique, très concave vers le haut : la valeur augmente brutalement lorsque nous nous en rapprochons [5]. Ceci fait que, pour des récompenses qui ne seront pas reçues au même moment, les courbes peuvent se croiser : il survient alors un changement de préférence (figure 9.1). Avant que les courbes se croisent, je donnais plus de valeur au fait de rester mince qu'au plaisir d'un dessert, et en entrant au restaurant je ne pensais pas en prendre. Mais lorsque j'ai vu arriver le chariot de desserts, mon désir de sucré a augmenté brutalement et le changement de préférence m'a fait craquer : en fait, il est devenu parfaitement rationnel de revenir sur mon choix initial et de commander, au terme de mon dîner, un dessert.

À ce jeu-là, la non-observance chez les impatients a toutes les chances de gagner, et on peut se demander si la véritable question n'est donc pas de comprendre comment *l'observance thérapeutique, plutôt que la non-observance, est possible*. Comment, alors, améliorer l'observance thérapeutique ?

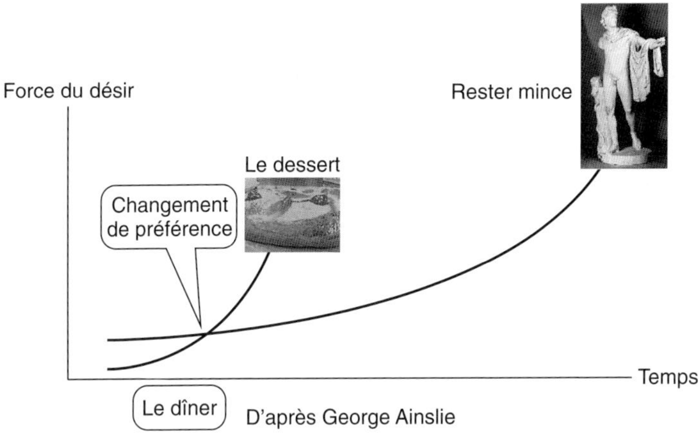

Figure 9.1
Choix intertemporel.

Rendre l'observance thérapeutique possible

Étant donné le rôle instrumental des croyances dans l'action, une première étape est d'aider le patient à acquérir des croyances de santé tournées vers l'avenir : on ne peut décider de croire volontairement quelque chose, mais on peut donner son assentiment au contenu d'une croyance de quelqu'un et la faire sienne [6]. C'est là le rôle de ce que l'on appelle aujourd'hui l'éducation thérapeutique.

Une deuxième approche consiste à faire appel à l'habitude. On fait facilement les choses qu'on a l'habitude de faire, même s'il s'agit de tâches répétitives et ennuyeuses. Par exemple, mettre la boite de comprimés à côté de la cafetière : ceci revient en fait à faire disparaître de son esprit le fait que le traitement est inscrit dans la durée ; en prenant le café chaque matin, on ne pense pas au fait qu'on sera obligé de le prendre jusqu'à son dernier jour. Il peut être efficace d'y associer la prise du comprimé.

Il faut ensuite présenter les avantages du traitement sous la forme de récompenses intermédiaires. Il est sans doute plus efficace de faire remarquer à quelqu'un à qui l'on souhaite prescrire un régime que, grâce à ses efforts, il se sentira tout simplement *rapidement* mieux ou, peut-être, fier de s'engager dans un comportement de santé ; à celui qui veut arrêter de fumer, qu'il s'arrêtera de tousser quand il se réveille le matin, ou, mieux, d'imaginer la joie *immédiate* qu'il fera à ses enfants qui sont inquiets pour sa santé, que de lui agiter le spectre de maladies dont il n'a peut-être jamais entendu parler et qui restent souvent des épouvantails assez abstraits. À l'évidence, il s'agit ici de faire parler les émotions, qui jouent un rôle instrumental dans la révision de nos préférences, comme l'a montré en particulier Pierre Livet [7]. Pour le soignant, aborder les désirs et les émotions des patients, c'est savoir rajouter à l'éducation thérapeutique la force d'une démarche empathique.

Ensuite, pour les impatients qui savent qu'ils risquent de craquer, il y a la méthode des engagements préalables et la recherche de la contrainte, dont le concept est décrit par Jon Elster [8]. Ulysse, sachant que sa volonté est imparfaite, avant que ne survienne le changement de préférence entre son désir, lointain, de retrouver Pénélope, et celui, plus proche, d'entendre le chant des sirènes, se fait, attacher à son mât par ses matelots. Certains annoncent à la cantonade qu'ils ne prendront pas de dessert ou qu'ils ont décidé d'aller à la piscine deux fois par semaine. Et quand on demande à des patients obèses ce qu'ils attendent de la pose d'un anneau gastrique, la réponse qui revient le plus souvent est : il me *forcera* à suivre mon régime, je serai bien *obligé*. On peut se demander à cet égard si, de même, certains patients *n'attendent pas* de leur médecin… qu'il leur impose une certaine contrainte. D'ailleurs, un médecin peut-il se soigner lui-même ?

Les principes, ou la volonté retrouvée

Certains, enfin, utilisent les principes. Afin de ne pas recommencer à fumer, je me dis : « *Ne fume plus jamais la moindre pipe* ». La force d'un tel principe, pour Robert Nozick, réside dans sa valeur symbolique : il confère au fait de fumer *cette pipe-là* la valeur symbolique de représenter *toutes les autres pipes* futures [9]. La chargeant symboliquement de tous les méfaits du tabagisme, il diminue le risque que la valeur de cette pipe-là augmente au point de me faire renoncer à ma résolution de ne plus fumer (figure 9.2).

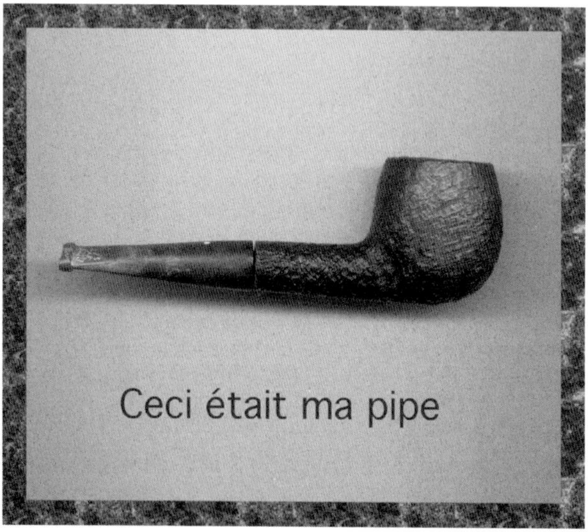

Figure 9.2
La force des principes.

Et pour les impatients que nous sommes, ne pourrait-on pas essayer un apprentissage de la patience ? Apprendre à manger lentement, à savourer chaque bouchée est le premier des conseils à donner à quelqu'un qui souhaite maigrir. Ne peut-il être étendu à d'autres activités : prendre le temps d'une activité physique quotidienne, *se donner du temps*, n'est-ce pas un moyen de réapprendre le souci de soi, qui ne peut être qu'un souci du long terme, au fond de se forger un *principe de prévoyance* qui, complétant le principe de continence de Davidson, nous enjoindrait, de plus, de donner la priorité au futur ? [10]

L'observance thérapeutique ou la mise à l'épreuve de la volonté

Face au choix d'un scénario qui risque d'engager l'avenir de sa santé, c'est la volonté du sujet qui doit trancher. Ce que montre cette analyse, c'est que celle-ci est mise ici à l'épreuve sur deux plans. D'abord, parce qu'elle est amenée à s'exercer sur un terrain neutre où il n'existe pas de frontière nette entre rationalité et irrationalité, ou, plus exactement, où la non-observance comme l'observance peuvent relever de la rationalité du sujet. Mais ensuite, même si c'est le choix de l'observance qui a été fait, ce choix restera fragile : la volonté du sujet est mise ici à l'épreuve du temps, qui risque quotidiennement, par le mécanisme du changement de préférence, de rendre rationnel un choix qui aurait été, normalement, refusé.

Cette réflexion pourrait également se révéler pertinente pour d'autres tentations néfastes que nous pouvons être amenés à rencontrer dans le cadre de la psychopathologie ou de la psychologie de notre vie quotidienne, et vis-à-vis desquelles nous sommes plus ou moins capables de résister.

Bibliographie

[1] Davidson D. Actions, raisons et causes, Essai 1. Actions et Événements, traduction et préface de Pascal Engel. Paris, PUF, « Épiméthée », 1993.

[2] Davidson D. Comment la faiblesse de la volonté est-elle possible ? Essai 2. Actions et Événements, traduction et préface de Pascal Engel. Paris, PUF, « Épiméthée », 1993.

[3] Davidson D. Paradoxes de l'irrationalité. Paris, L'Éclat, 1991.

[4] Loewenstein G, Read D, Baumeister RF (éd.). Time and Decision, Economic and Psychological Perspectives on Intertemporal Choice. Russel Sage Foundation, New York, 2003.

[5] Ainslie G. Picoeconomic s : The Strategic Interaction of Successive Motivational States within the Person. Cambridge University Press, Cambridge, 1992.

[6] Engel, P (éd.). Believing and Accepting. New York, Kluwer Academic Publishers, « Philosophical studies series », 2000.

[7] Livet P. Émotions et rationalité morale. Paris, PUF, 2002.

[8] Elster J. Ulysses Unbound. Cambridge University Press, Cambridge, 2000.

[9] Nozick R. The Nature of Rationality. Princeton University Press, Princeton, 1993.

[10] Reach G. Pourquoi se soigne-t-on, une esquisse philosophique de l'observance. Paris, Éditions Le Bord de l'eau, 2005.

10 Comment améliorer l'observance ?

S.M. Consoli

Épine irritative et facteur limitant de tout progrès médical dans le traitement des affections de longue durée, la (non)-observance thérapeutique n'en est pas moins un indicateur privilégié du vécu de tout patient confronté à un problème de santé venant perturber son insouciance antérieure, mais aussi son estime de soi et son identité sociale, ainsi qu'un ingrédient irremplaçable de toute relation médecin-malade tant soit peu dynamique et interactive, où non seulement l'avenir n'est pas prévisible d'avance, mais où le facteur humain joue un rôle majeur dans la tournure que vont prendre le problème de santé et l'issue qui lui sera donnée.

Le modèle dit « trans-théorique » des comportements de santé

Tout projet de soins concernant une affection de longue durée ou une situation de risque morbide implique, de la part du patient, une prise de conscience, une motivation à s'engager dans le projet et la mise en place de nouveaux comportements de santé témoignant de l'engagement effectif dans le projet. Prise de conscience, motivation et engagement effectif ne vont jamais « de soi » et supposent un véritable travail de *maturation psychique* chez le patient, et un travail non moins laborieux et créatif, chez le médecin.

La figure 10.1 illustre les principales étapes d'un tel processus de changement chez le patient, telles qu'elles ont été décrites par Prochaska et Di Clemente, dans leur modèle « trans-théorique », dit également « de la porte tournante » [1-4]. Les termes anglo-saxons qui désignent chacune de ces étapes sont ceux de *Pre-Contemplation, Contemplation, Preparation, Action, Maintenance* et *Relapse*. Des questionnaires, soit génériques, soit spécifiques à certains problèmes de santé ou à certaines habitudes de vie (tabac, alcool, régime hypolipidique, gestion d'une douleur chronique, exposition au soleil, etc.) ont été élaborés pour tenter de classer les individus en fonction de leur maturation motivationnelle par rapport à un projet de soins donné, ou pour calculer un score de promptitude au changement (Readiness to Change Score) [5-11]. Une version extrêmement abrégée, à quatre items, malgré son caractère excessivement réducteur, a fait également ses preuves : les questions y sont formulées en fixant conventionnellement à 1 mois et à 6 mois les délais au bout desquels un individu a l'intention d'opérer un changement dans ses comportements de santé et à moins ou plus de 6 mois, la durée effective des changements déjà mis en place, le cas échéant [12].

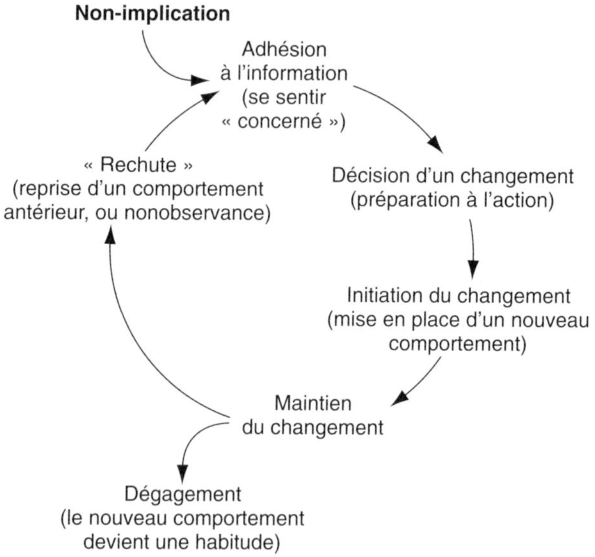

Figure 10.1
Le modèle de la porte tournant d'après Prochaska et Di Clemente.

Il peut être en effet précieux, face à un patient atteint d'une maladie de longue durée ou ayant à gérer un ou plusieurs facteurs de risque morbide, de savoir exactement à quel stade du processus il se situe.

À chaque stade du patient correspondent idéalement chez le médecin un certain nombre d'actions destinées à consolider l'étape en cours et à favoriser l'accès à l'étape suivante.

Au *stade de non-implication* du patient, il s'agit pour le médecin, en y mettant le tact nécessaire, d'informer correctement et de susciter le doute chez son patient en faisant réaliser le risque encouru, mais aussi d'identifier les barrières à l'intégration de l'information et à un changement de comportement.

Au *stade d'adhésion à l'information*, il s'agit de renforcer la conviction du patient d'être capable de réussir à changer et de l'accompagner dans une évaluation personnalisée des rapports coûts-bénéfices et bénéfices-risques relatifs au changement souhaité de comportement ou au maintien du comportement antérieur.

Au *stade de préparation à l'action*, il s'agit d'aider le patient à choisir les stratégies de changement les plus prometteuses dans son cas personnel et à mettre en place les appuis matériels ou relationnels ayant un rôle facilitateur.

Au *stade de la mise en place d'un nouveau comportement*, il s'agit d'aider le patient à fragmenter le changement en étapes aisément accessibles et à renforcer le ou les nouveaux comportements par des gratifications ou récompenses adaptés.

Au *stade de maintien d'un nouveau comportement*, il s'agit d'aider le patient à identifier et à prévenir les facteurs de rechute.

Enfin, au *stade de rechute*, il s'agit d'aider le patient à renouer avec le processus de changement, sans être découragé ou démobilisé.

Quel que soit le stade de maturation personnelle auquel se situe un patient confronté à un problème de santé au long cours, ses attitudes peuvent être interprétées par le praticien, à tort ou à raison, comme autant de résistances au changement ou d'oppositions au projet de soins. Que le malade n'ait pas encore « réalisé » le risque encouru (stade de non-implication), par manque d'information ou par déni du danger, qu'il ait du mal à se mobiliser parce que découragé ou révolté, ou encore qu'il se démobilise parce que confronté à l'échec ou parce que peu convaincu du rapport coût-bénéfice, le médecin ne peut pas ne pas se sentir sollicité, voire mis en cause, et aura tendance à se mobiliser pour faire face aux résistances et/ou à l'opposition du patient. Une dimension affective est généralement présente dans une telle mobilisation médicale et peut déboucher sur le choix d'une confrontation.

Les principales caractéristiques d'une *attitude médicale de confrontation* sont les suivantes :

- il s'agit bien d'une relation du pouvoir ; l'interaction médecin-malade s'engage dans la voie de la compétition et de la rivalité (« qui aura le dernier mot ? ») ;
- le rôle de l'angoisse du médecin est central (ne pas réagir est assimilé à une « non-assistance à personne en danger ») ;
- l'accent est mis sur les symptômes actuels (objectivation médicale) et/ou sur les dangers encourus (raisonnement statistique et dramatisation, dans l'espoir de persuader le patient de la nécessité à changer) ;
- la non-implication du patient est stigmatisée comme un comportement pathologique (« ce n'est pas normal, dans une situation comme la vôtre, de ne rien faire pour changer ») ;
- l'attitude du médecin, quels que soient le dynamisme et le charisme de ce dernier, reste une attitude paternaliste et directive, et peut même être vécue par le patient comme un abandon (« maintenant c'est à vous de jouer, la balle est dans votre camp… »).

Par opposition aux inconvénients évidents d'une attitude de confrontation, on peut, point par point, souligner les avantages d'une *approche dite « motivationnelle »*, certes moins naturelle pour beaucoup de médecins, et pourtant hautement souhaitable en médecine chronique. Ses principales caractéristiques sont les suivantes :

- il s'agit d'une relation de type pédagogique. L'objectif est ici avant tout d'identifier ce qui sous-tend le manque de motivation ou la démotivation du patient à se soigner ou à changer de comportement ;
- l'entretien est centré sur les raisons personnelles (subjectives) du patient à changer ou à ne pas changer ;
- les résistances du patient sont prises en considération : il s'agit d'établir une alliance thérapeutique en « composant » avec de telles résistances, plutôt qu'en les combattant de front ;
- la décision du patient à changer ou à s'impliquer davantage est encouragée, plutôt que d'être désignée comme le « seul recours possible », et les possibilités personnelles de réussite sont valorisées (« vous êtes tout à fait en mesure de réussir à, etc. ») ;

- cette approche suppose, chez le médecin, une tolérance de l'idée d'une efficacité limitée. À court terme, le médecin prend en effet le risque que sa souplesse se solde par l'absence de réaction chez le patient. Cependant, à long terme, il s'agit d'une stratégie qui peut s'avérer bien plus payante que la confrontation, en raison de la meilleure intériorisation des objectifs thérapeutiques et de la plus grande stabilité des résultats obtenus.

Changement et autodétermination

La *théorie de « l'autodétermination »* a tendance à opposer deux catégories de motivations dans les comportements humains :

- d'une part les motivations « internes » ou déterminées « de manière autonome » (l'individu prend lui-même l'initiative de ses actions, se sent doté de volonté pour agir comme il le souhaite et se sent responsable de ses actions) ;
- d'autre part, les motivations « externes » (l'individu agit sous le contrôle d'une pression due à des personnes qui ont de l'influence sur lui, ou encore sous l'influence de ses propres pressions morales et de sa culpabilité).

Les premières renvoient plutôt aux notions de conviction intime, d'attente de bénéfices, et d'adhésion à un projet, alors que les secondes renvoient à la peur du gendarme ou encore à la confiance en un tiers qui sait ce qui est bon ou mauvais pour le sujet, sans que ce dernier ait forcément à se déterminer.

Il a été démontré, par exemple, dans le cas du diabète, dans un essai interventionnel contrôlé de type éducatif que la perception par le patient d'un soutien apporté par ses soignants à un développement de sa propre autonomie pouvait prédire une réduction de l'HbA1c à 12 mois [13].

La non-observance : des comportements en apparence semblables mus par des causes multiples

Si l'on se réfère aux différentes étapes de la spirale motivationnelle de Prochaska et Di Clemente (voir fig. 10.1), il n'est possible de décoder un comportement de non-observance qu'en ayant établi d'abord le diagnostic de l'étape de maturation qui caractérise un patient.

L'interprétation de la non-observance et la recherche de solutions appropriées pour l'améliorer ne seront pas les mêmes chez un patient qui ne se sent pas véritablement concerné, chez un patient concerné mais pas encore convaincu de l'intérêt du traitement et chez un patient convaincu mais doutant de sa capacité personnelle à tenir ses engagements et à modifier le cours de sa santé.

Ces questions préliminaires étant posées, les causes d'une non-observance peuvent être multiples et réclament chaque fois, de la part du médecin, des réponses adaptées.

L'*information* fournie au patient a pu être insuffisante ou a fait abstraction du savoir antérieur et des croyances du patient dans le domaine concerné, ou bien encore le degré de compréhension du patient a abusivement été jugé bon, par exemple en référence au statut social ou au niveau intellectuel de ce dernier.

La peur des complications, l'angoisse de la déchéance corporelle ou d'une mort prématurée, ou encore le sentiment de ne pouvoir échapper à un destin funeste, inscrit par exemple dans une prédisposition héréditaire, peuvent être traités par le *déni*.

La négligence des soins peut faire partie d'une négligence plus générale de soi, dans le cadre d'un *vécu dépressif*, que ce dernier soit réactionnel au problème de santé rencontré ou indépendant de ce dernier. La prévalence de la dépression est environ deux fois celle rencontrée en population générale, lorsqu'existe une comorbidité somatique. Contrairement aux idées reçues, ce ne sont pas les affections particulièrement handicapantes ou douloureuses ou celles qui mettent en jeu le pronostic vital à court terme qui s'accompagnent le plus d'un vécu dépressif. Le fait qu'une pathologie somatique même asymptomatique, comme la plupart des hypertensions artérielles, l'hypercholestérolémie ou le diabète de type 2 non compliqué, soit vécue par le patient comme une intrusion dans sa vie privée et comme une blessure narcissique, portant atteinte à son sentiment d'invulnérabilité et à son estime de soi, peut expliquer à lui seul la survenue de réactions dépressives. Les effets de l'humeur dépressive sur les différentes composantes de l'observance (par ex. le suivi d'un régime et la prise des médicaments prescrits) dépendent de l'intensité de l'affect dépressif. Il a été ainsi démontré que les diabétiques déprimés commencent par délaisser leur régime avant de délaisser leurs médications antidiabétiques [14-16].

Un patient non observant peut également, au travers de son comportement de refus d'une réalité traumatique et d'*insoumission* à l'ordre médical, tester ses propres limites ou tester son médecin (et peut-être chercher de la sorte à être rappelé à l'ordre).

Le patient peut avoir le sentiment que ses efforts pour être observant, même s'ils sont incomplets, ne sont pas suffisamment reconnus par son médecin, ou bien avoir le sentiment que le médecin ne mesure pas réellement les obstacles concrets qu'il rencontre dans sa vie quotidienne pour être observant. Le patient peut ainsi s'être senti « lâché » par son médecin, à un moment crucial où il aurait eu besoin d'être davantage soutenu, compris, encouragé… La non-observance prend alors la valeur de *bouderie*, sinon de *dépit*, ou du moins de *revendication* d'une plus grande empathie de la part du partenaire médical.

Enfin le patient peut avoir l'impression de ne *pas avoir pu choisir lui-même* des objectifs prioritaires à son sens, ce qui peut être d'autant plus frustrant que l'on a affaire à un patient soucieux de gérer son problème de santé avec un maximum d'autonomie, en participant, tant que faire se peut aux décisions thérapeutiques.

Face à un patient non observant, il est tentant, mais contre-productif, de vouloir attiser sa culpabilité. Certes, il est indéniable que certains patients, par leur mauvaise observance, cherchent à faire réagir leur médecin et attendent de se « faire passer un savon ». Tantôt une telle engueulade est le prix à payer pour recommencer à se faire plaisir et à négliger les soins, en toute insouciance. Tantôt, au contraire, elle permet au patient de vérifier que l'on tient vraiment à lui, de « se faire peur » une bonne fois et d'opter par la suite pour un comportement plus mature.

Culpabiliser s'inscrit dans une relation médecin-malade de type paternaliste : le comportement du patient est jugé en termes de bien et de mal. Cette réaction, parfois très « saine » du médecin, peut cependant avoir pour inconvénient de faire l'économie d'une tentative de compréhension des causes qui conduisent à une non-observance. Le sermon peut s'avérer efficace, mais faute d'avoir élucidé les causes, les mêmes effets peuvent continuer, ultérieurement, à se reproduire.

La « *peur du gendarme* » est très opérante chez certains individus, mais elle est antinomique d'une « intériorisation » d'un objectif thérapeutique : dans le cas du diabète, plus un patient aura peur de la réaction de son médecin (ou du « mouchard » que représente l'hémoglobine glyquée), plus il maintiendra une distance avec son médecin. Si au contraire, le médecin sait être à la fois « ferme » et « proche », il peut être considéré par le patient comme un allié qui peut s'opposer quand il le faut, mais qui cherche avant tout à *préserver un lien.*

Il est également important de savoir complimenter le patient pour ce qui a pu être fait, malgré tout, parce que cela permet au patient de prendre conscience que l'on peut reconnaître ses qualités, tout en pointant ses défauts. *Le reproche peut être plus facilement accepté s'il est accompagné d'une reconnaissance de points positifs.*

Il importe dans tous les cas de valoriser la spontanéité dont fait preuve le patient, lorsque ce dernier accepte d'évoquer sa non-observance. Cette dernière mérite en effet d'être abordée par le patient (et/ou par le médecin), non pas comme un thème tabou et redouté, mais comme un phénomène naturel, normal, qu'il faut arriver à mieux cerner et à travailler ensemble.

La non-observance, l'insoumission à l'autorité sont des réactions plus « *normales* » que l'observance, surtout lorsque cette dernière est complète, docile et irréfléchie. Une relation médecin-malade qui connaît la non-observance a des chances de mûrir et de gagner en solidité, une fois le conflit surmonté, alors qu'une relation fondée sur l'observance mérite, jusqu'à preuve du contraire, d'être considérée comme suspecte (comme cela est le cas pour un jeune adulte qui n'aurait pas traversé de « *crise d'adolescence* »).

On pourra, par exemple, prendre le contre-pied de la relation de jugement, si traditionnelle dans une relation médecin-malade, en jouant du paradoxe (« Bravo… je vous félicite d'aborder si directement les difficultés que vous rencontrez avec votre traitement »).

On pourra aussi tenter de demander au patient en quoi son contexte social ou familial rend plus difficile la réalisation des prescriptions. En effet, sans forcément redouter une stigmatisation et une mise à l'écart, certains patients font trop de concessions, notamment alimentaires, pour ne pas gêner les proches dont ils partagent les repas.

La non-observance constitue toujours un *défi* pour la relation médecin-malade et, du moins en apparence, un péril pour l'alliance thérapeutique. Le risque est, face à un malade ingrat, de répondre en miroir, en augmentant la distance entre le patient et le médecin, ou la *distance entre deux rendez-vous.* Or les patients non observants (comme beaucoup d'enfants indisciplinés) ont avant tout besoin de présence et de disponibilité. On peut d'ailleurs justifier à un patient insuffisamment observant la décision de rapprocher son prochain rendez-vous, en lui expliquant que l'on pourra ainsi mieux évaluer les efforts ciblés qui auront pu être fournis. Il a été en effet démontré que la fréquence des interactions entre le diabétique et son médecin référent était directement corrélée à la qualité du contrôle métabolique [17].

Enfin, la non-observance peut résulter de la multiplicité des cibles proposées à un patient à risques multiples (tabac, hypertension, surpoids, cholestérol, diabète, faible activité physique...), qui ne sait plus « où donner de la tête » et peut en retirer le sentiment pénible que le médecin ne mesure pas combien les efforts qui lui sont demandés ne sont pas réalistes s'ils doivent être fournis simultanément. Il peut être par conséquent très précieux de hiérarchiser des objectifs multiples et les étaler dans le temps, avec l'accord du patient. Ici aussi, il peut être stimulant pour le patient d'avoir l'impression que le médecin fait des *concessions*.

Construire une véritable alliance thérapeutique

Encore peu usité dans le domaine des pathologies somatiques chroniques, le concept d'*alliance thérapeutique*, dérivé du champ des interventions psychosociales et des prises en charges psychothérapiques, a l'ambition d'offrir quelques bases théoriques simples à une réalité clinique que de nombreux praticiens et de nombreux patients souffrant d'une affection somatique chronique pratiquent au quotidien, à leur insu [18].

En prenant par exemple en charge un patient à risque cardiovasculaire ou un diabétique de type 2, tout praticien a l'obsession de retarder tant que faire se peut, sinon de prévenir, des complications plus ou moins redoutables du terrain à risque et de travailler ainsi pour un futur parfois lointain, sans pour autant négliger le présent et sans altérer la qualité de vie au quotidien de son patient. En soi, ces deux objectifs peuvent déjà entrer en conflit : les *temporalités*, mais aussi les représentations de la maladie et les enjeux propres à chacune des temporalités sont hétérogènes. Ce qui est bon pour l'avenir peut être pénible dans l'immédiat et, vice versa, ce qui est confortable pour le présent peut être fort cher payé par la suite... Mais on pourrait tout aussi bien dire que ce qui est bon pour l'un (le médecin ou bien le malade) peut être mauvais, ou du moins contrariant pour l'autre. Deux temporalités, mais aussi deux rôles sociaux et deux subjectivités en viennent ainsi à entretenir une relation dynamique qui, selon les cas ou les moments, peut s'avérer fertile, synergique, ou au contraire paralysante voire usante.

Rien de tel en effet qu'une maladie chronique comme le diabète de type 2 avec ce que cela implique comme savoir et savoir-faire, chez le médecin, mais aussi comme engagement volontaire et transfert de compétences, chez le patient, pour « mettre à l'épreuve » le lien entre les deux partenaires de la relation thérapeutique. Rien de tel, non plus, pour interroger de manière plus générale la relation médecin-malade, en termes de stratégies de communication, d'éthique médicale (respect de la décision individuelle confronté au principe de bienfaisance et au principe de responsabilité), de contractualisation de la relation de soin et de *négociation*.

Il ne peut toutefois y avoir alliance (entre deux sujets, deux groupes ou deux instances) qu'elle soit thérapeutique, politique commerciale ou... conjugale, que si le système des règles qui régissent la relation entre les deux parties est construit sur un principe de *réciprocité* ou encore, si des concessions sont consenties par chacune des parties (et pas par une seule d'entre elles), non pas pour avoir le dernier mot, non pas pour obtenir de l'autre par ruse ce que l'on ne pourrait obtenir par les voies de la raison, mais pour être, l'un et l'autre, solidaires dans la progression vers un état où chacun « trouve son compte » et où chacun peut se sentir fier d'avoir réussi à « faire plaisir à l'autre »...

Tableau 10.1
Huit questions de fin de consultation destinées à tout médecin soucieux d'améliorer son alliance thérapeutique avec son patient diabétique.

1.	Avez-vous pris un peu plus de temps, pendant votre consultation, pour écouter votre patient (même si le temps total n'a pas été plus long) ?
2.	Avez-vous eu l'occasion de répondre à des questions de votre patient se rapportant à des interrogations d'ordre personnel (et non général) sur son diabète ?
3.	Avez-vous cherché à connaître des particularités de la vie de votre patient, autres que les caractéristiques cliniques de son diabète ?
4.	Avez-vous montré votre bonne volonté pour mieux comprendre votre patient ?
5.	Avez-vous manifesté votre empathie à votre patient (partage émotionnel de ce qu'il ressent) ?
6.	Avez-vous valorisé ce que votre patient avait (malgré tout) réussi à faire ?
7.	Avez-vous fait des concessions à votre patient (en matière de contraintes thérapeutiques, d'hygiène de vie) ?
8.	Avez-vous laissé au moins un choix au patient dans les objectifs fixés ?

Le tableau 10.1, proposé par nous-mêmes dans le cadre d'une relation médecin-malade avec un patient diabétique, mais extrapolable à de nombreuses autres affections chroniques, synthétise, sous forme de huit questions que tout médecin peut se poser à la fin d'une consultation, les « efforts » qui peuvent être recommandés pour améliorer la qualité de l'alliance thérapeutique avec un patient souffrant d'une affection chronique telle que le diabète.

On peut remarquer, à la lecture de ces questions, que deux catégories d'efforts peuvent être suggérées à tout praticien soucieux de progresser dans sa relation médecin-malade et convaincu que le contrôle du diabète de type 2 passe par un tel chemin « détourné » :

- la première regroupe des attitudes non spécifiques, permettant au diabétique de sentir son praticien plus proche, plus disponible, s'intéressant à son patient et à la vie de ce dernier et pas uniquement à son diabète et à son traitement (questions 1, 3, 4, 5) ;
- la seconde regroupe des attitudes guidées par le contexte diabétologique (questions 2, 6, 7, 8) et permettant au patient d'avoir le sentiment que les règles du traitement sont personnalisées et adaptées à son cas particulier, plutôt que d'être appliquées de manière stéréotypée et rigide.

Une alliance réussie est une alliance au sein de laquelle le patient a le sentiment d'avoir « une certaine prise » sur son médecin (ce qui ne veut pas dire de « le mener par le bout du nez » !) et où le praticien a, réciproquement, le sentiment de ne pas prêcher dans le désert et de pouvoir préserver ou gagner la confiance de son patient.

Pour conclure

Il faut assurément chez le médecin de la modestie et du réalisme, mais aussi une bonne dose d'*optimisme* pour pouvoir progresser, lentement mais sûrement, vers l'amélioration d'une observance thérapeutique qui laisse à désirer. Ceci est d'autant plus vrai que le temps joue généralement contre les efforts déployés, de part et d'autre, entre médecin et patient diabétique, pour se comprendre, se faire confiance et travailler de concert : dans le cas du diabète, par exemple, la maladie progresse en effet quoi qu'il arrive, certes plus lentement quand le diabète est bien contrôlé, et un tel rappel à l'ordre risque d'être interprété comme un *démenti* de promesses non tenues et comme une *injustice* face à tant de sacrifices. Preuve qu'il faudra, au médecin, bien du tact et de la prudence pour reconnaître les limites de son pouvoir thérapeutique et pour ne pas charger systématiquement son patient, en l'accusant de non-observance ou de duplicité, lorsque le problème se situerait… ailleurs !

Bibliographie

[1] Prochaska JO, DiClemente CC. Stage and processes of self-change in smoking : towards an integrative model of change. J Consult Clin Psychol. 1983 ; 51 : 390-395.
[2] Grueninger UJ, Goldstein MG, Duffy FD. Patient education in hypertension : five essential steps. J Hypertens Suppl 1989 ; 7 : S93-S98.
[3] Prochaska JO, DiClemente CC, Norcross JC. In search of how people change. Application to addictive behaviors. Am Psychol 1992 ; 47 : 1102-1114.
[4] Prochaska JO, Velicer WF. The transtheoretical model of health behavior change. Am J Health Promot 1997 ; 12 : 38-48.
[5] Rollnick S, Heather N, Gold R, Hall W. Development of a short "Readiness to Change" questionnaire for use in brief, opportunistic interventions among excessive drinkers. Br J Addict 1992 ; 87 : 743-754.
[6] Doherty SC, Steptoe A, Rink E, Kendrick T, Hilton S. Readiness to change health behaviours among patients at high risk of cardivascular disease. J Cardiovasc Risk 1998 ; 5 : 147-153.
[7] Disjkstra A, Vlaeyen JWS, Rijnen H, Nielson W. Readiness to adopt the self-management approach to cope with chronic pain in fibromyalgic patients. Pain 2001 ; 90 : 37-45.
[8] Peterson KA, Hughes M. Readiness to change and clinical success in a diabetes educational program. J Am Board Fam Pract 2002 ; 15 : 266-271.
[9] Kristjansson S, Ullen H, Helgason AR. The importance of assessing the readiness to change sun-protection behaviours : a population-based study. Eur J Cancer 2004 ; 40 : 2773-2780.
[10] Forsberg L, Ekman S, Halldin J, Ronnberg S. The readiness to change questionnaire : reliability and validity of a Swedish version and a comparison of scorong methods. Br J Health Psychol 2004 ; 9(Pt 3) : 335-346.
[11] Kim CJ, Hwang AR, Yoo JS. The impact of a stage-matched intervention to promote exercice behavior in participants with type 2 diabetes. Int J Nurs Stud 2004 ; 41 : 833-841.
[12] Willey C, Redding C, Stafford J, Garfield F, Geletko S, Flanigan T, Melbourne K, Mitty J, Caro JJ. . Clin Therap 2000 ; 22 : 858-871.
[13] Williams GC, Freedan ZR, Deci EL. Supporting autonomy to motivate patients with diabetes for glucose control. Diabetes Care 1998 ; 21 : 1644-1651.
[14] Gavard JA, Lustman PJ, Clouse RE. Prevalence of depression in adults with diabetes. An epidemiological evaluation. Diabetes Care 1993 ; 16 : 1167-1178.
[15] Ciechanowski PS, Katon WJ, Russo JE. Depression and diabetes : impact of depressive symptoms on adherence, function, and costs. Arch Intern Med 2000 ; 160 : 3278-3285.
[16] de Groot M, Anderson R, Freedland KE, Clouse RE, Lustman PJ. Association of depression and diabetes complications : a meta-analysis. Psychosom Med 2001 ; 63 : 619-630.
[17] Graber AI, Wooldridge K, Brown A. Effects of intensified practitioner-patient communication on control of diabetes mellitus. South Med J 1986 ; 79 : 1205-1209.
[18] Horvath AO, Luborsky L. The role of the therapeutic alliance in psychotherapy. J Consult Clin Psychol 1993 ; 61 : 561-573.

11 Les médicaments racontent aussi des histoires

C. Breton

Le rapport de l'homme malade, mais aussi de tous les hommes, à la médecine et aux médicaments fait partie intégrante de chaque culture. Cependant, la thérapeutique s'adresse à l'homme malade « cliniquement, biologiquement ou encore radiologiquement », c'est-à-dire à une personne pour qui se pose la question humaine par excellence de sa souffrance et de sa mort.

Dans notre siècle, la découverte de l'efficacité objective du médicament a souvent fait refouler son rôle symbolique et a pourtant permis de découvrir le rôle de la subjectivité dans l'effet thérapeutique, ceci dans l'effet nocebo-placebo qui est souvent réduit à un effet de croyance, mais qui à mon avis pose d'autres problèmes épistémologiques extrêmement intéressants.

À l'écoute de nombreux patients élaborant devant moi leur rapport à la thérapeutique, je me suis aperçue, qu'ils peuvent élaborer et parler, surtout lorsque je ne prescris pas. Sans doute est-ce parce que je respecte la complexité du rapport au médical et que, en proposant de parler sans prescrire et sans révéler une atteinte organique, je préserve l'intimité du patient, mais aussi j'ai la conscience théorique que sur cet objet, le médicament, est condensé un véritable nœud de représentations qui empêchent ou facilitent l'adhésion à la thérapeutique. C'est en parlant parfois de ce qui peut paraître dérisoire au premier abord, par exemple la forme, la couleur, le goût ou surtout les effets secondaires, que le patient découvre ce qui est déplacé sur cet objet. Mais ce qui me paraît essentiel, c'est que, dans une maladie grave, par exemple le VIH, le médicament s'il peut représenter le soin, représente souvent aussi de multiples destructions, ce qu'il faut entendre. Ce dont il s'agit aujourd'hui, c'est de transmettre aux médecins prescripteurs ce que souvent le patient ne peut pas leur dire et qui compte pour eux, à propos du médicament et de leur maladie, ce qui me paraît essentiel.

En effet, soulignons d'emblée que la complexité et l'ambivalence de chacun d'entre nous par rapport au médical sont, comme nous le verrons, très majorées aujourd'hui par :

- La théorie médicale centrée sur le biologique qui exclut ainsi la personne humaine.
- L'information très importante mais qui privilégie le plus souvent la rationalité, les réactions spécifiquement humaines : le refoulement, le déni, les formations réactionnelles, donc l'inconscient dans le rapport au médical sont niés. Mais peut-on parler objectivement de quelque chose qui touche la subjectivité, sans avoir une position cléricale ?

- Les progrès thérapeutiques, en particulier la possibilité de guérison, grâce à la découverte des antibiotiques, de patients voués à une mort prochaine, ont fortement développé le fantasme de toute puissance médicale ; ainsi, lors d'une maladie infectieuse, il est souvent nécessaire de renoncer à la guérison pour réinvestir le soin et il faut donc s'affronter à une frustration.
- La maladie est une violence. Si cette violence était autrefois attribuée à un ou des dieux, dans leur rapport énigmatique à l'intimité du sujet, « je le panse et dieu le guérit » disait Ambroise Paré, cette violence de la maladie est maintenant déplacée sur les médecins, les politiques, voire les patients, dans certaines théories psychosomatiques ou les médicaments. C'est dire qu'il n'y a plus de tiers dans la relation médecin-patient. Les médecins et leur savoir deviennent souvent imaginairement responsables de la violence de la maladie et de la fragilité humaine, ceci dans une société qui nie le manque et fantasme son absence, comme l'exprime si bien cette expression « droit à la santé » : on conçoit bien de parler de droit à l'accès aux soins, mais parler de droit à la santé est impossible car nous sommes mortels. Au sujet de l'ambivalence, on peut citer la phrase du président d'AIDES, Marty Lavauzelle, lors des Assises de cette organisation à Grenoble : « Le risque existe que beaucoup de médecins à travers la prescription de médicaments retrouvent un pouvoir de vie et de mort qu'ils avaient tout juste évité du temps de leur impuissance. ». C'est dire la violence déplacée sur la thérapeutique et les médecins qui la prescrivent.
- Enfin, le patient est le plus souvent dans une fragilité narcissique qui nécessite de mettre en place des défenses et, ainsi, aussi délicat que soit le médecin, le patient a besoin parfois de s'en protéger et ne pourra élaborer ses difficultés que dans un autre lieu et avec une autre personne. C'est-à-dire, au fond, je pense qu'il faut réintroduire l'humain dans sa complexité et quitter le fantasme de pure rationalité. Humaniser la médecine ne consiste pas seulement à être humain avec les patients mais à entendre ce qu'il y a de précisément humain dans la construction de leur corps et dans leur rapport à la médecine.

Ce qui facilite ou s'oppose à la prise de médicament du patient

L'idée que la prise du médicament est avant tout liée à la valeur thérapeutique de ce médicament, à la connaissance de cette valeur et à la bonne relation médecin-patient, est la plus communément exprimée. Je n'aborderai donc pas ce qui se passe entre le médecin et le patient lorsque cette relation est satisfaisante pour les deux. Le médecin donne une information et suit avec le patient sa compréhension, ses difficultés, tous les effets indésirables sont pris en compte au mieux. Le médecin et le patient sont dans une relation d'alliance satisfaisante, c'est un art médical réussi. J'aborderai au contraire ce qui, dans la relation médecin-patient et patient-médecin, est marqué d'ambivalence.

Il existe une relation aux théories médicales et au médicament qui est mobilisée en chacun, patient et médecin, et qui complique cette relation.

L'information

Pour faire alliance avec le patient lors d'une prescription, il faut se mettre en position de recherche avec lui pour apprendre sa théorie de la médecine et du médicament, car l'adhésion à la prise de médicament, si elle est indispensable, est liée à la maladie et à sa perception, à la connaissance de la valeur thérapeutique, à la crainte et au vécu des effets secondaires, au désir de se soigner et de se soigner avec ce médicament-là. Il n'en demeure pas moins que la grande difficulté de l'information en médecine est que celui qui la donne, c'est-à-dire le médecin, le pharmacien ou l'infirmière, a une théorie de la médecine et du médicament avant tout biologique qui concerne le corps anatomique et qui ne laisse pas toujours place à l'écoute du patient.

Les découvertes objectives de notre siècle ont fait oublier la part de subjectivité dans le rapport à la thérapeutique. De plus, les progrès de la médecine, comme la vulgarisation médicale, reposent sur un *a priori* qui fonctionne comme un postulat : les progrès de la médecine viennent de la biologie, les progrès à venir comme les investissements en médecine ne peuvent venir que de la biologie. À ce postulat, s'opposent de plus en plus d'autres postulats qui procèdent à l'affirmation des théories de médecine dites parallèles. Ce qu'il faut savoir, c'est que tout malade possède un savoir sur son rapport au médical et au médicament, savoir conscient, différent souvent de son désir profond, c'est toute la complexité du rapport du malade à la maladie, c'est-à-dire à la blessure et à la théorie médicale. Il est indispensable d'écouter ce patient tout en entendant la valeur constructrice ou destructrice pour sa personne et en relativisant l'idéal publiquement proposé d'être en face d'un sujet purement rationnel, transparent lui-même, voulant son bien, n'étant pas modifié par le traumatisme que représente parfois l'information sur sa maladie et sur le médicament.

Dis, médicament, raconte-moi une histoire ! En effet, prendre un médicament c'est actualiser pour soi le monde culturel dans lequel on vit, le monde de la pensée, des idées et théories qui ont été élaborées et qui ont permis d'imaginer à la fois une théorie de la maladie, un diagnostic et une réponse thérapeutique. Mais c'est aussi, pour le sujet qui prend le médicament, actualiser l'histoire de ce médicament, ce qu'il en a entendu dans les médias, par exemple où l'on parle en termes de statistiques, l'individu étant renvoyé ainsi à une place anonyme. C'est aussi actualiser pour lui l'histoire familiale et personnelle du rapport au médical et au médicament.

C'est enfin et surtout pour le sujet vivre l'idée de sa propre atteinte, l'idée d'une destruction de son intégrité physique.

Savoir une atteinte corporelle, non pas la ressentir souvent, mais la savoir dans une langue biologique.

Le médicament peut alors représenter cette atteinte physique dans le réel de l'objet et par là même il pourrait être rejeté en fonction de ce qu'il représente. Je crois que la vulgarisation de l'information scientifique médicale pousse certains à la demande de médecines parallèles parce que cette information réduit l'humain à la biologie et biologiser la maladie cela peut déshumaniser l'homme. Un patient : « Je ne supporte pas de prendre un médicament : dès qu'il y a eu cette prescription, ça évoque une réalité, le médicament va concrétiser quelque chose qui était jusque-là à l'état invisible, mon atteinte va devenir concrète, réelle, visible. C'est cette concrétisation de cet état biologique qui est douloureux à vivre et puis cela me fait entrer dans la maladie. » Je lui demande d'associer ce que lui évoquent en général les médicaments. Il me dit « J'adore la magie, les tisanes c'est rassurant. » Qu'est-ce que cela vous évoque ? « Par exemple, ma grand-mère maternelle qui me donnait des tisanes, ou encore l'eau magique, la pierre que l'on met dans la poche. Au fond, ces autres médicaments c'est un rapport à la terre, ça vient du fond des millénaires, ça vous relie aux arbres, à la terre, au ciel. Une aspirine, par exemple, je ne pense pas à la prendre quand j'ai mal à la tête, pourtant j'en ai chez moi, mais quand j'ai mal à la tête je me dis ça va passer. Moi j'aimerais bien que la volonté guérisse. » Nous parlons longuement de cette théorie-là, la volonté qui guérit. Il me dit effectivement que cela évoque de se sentir fragile, comme si la pensée pouvait guérir. « J'ai été infirmier à l'hôpital, j'ai beaucoup appris sur les médicaments. Est-ce que c'est à ranger dans ma pratique hospitalière ? » « J'ai toujours voulu être comédien et puis j'ai peur des effets secondaires. Est-ce que je vais vomir, sentir que ça va mal. Est-ce que ça va se voir ? » La visibilité de l'atteinte, c'est terrible parce que la relation aux autres n'est plus la même, c'est concret. « Est-ce que les comprimés vont montrer aux autres que je suis atteint, par exemple est-ce que je vais être vert avec des points rouges ? » Il me dit aussi « Avant les pharmaciens faisaient une préparation, ils préparaient une pilule pour vous. Cette notion de préparer pour vous c'était une relation individuelle, il y avait un sirop dans la bouteille que le pharmacien avait remplie pour vous avec l'étiquette. C'était une relation d'homme à homme, d'être à être. Le médicament m'annule comme personne. » Puis je lui demande s'il a un souvenir de médicament quand il était jeune : « Oui, dit-il, cela me fait penser à l'Hépatoum®. C'était dans le réfrigérateur, c'est lié à mon père qui en prenait. Mon père prenait par ailleurs énormément de médicaments, cela me déplaisait beaucoup parce que cela représentait que c'était un vieux père. Mais l'Hépatoum®, non. L'Hépatoum® c'est rigolo, ça fait cirque, ça fait patapoum, boum, boum. C'est comme s'il faisait un grand numéro et je pouvais prendre l'Hépatoum® comme mon père, parce que c'était comme s'il faisait un grand numéro de cirque et qu'il était fort. Vous vous rendez compte, pour moi le médicament au fond cela représente la fragilité de mon père, ça alors ! Il y avait aussi le sirop pour la toux qui avait un bon goût et puis les adultes s'occupaient de vous. Les comprimés ça n'a pas de goût et ça ne me gêne pas, mais c'est ça qui est difficile. Vous vous rendez compte, ce que je dis sur le rapport au médicament, au fond, je répète la fragilité de mon père ; ça je le découvre, c'est vraiment génial de découvrir ça, je vous remercie. »

La question importante, à mon avis, qui se pose, est donc de réintroduire l'humain dans le rapport à la thérapeutique et d'entendre la place du désir, à la fois du soignant et du soigné et pourquoi pas, d'étudier la part de la personne dans l'effet thérapeutique, y compris objectif. Il n'est pas question de psychologiser l'effet de la thérapeutique, il est question de redonner à l'homme la place de sa parole, de son désir, dans toute la complexité de son rapport au médical. L'écoute et l'attention portées aux patients concernant leur rapport au médical et au médicament permettent à certains patients de saisir les défenses qu'ils ont opposées au tout scientifique ou tout psychique et de se confronter à leur rapport au manque à être, actualisé par la maladie et parfois d'établir une alliance avec le médical, parfois, au contraire, contre le médical, tout en se confortant comme sujet. Il apparaît souvent que cet objet pour le corps, le médicament, est investi de représentations, « représentation de la maladie, représentation opérant dans l'intimité du corps, représentations qui sont souvent surdéterminées, relevant de causes multiples et souvent contradictoires, conflictuelles ou d'âges différents dans l'histoire de la personne. Cette surdétermination dessine l'épistémologie intérieure où s'affrontent en un même individu des processus de pensées conformes aux exigences rationnelles et d'autres filant au plus court vers un acte manqué, vers la répétition d'un événement traumatique ou quelque représentation imaginaire du désir ».

Le médicament, en grec *pharmaKon*, veut dire poison et remède, ce qui exprime bien l'ambivalence de la thérapeutique qui allie Éros et Thanatos. La question importante est que pour beaucoup de patients le médicament chimique est identifié à Thanatos. Peut-on réintroduire une alliance avec Éros ? Parfois c'est l'acquisition du savoir médical, parfois l'expression d'une théorie médicale autre, parfois l'histoire du rapport à l'objet et à l'image du corps du patient, parfois tout simplement l'écoute de ce que pense et vit le patient de la thérapeutique, qui permettent à nouveau l'alliance entre Éros et Thanatos à propos de la thérapeutique.

Il s'agit de découvrir les multiples façons d'opérer cette alliance.

Cependant, et il faut insister sur ce point, pour qu'un objet soit accessible à l'analyse, il ne suffit pas de l'apercevoir, il faut encore qu'une théorie soit prête à l'accueillir. Il s'agit encore une fois de réintroduire l'humain dans sa spécificité et il apparaît qu'un cadre d'écoute de la complexité du rapport au médical est indispensable, certains médecins peuvent le proposer, d'autres pas, certains patients peuvent l'entendre d'un médecin, d'autres pas.

L'écoute psychanalytique, à condition que le psychanalyste entende aussi le patient dans son rapport au médical, peut étudier plus spécifiquement le rapport à l'objet et par là même contribuer à l'art médical que la biologie et la technique ont modifié. Les grands points à aborder : tout d'abord le désir de se soigner qui implique au minimum le désir de prendre soin de soi et d'accepter ce médicament-là, c'est-à-dire d'aborder la dépression et surtout la culpabilité de la contamination qui peuvent être extrêmement pesantes et qui coïncident souvent avec un non-désir de se soigner. La prévention des années durant est parfois difficile, liée à la complexité humaine et à ce qui se joue dans le désir. Le désir de se soigner passe souvent par la résolution partielle de cette culpabilité.

La prescription

Elle demande l'adhésion du patient, mais parfois le fait même de l'ordonnance éloigne le patient du médecin, parce que le médecin représente à ce moment-là la toute puissance et renvoie le patient à son impuissance.

Le problème de l'ordonnance est bien inscrit dans le mot ordonnance qui renvoie parfois le patient à une soumission à l'ordre médical et de nombreux patients découvrent en parlant que c'est cette idée de soumission qui empêche la prise de médicaments. Le terme ordonnance les renvoie souvent à l'idée de soumission passive. Il est particulièrement important de développer le travail de connaissance et d'appropriation du savoir car il réintroduit la volonté et la décision de la personne, et l'alliance avec le médecin. Certains patients ont cependant besoin, pour se sentir actifs, de modifier en partie les doses et d'ajouter une autre thérapeutique, en particulier parallèle.

La dépendance aux médicaments

L'idée de la dépendance est souvent exprimée comme peur de la dépendance qui renvoie parfois à une relation à l'autre, mais aussi à l'idée de la perte, du deuil, etc. puisque cette dépendance à un objet renvoie à la perte de la dépendance à un sujet, mais parfois les médicaments à vie, projetant dans le futur des connaissances thérapeutiques actuelles sans imaginer des progrès thérapeutiques. La rupture du secret, l'annonce même de la séropositivité ont bouleversé l'idée de l'intimité, touchant un triple secret, rupture du secret passé, présent et futur. Il faut savoir que l'existence d'un jardin secret est si nécessaire que son éventuelle violation déclenche un naufrage irrémédiable à partir de quoi tout l'univers d'un sujet bascule parfois dans la psychose. De nombreux patients parlent et vivent douloureusement le médicament comme réactualisant la violence de l'atteinte de ce secret. Par exemple, il est illusoire de prescrire un médicament à garder au réfrigérateur si la personne n'a pas parlé de sa maladie à ceux qui partagent sa vie. Les horaires bouleversent parfois le rythme quotidien et ils nécessitent un temps d'organisation qui doit être évidemment possible. Le nombre de médicaments est souvent surdéterminé.

Le rapport à l'objet médicament

Cet objet a une forme, un goût, un nombre, etc. et parfois c'est le nom qui évoque la mort, par exemple le Videx® (se vider, la vie derrière soi, l'Hivid®, être livide…), ou le type de contamination : Sustiva®, Truvada®… Les noms ont parfois un effet de signifié un peu comme le mot tumeur évoque « tu meurs », ou morphine évoque « mort fine ».

La notice où sont inscrits tous les effets secondaires, mis sur la même place, c'est par là même un faux vrai. Certes, l'information du patient est nécessaire mais elle doit être accompagnée d'une explication dans une relation interhumaine.

Les effets secondaires, quand ils existent, posent un grave problème bien sûr quand ils grèvent parfois la vie quotidienne, mais il faut savoir qu'il y a des effets nocebo de l'information et de la représentation inconsciente. L'effet nocebo est rarement étudié et pourtant dans les nausées et vomissements, il peut y avoir à notre avis un effet de ce type.

Médicament et image du corps

Il est sûr que l'altération du visage est une rupture du secret et il est important à ce moment-là de penser à une réparation de l'image du corps particulièrement importante quand il y a cette rupture du secret et une atteinte de l'image narcissique.

Les théories médicales

Elles sont toutes à entendre, parfois superposées, variables, d'un médicament à l'autre ; par exemple, le patient dira je ne veux pas de médicament chimique et lorsque qu'on les fait associer sur la chimie, ils disent souvent qu'ils refusent la recherche humaine, ils préfèrent les médecines parallèles qui, elles, parlent et racontent une histoire en dehors de l'atteinte corporelle et qui renvoient le patient à son inscription dans la nature.

Parfois, il est nécessaire, pour certains patients, d'associer médecine thérapeutique et médecines parallèles car celles-ci parlent de l'énergie, de la bonne nature, de la force de l'individu. Cette médecine reste symbolique par son nom, en particulier souvent dans l'homéopathie et c'est ce symbole qui est sollicité alors dans la demande de médecines parallèles, car le médicament représente là la force de l'individu, son intégration dans la nature, le mystère de l'infiniment petit qui vient s'opposer aux forces de la maladie. C'est tout à fait la fonction d'Éros, le médicament biologique étant vécu comme Thanatos, identifié à ce qu'il soigne, ce qui est bien exprimé quand les patients parlent d'être cobaye ; n'est-ce pas une façon de dire que la recherche scientifique s'intéresse d'abord à la part animale de l'homme, même si on lui demande son accord.

C'est dire, au total, qu'il nous semble indispensable de se mettre en position d'apprendre des patients toutes les représentations conscientes et inconscientes car, à notre avis, il est irrationnel en médecine de ne pas écouter la rationalité de l'irrationalité apparente.

12 Difficultés psychologiques du traitement du diabète à l'adolescence

C. Guitard-Munnich

L'adolescence ne se réduit pas à une fin d'évolution de l'enfance, elle est un début, une crise organisatrice. La période d'adolescence a un début et une fin, elle commence avec les changements physiques de la puberté et se termine avec l'établissement d'une organisation sexuelle définitive. Le résultat final atteint à la fin de l'adolescence, l'organisation sexuelle définitive, est une structuration du psychisme qui va déterminer tant la vie sexuelle future du sujet que la nature de ses relations, normales ou pathologiques.

L'adolescent doit faire un certain travail psychique indispensable, qu'on appelle le travail de « subjectivation ». Il s'agit d'intégrer dans son psychisme deux éléments : il doit devenir le sujet de son corps et de sa propre pensée.

Pendant l'enfance, on peut dire que le corps n'appartient pas seulement à l'enfant, mais aussi à la mère, à tous ceux qui prodiguent leurs soins, avant que l'enfant ne soit capable de s'occuper de lui tout seul.

À la puberté, le corps se transforme et devient sexuellement mature. L'adolescent doit s'approprier ce nouveau corps, se reconnaître dans ce nouveau corps transformé, en être le sujet. Il doit assumer la responsabilité de ce désir sexuel, et son nouveau potentiel agressif, tout en se défaisant de ses liens infantiles avec son entourage. Parallèlement, il doit s'approprier ses propres pensées ; c'est-à-dire qu'à ce moment-là de la vie, les adolescents s'interrogent sur le sens de leurs pensées, de leurs relations avec les autres, à ce qu'ils pensent d'un tel, ils pensent sur les pensées. C'est ce travail d'appropriation qui est l'essence même de l'adolescence. Si elle est accomplie, cette intégration détermine la nature des futures relations avec le monde extérieur.

Résurgence de l'Œdipe

L'adolescence est un temps de remise en jeu de l'Œdipe, avec un double versant incestueux et parricide ; incestueux car le fait d'avoir un corps sexuellement mature rend la proximité avec le parent de sexe opposé difficile, dangereuse ; parricide car il y a chez tout adolescent une composante agressive, voire de haine, qui était effacée pendant l'enfance, et qui est réactivée à la puberté. Cette agressivité permet aux adolescents de se libérer de leur ancien attachement à leurs parents, mais rend les relations difficiles. Quand il y a tentative de rapprochement de la part des adultes, cela peut générer une angoisse et être vécu comme un empiétement menaçant de l'autre.

Un travail de séparation attend les adolescents. Ils doivent renoncer aux liens infantiles avec les parents. Ces liens établis dès l'enfance leur procuraient une certaine sécurité. À l'adolescence on négocie la perte de cette sécurité, sans perdre pour autant une relation affective aux parents, mais en étant capable de la modifier. La puberté est donc une période qui amène un tumulte et une désorganisation, dont l'adolescent doit faire nécessairement l'expérience pour pouvoir ensuite se réorganiser et dépasser ce cap.

Emprise de la maladie

Tout ce travail psychique d'adolescence vise à la prise d'autonomie, à sortir de la dépendance infantile. Face à toutes les contraintes quotidiennes qui encadrent sa vie, comment l'adolescent diabétique peut-il faire le travail psychique propre à cette étape de la vie ? Il doit en même temps faire ce travail nécessaire pour devenir adulte, et la maladie et son traitement lui imposent une emprise qui le ramène à la dépendance et à la soumission. On voit tout de suite que le diabète est un obstacle majeur au travail de subjectivation ; car cette maladie chronique implique une dépendance immense pour le corps : dépendance à l'insuline à laquelle est suspendue la vie, il suffit de ne pas se traiter pour mettre sa vie en danger, contraintes et soumissions à travers les nécessités imposées par la maladie, régime alimentaire, surveillance régulière des glycémies, besoin de se piquer plusieurs fois par jour. Le travail d'appropriation de son corps pour l'adolescent est rendu aléatoire.

La maladie a aussi une emprise sur le fonctionnement psychique : la blessure de l'image du corps réalise une atteinte narcissique ; la crainte des complications, l'obligation de penser « diabète » – les adolescents disent souvent : « J'ai le diabète dans la tête » – sont toujours présentes. Toutes vicissitudes du diabète comportent sa répercussion psychique.

Comment l'adolescent diabétique peut-il négocier cet antagonisme entre l'emprise de la maladie et son besoin d'autonomie ?

Attaques du cadre de soin

Il va négocier en faisant un compromis. Ce compromis va se traduire par une attaque du cadre de soins que les diabétologues tentent de mettre en place. La plupart des adolescents ne suivent qu'approximativement leur traitement. En général ils mettent de côté au moins l'une des composantes de celui-ci : soit le régime alimentaire est fantaisiste, soit les glycémies sont oubliées et l'adaptation des doses mal faite, soit ce sont les injections qui sont oubliées, mais plus rarement. Ces attaques du cadre sont à comprendre paradoxalement comme une tentative de survie. Les adolescents essaient d'être indépendants et autonomes, de se défaire de la maladie. Car toutes ces contraintes renvoient les adolescents à une certaine passivité, qui à cette étape de la vie, est au cœur de la problématique de dépendance. Ils sont indépendants, ils ne le supportent pas, et ils sont quand même obligés de passer par cette dépendance. Leur seule possibilité est d'aménager cette relation de dépendance pour recevoir ce dont ils ont besoin, tout en le rejetant en partie. La conduite d'opposition peut être une manière d'aménager cette relation. Dans ce type de relation l'adolescent recherche des limites plutôt qu'un échange. Il craint de se soumettre et s'enferme dans un refus.

D'autres défenses mentales sont susceptibles d'être mobilisées pour se protéger de la maladie et de sa dépendance, comme le clivage où le déni.

Refus de savoir

L'adolescent sait qu'il a le diabète, on l'a informé sur cette maladie, il a suivi des cours d'éducation, et pourtant on a l'impression qu'il ne veut pas le savoir. C'est un compromis entre le savoir et l'ignorance. Il se leurre sur la reconnaissance de son diabète, c'est une façon de mettre la maladie entre parenthèses, de se dégager de son emprise et de sauvegarder une partie de son narcissisme. Reconnaître son diabète peut être une réalité inacceptable à l'adolescence : celle d'un défaut, d'un manque, trop blessant pour le narcissisme. Le clivage permettrait de résoudre le conflit interne entre une image de soi idéalisée saine et une image de soi dévalorisée, dépendante.

Les acquisitions en matière d'information sur le diabète sont fragiles chez les adolescents. Elles peuvent sans cesse être minées, distordues, gommées par l'angoisse et des mécanismes de défense mobilisés. En face des lacunes ou des distorsions de l'information, les pédiatres adoptent souvent une attitude essentiellement pédagogique, et la maintiennent en cas d'échec, redoublant d'explications très claires. On peut se poser la question de la cause de ces lacunes, et de l'inefficacité de l'attitude pédagogique. On peut se demander pourquoi c'est inefficace, en écoutant les affects, les émotions, la souffrance psychique sous-jacente.

Pour obtenir une efficacité pédagogique, il faut pouvoir lever l'obstacle psychologique. La question est de savoir qui doit faire cette investigation.

On a souvent remarqué au cours des consultations qu'il y a une collusion du silence entre les parents, le médecin et l'adolescent. On parle très peu des questions de fond, de l'étiologie, du pronostic, des conséquences et du monde affectif. Ce sont des sujets qui ont une charge d'angoisse très grande et cela les rend sensibles à l'effet déformant des fantasmes.

Quand médecin et patient hésitent à aborder certains sujets, cela permet des trous dans les représentations, trous qui s'étendent, entraînant des aires de non-connaissance, de bêtise apparente.

Quand on parle à un adolescent de son diabète, on lui parle en termes de faire (des injections), en termes de besoin (insuline), en termes de réalité, en termes de maladie, d'organisation quotidienne. Tenir compte de sa vie psychique nous amènera à lui demander ce qu'il pense, comment il imagine le futur, ce qu'il désire, quelles émotions il ressent, comment il comprend la situation. Ce que l'adolescent a besoin d'entendre, c'est non seulement la part d'information, mais ce que cela peut lui faire d'être malade ou faire aux autres, à ses parents.

Faut-il parler avec eux de ces attaques du cadre ?

Bien entendu, il faut pouvoir parler avec eux de ces difficultés à respecter un cadre de soin. Pour qu'une relation médecin-malade soit opérante, il faut qu'elle soit fondée sur une alliance thérapeutique. Pour que cette alliance puisse exister, il faut déjà que l'adolescent ne se sente pas réduit à son diabète bien ou mal équilibré, mais que le médecin le restitue à chaque fois dans son contexte de vie, ce qui implique de pouvoir s'identifier à lui. Ce n'est que si l'adolescent a le sentiment d'être compris, même dans ses contradictions ou son agressivité, qu'il peut y avoir une débauche d'alliance thérapeutique. C'est un travail où on a parfois le sentiment d'apprivoiser l'adolescent. Quand il y a alliance thérapeutique, il y a ouverture sur un espace d'authenticité, à condition que le médecin y mette du sien, n'apparaisse pas comme un surmoi rigide, un enseignant qui va mettre une note sur le carnet de soin, ce que projettent inévitablement tous les adolescents. Tout l'axe du travail thérapeutique est là : le médecin n'est pas là pour dire simplement ce qu'il faut faire, mais pour chercher ensemble la meilleure adaptation possible du traitement. Cela veut dire que le médecin doit être préparé à accepter à l'occasion des inadéquations au traitement pour sauvegarder une relation thérapeutique.

Ce qu'on peut leur proposer : une stratégie thérapeutique, un type de collaboration

Parfois l'adolescent refuse toute aide proposée. Le diabétologue et le psychiatre ne peuvent que se limiter à l'accompagner dans cette période pour ne pas perdre contact, en sachant que c'est un cap à passer.

Dans notre arsenal thérapeutique, nous avons inclus une consultation avec un psychiatre et un diabétologue. Il nous est apparu qu'adresser un adolescent à une consultation psychiatrique sans préparation est neuf fois sur dix voué à l'échec. Dans cette co-consultation, la présence du psychiatre y est annoncée d'emblée. Cela veut dire que, pour le diabétologue, la dimension psychique fait partie du traitement des adolescents en difficulté. Dans un premier temps, le travail du psychiatre consiste à « accrocher » le patient, à lui faire comprendre que ses difficultés psychoaffectives retentissent sur son traitement et réciproquement. Une fois le patient apprivoisé, on peut lui proposer ensuite des entretiens pour contribuer au travail d'intériorisation de la maladie et de son traitement.

Cette co-consultation permet de faire un « débrouillage » psychothérapique, d'accrocher l'adolescent, et de tenter de l'intéresser à la manière dont il fonctionne psychiquement. Il s'agit de faire passer le message d'une interaction entre conflits psychiques et traitement du diabète. Ce n'est qu'ensuite que l'on peut instaurer un travail d'accompagnement souvent indispensable pour une maladie chronique.

Cette co-consultation implique de trouver un langage commun entre diabétologue et psychiatre, une ouverture réciproque à l'autre discipline. Le pédiatre, à force de voir les mêmes malades, finit par faire partie de la famille, avec le risque de se mettre à fonctionner comme le demande inconsciemment la famille. C'est le problème de la chronicité du côté du médecin : prendre le parti des parents, se laisser séduire par une mère, s'adresser plus aux parents qu'à l'adolescent. Un recentrage peut se faire avec plus de vigilance quand on est deux à penser, à repérer les particularités d'une consultation et à pouvoir en parler librement.

Conclusion

Il est inévitable de tolérer une certaine inadéquation au traitement, d'abord parce qu'une trop grande exigence risque de casser la relation et, ensuite, ce qui est positif pour l'équilibre du diabète, ne l'est pas forcément pour l'équilibre psychique. En effet, le respect rigoureux, scrupuleux du traitement implique un système de défense psychique assez contraignant, parfois obsessionnel.

L'acceptation complète de la maladie et le sérieux concernant le traitement implique un « ligotage » des pulsions, une soumission et l'acceptation par le narcissisme d'un défaut dans le fonctionnement du corps, d'un manque.

Pour qu'un adolescent diabétique aille bien, il faut d'abord qu'il se considère comme un adolescent, et ensuite comme un diabétique. On peut penser qu'il est plutôt sain pour un adolescent de préserver son narcissisme, de tenter de sortir de la soumission, d'essayer de se dégager de l'emprise de sa maladie et de ses contraintes, pour que le travail de l'adolescence puisse se mettre en place. Les attitudes déraisonnables des adolescents devant l'insupportable réalité d'une maladie chronique ne sont pas négatives, elles sont à comprendre comme un compromis entre leur corps et leur équilibre psychique.

Bibliographie

Alvin P, Marcelli D. Médecine de l'adolescent. Paris, Masson, 2000.

Cramer B, Feilh F, Palacio-Espasa F. Le diabète juvénile, maladie difficile à vivre et à penser. Psychiatrie de l'enfant 1979 ; 22.

Jeammet P. Les destins de l'indépendance à l'adolescence. Neuropsychiatrie de l'enfance et de l'adolescence 1990 ; 38e année ; n° 4-5.

Tubiana-Rufi N, Du Pasquier-Fediaevsky L. De la complexité du concept d'adhésion au traitement à propos du diabète insulinodépendant à l'adolescence. Annales de pédiatrie 1998 ; n° 5 : 321-329.

13 Fonction psychologique des « théories subjectives » de la maladie

M. Santiago-Delefosse

Tout professionnel a eu l'occasion d'entendre des patients donner des explications très personnelles au sujet de leur maladie. Ces explications, mêlant propos médicaux entendus, savoirs profanes et raisonnements affectifs n'ont pas été sans attirer l'attention des chercheurs. Ainsi les psychologues sociaux et les psychologues de la santé ont voulu comprendre comment se formaient ces représentations de la maladie et leur impact dans le cours d'un traitement médical. Ils ont voulu également savoir s'il était possible de les modifier par une meilleure information et/ou éducation des patients.

L'intérêt de cette étude est apparu de manière évidente : mieux connaître ces représentations et leurs composantes permettrait d'améliorer le dialogue du patient avec le médecin et le corps soignant. Ce qui favoriserait également la compréhension de la manière dont le patient aborde sa maladie, non seulement au point de vue de sa perception mais aussi de son vécu qui conditionne le suivi et l'observance du traitement.

Ce chapitre présente un bref résumé de la littérature puis un développement sur la fonction psychologique de ces représentations profanes qui, loin d'être assimilables à de simples « erreurs » d'information, comportent leur propre logique subjective. Nous conclurons sur quelques remarques plus pratiques concernant la nécessité d'un respect et d'une adaptation de l'équipe soignante à l'évolution de ces représentations en cours de traitement, cela afin de favoriser une éducation thérapeutique intégrée.

De la « maladie du médical » à la « maladie du malade » : les « théories subjectives » de la maladie et leurs caractéristiques

La maladie vécue intimement par le patient comporte un ensemble de croyances et de représentations, sous la forme d'images et de pensées originales que les malades donnent à leur propre maladie. Cette « maladie du malade » a été désignée dans la littérature sous les termes de « théories profanes de la maladie », de « théories naïves » ou de « théories subjectives », [5,10].

Ce que l'on peut considérer comme la « maladie vécue par le malade » présente un écart parfois considérable avec les tableaux cliniques de la médecine. Or, l'étude des caractéristiques de ces « théories » subjectives de la maladie a mis en évidence qu'il s'agit très souvent de « théories » peu abordées en consultation car, en partie, contradictoires avec les théories médicales qui, elles, semblent en apparence acceptées par les patients. De plus, les médecins ont tendance à les écarter du dialogue, puisqu'elles les éloignent des nécessités thérapeutiques objectives [7].

Ces représentations ou groupes de représentations sans organisation méthodique sont composées à la fois de descriptions et d'explications de la maladie, de données sociales et culturelles plus ou moins assimilées et de conceptions originales et subjectives. Une analyse du discours met en évidence que les images et les mots sont utilisés comme des figures de rhétorique, par analogie et par métaphore. Ce langage imagé semble permettre de rendre compte de manière vivante d'un vécu corporel pour lequel on ne dispose pas de mots précis (la douleur « ronge » comme une bête ou bien « pulse » comme un cœur, les sensations se « déplacent », etc.) (cf. exemple 1).

Exemple 1 – « Théories » subjectives concernant l'insuffisance veineuse

Une patiente, professeur de langue, cultivée, 47 ans, présente des problèmes circulatoires des membres inférieurs. Durant la consultation pour un doppler, elle explique « qu'elle avait deviné ses problèmes circulatoires car depuis que ses règles avaient changé de régularité le sang lui montait à la tête. D'ailleurs, elle avait des migraines, ce qui était bien la preuve... que le sang ne circulait plus dans les jambes » (puisqu'il n'y en a plus assez pour la tête et les... jambes...). « D'ailleurs cet afflux de sang lui faisait perdre aussi ses cheveux...

Plusieurs modèles explicatifs ont été proposés dans la littérature. La majorité d'entre eux se réfère aux courants biopsycho-sociaux cognitivo-comportementaux [10]. Par exemple, le Health Belief Model [13] s'intéresse à l'analyse des croyances en matière de santé afin de mieux comprendre comment les patients acceptent ou refusent (plus souvent) les mesures préventives. Ces auteurs constatent le décalage constant entre l'appréhension des aspects « objectifs » de la maladie et son vécu subjectif, sa prise de conscience face à la maladie, sa conscience et sa perception. Ils mettent en évidence, sans toutefois l'expliquer, l'intrication entre variables culturelles et variables de personnalité. Enfin, ils remarquent que la production de « théories » subjectives augmente dès lors que les propositions médicales sont vécues comme inacceptables ou incompréhensibles par les patients.

Les recherches issues des théories du *coping*, mettent en évidence que le lien entre croyances, affectivité négative et production de « théories » subjectives est susceptible d'entraver la compliance des patients [10, 17]. D'autre part, il y aurait un lien entre conséquences émotionnelles de la maladie et régression dans les modes de formalisation de la pensée logique, au moins pour ce qui concerne les explications relatives à la maladie [2, 3].

Cependant, pour intéressants qu'ils soient, ces travaux comportent un certain nombre de limites, comme celle d'être souvent fondés sur des questionnaires construits à partir du point de vue des objectifs des soignants. Si bien que les croyances, valeurs et affectivité attachées aux « théories » subjectives sont traitées comme des aspects irrationnels de la pensée et non pas comme des processus actifs cognitivo-affectifs nécessaires aux patients pour s'expliquer le nouveau contexte dans lequel ils doivent évoluer.

Comprendre la fonction psychologique de ces « théories » devient alors une question cruciale pour évaluer la capacité des sujets à vivre avec la maladie (chronique) et les traitements au long cours (qualité de vie) [15, 16].

Fonction psychologique des « théories subjectives » de la maladie

Aussi, à partir du recueil des discours des patients en situation clinique et/ou sociale, en tenant compte de l'histoire et du contexte (au lieu de questionnaires impersonnels), de nouveaux travaux souhaitent restituer le sens du discours des patients afin de rendre compte de la « logique » interne des « théories » pour les patients eux-mêmes [5, 6, 9, 16].

Ces recherches mettent en évidence que cette manière subjective de décrire la maladie, loin de constituer une simple erreur de logique et/ou d'information, comporte une activité réflexive du sujet qui tente d'élaborer à la fois une description pour la partager avec ce que connaîtrait son entourage et une explication à la maladie qui l'accable [4]. De même, elles montrent comment le passage du « monde quotidien de la santé » au « monde de la maladie chronique et/ou grave » [8, 18] bouleverse deux séries de repères essentiels du monde vécu (corporéité et milieux sociaux de vie). Ces deux groupes de facteurs constituent le fondement du monde humain et la possibilité de la naissance du psychologique [14] (figure 13.1).

La modification des sensorimotricités inhérentes à la corporéité entraîne un questionnement sur le corps vécu : il n'est plus ressenti de la même manière et le sujet se sent étranger à lui-même. Les différents milieux de vie, proches et lointains, se trouvent perturbés par la vision même du sujet et par celle des

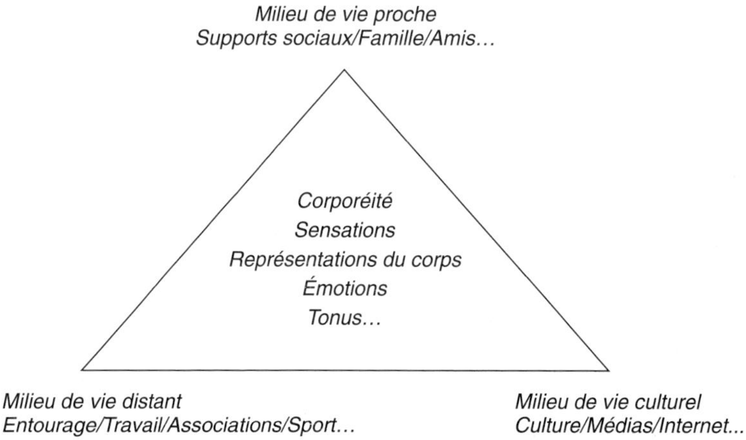

Figure 13.1
Facteurs corporo-sociaux psychologiques bouleversés par la maladie [16].

autruis ou par des informations diffuses des médias : l'entourage proche (la famille, les amis) voit le sujet autrement et celui-ci se sent séparé de son entourage et du partage du même vécu quotidien ; les milieux de vie plus distants (collègues, connaissances, mais aussi nouveauté du milieu médical, etc.) ne considèrent plus le sujet de la même manière, etc [12]. Ce bouleversement corporo-social et affectif entraîne un remaniement psychologique (la cognition, comme l'affectivité se voient contraintes d'ajustements nouveaux pour s'expliquer et accepter ces nouvelles perceptions) [14]. Si bien que passer d'un « monde » à l'autre, de la santé à la maladie, exige une co-construction impliquant tous les acteurs de l'intersubjectivité du patient en même temps que mobilisant son intrasubjectivité.

Sur la base d'une corporéité et d'une sensori-motricité bouleversées – liées à l'affectivité [1] –, distordant la perception du corps propre, se greffent des bribes d'informations, y compris médicales, plus ou moins déformées : des croyances, des craintes, des représentations issues des divers milieux de vie [16]. Cet ensemble de données hétéroclites participe à la formation des théories subjectives, support d'un sens à la maladie vécue et à la vie qui lui est inhérente (figure 13.2). Aussi, passer du monde de la santé au monde de la maladie exige non seulement un effort cognitif de compréhension des facteurs de sa maladie et des modes de traitement, mais, bien plus, une construction d'une nouvelle vision du monde (corporel, social, cognitif et affectif)

Reconstruction qui se fait à l'aide d'éléments informatifs, sensoriels, cognitifs et affectifs, hétérogènes par leurs provenances et par leur degré d'assimilation (en lien avec l'histoire des sujets). Le corps soignant et médical pouvant favoriser ce travail ou bien l'entraver (par le refus de l'écoute des sujets, par exemple).

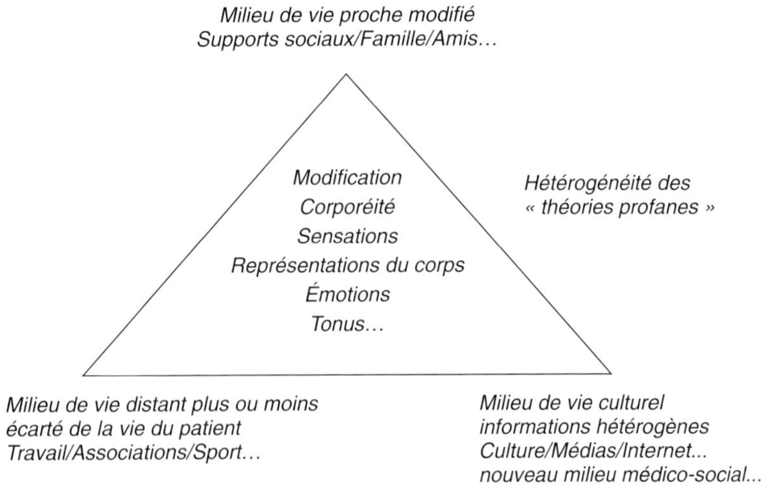

Figure 13.2
Participation des différents éléments corporo-sociaux-psychologiques à la construction hétérogène des « théories profanes » de la maladie sur la base d'une corporéité modifiée par la maladie.

Reconstruire un « monde humainement vivable » : une co-construction entre sujet et environnement

La reconstruction « réussie » d'un nouveau monde passe par la constitution d'un autre mode d'être au monde (cognitif et affectif) prenant pour base la « réalité vécue » de la maladie qui implique le sujet et son milieu (médical et proches) : qualité des nouvelles interrelations tissées, pertinence des ajustements de l'entourage, capacités régulatrices du sujet dans son rapport aux modifications corporelles et au sens qu'il leur donne.

L'ensemble des apports des différents modèles montre combien la consultation et le suivi dans le cas de maladie grave et/ou chronique exigent une adaptation de l'équipe soignante et médicale. Dans de nombreux cas, cette adaptation va de soi et ne pose pas de problème majeur. Cependant, dans certaines situations, le contexte intersubjectif peut se trouver perturbé par les implications de ces « théories » subjectives (par exemple, par le refus de soins du patient en lien avec ses « explications » personnelles). Si on prend en compte que ces « théories », pour étrangères qu'elles puissent être à la pensée médicale, n'en sont pas moins nécessaires à la refondation du sujet, alors l'issue favorable à la relation patient-soignant ne peut être que la coopération thérapeutique. C'est pourquoi l'échange et la recherche d'un dialogue qui laissent une place à un « monde intermédiaire » entre impératifs médicaux et subjectivité du patient, sont la seule voie (parfois très lente) vers une évolution dans l'appréhension des traitements par les patients. On le voit, cette évolution passe par une co-construction au sein de la relation médecin-patient. Co-construction qui, parce qu'elle passe par le social (médecine), permet au sujet de s'approprier sa corporéité d'une nouvelle manière et de penser sa vie avec un sens nouveau.

Bibliographie

[1] Berthoz A. Le Sens du mouvement. Paris, Odile Jacob, 1998.

[2] Bibace R, Walsh M. Children's Conceptions of Health, Illness and Bodily Functions. San Francisco, Jossey-Bass, 1981.

[3] Caradang MLA, Follins CH, Hines PA, Steward MS. The role of cognitive level and sibling illness in children's conceptualization of illness. American Journal of Orthopsychiatry 1979 ; 49 : 474-481.

[4] Chamberlain K. Qualitative research, reflexivity and context. In M. Murray (éd.), Critical Health Psychology. Londres, Sage, 2004, p. 121-137.

[5] Flick U. La Perception quotidienne de la santé et de la maladie. Paris, L'Harmattan, 1992.

[6] Fox D, Critical Psychology. An Introduction. Londres, Sage, 1997.

[7] Good B. Comment faire de l'anthropologie médicale ? Médecine, rationalité et vécu. Paris, Les Empêcheurs de penser en rond, 1998.

[8] Kugelmann R. Health and illness : a hermeneutical phenomenological approach. In M. Murray (éd.), Critical Health Psychology. Londres, Sage, 2004, p. 44-59.

[9] Murray M (éd.). Critical Health Psychology. Londres, Sage, 2004.

[10] Pédinielli JL. Psychopathologie du somatique : la « maladie du malade ». Cliniques méditerranéennes 1993 ; 37 : 121-137.

[11] Pédinielli JL. Les théories étiologiques des malades. Psychologie française 1996 ; 41 : 137-146.

[12] Petrillo G (dir.). Santé et société. La santé et la maladie comme phénomènes sociaux. Lausanne, Delachaux et Niestlé, 2000.

[13] Rosenstock IM. Why people use health services. Milbank Memorial Fund Quarterly 1996 ; 44 : 96.

[14] Santiago-Delefosse M, Actualité d'un modèle wallonien des émotions. Vers un modèle corporo-psychosocial des émotions. L'Encéphale 2000 ; XXVI : 8-20.
[15] Santiago-Delefosse M. Vers une psychologie clinique de la santé ? Bulletin de psychologie 2000 ; 53 : 333-342.
[16] Santiago-Delefosse M. Psychologie de la santé. Perspectives qualitatives et cliniques. Bruxelles, Mardaga, 2002.
[17] Sarafino E. Health Psychology : Biopsychosocial Interactions. New York, John Wiley, 1990.
[18] Smith JA, Harré R, Van Langenhove L. Rethinking Methods in Psychology. Londres, Sage, 1995.

14 Rôle des associations de patients dans le changement des comportements : exemple du sida

E. Ricard

Revoir la place que prirent les associations dans la lutte contre le sida est une gageure à laquelle je ne m'attellerai pas, je renverrai à l'ouvrage collectif réalisé sous la direction de Patrice Pinell pour les personnes qui s'intéresseraient à la constitution de ce champ [1]. Mon propos essaiera d'éclairer le travail et les différentes formes d'actions qu'ont pu établir les associations dans la lutte contre le sida. Les différentes descriptions illustreront le changement de la place du malade, puis dans les pratiques professionnelles. J'essaierai de montrer les complémentarités qui peuvent exister dans le croisement des regards des professionnels, des patients et des associations sur le même objet ou sujet qu'est la maladie.

Association et mobilisation collective

L'ampleur de la mobilisation collective suscitée par l'épidémie de sida a été soulignée maintes fois comme exemplaire. Elle semble répondre à une double logique : une logique de solidarité pour des personnes qui se sentent plus particulièrement « sélectionnées » par la diffusion du virus, une logique de réaction et de mobilisation contre de possibles discriminations liées aux modes de contamination ou à la place tenue par les personnes affectées dans la société. Cette logique a été plus marquée pour deux « groupes sociaux » les plus affectés : les homosexuels masculins et les usagers de drogues. Elle met aujourd'hui plus de temps à s'instaurer pour un troisième groupe, très touché, les migrants d'origine africaine. On peut y voir le fait des conflits que pose la double intégration du sida dans la « mosaïque » que sont les Africains en France, et la difficulté supplémentaire posée par la condition et le statut d'étrangers.

L'action collective peut prendre une grande diversité de formes. On peut en répartir les logiques d'actions en trois grandes catégories : l'activité de collecte de fonds (comme le fait le Sidaction) et d'aide à la recherche, la gestion de structures de prise en charge et, enfin, le regroupement d'usagers correspondant au concept de *self-help* ou autosupport. Ces trois types d'action ne sont pas forcément sources de spécialisations pour les associations qui peuvent les mener conjointement ou séquentiellement dans le temps.

Si AIDES est la plus célèbre des associations de lutte contre le sida, elle n'est pas la première puisque, en août 1983, un an après les premiers cas de sida en France, est fondée Vaincre le sida (VLS), première association française du genre, issue des mouvements homosexuels. Cette association a, avant toutes les autres, établi les principes de l'action communautaire et de la lutte contre la maladie, en produisant des brochures d'information, en ouvrant une ligne d'écoute téléphonique durant l'hiver 1984 et en mettant en place les premières formes d'aide aux malades, en particulier au domicile. Toutefois différents conflits internes nuiront à son développement et elle n'atteindra pas la taille et la notoriété de deux autres associations : AIDES et Act Up-Paris.

L'association AIDES est fondée en 1984 à l'initiative du sociologue Daniel Defert, après la mort de son ami Michel Foucault, pour réagir contre la dissimulation du diagnostic et contre la pratique médicale face au sida, dont il a éprouvé la « faillite ». L'association définit son projet au travers des objectifs centrés sur « la personne du malade », et son action va se développer sur deux champs principaux : l'aide aux malades et la prévention. Son projet n'a rien de spécifique et il adopte même volontairement d'emblée une attitude hostile à toute identification à l'homosexualité. Il se centre sur l'aide au malade et l'association se dit ouverte à toutes les bonnes volontés dans l'accueil de ces bénévoles, même si ceux-ci font l'objet d'une sélection et d'une formation poussée.

La place et la conception du rôle, de la posture du volontaire face à l'usager vont faire l'objet de débat important au sein de l'association. Une scission va s'opérer, deux des cofondateurs développant en 1987 une autre association ARCAT-Sida (Association de recherche, de communication et d'action pour l'accès aux traitements). Avec de nouveaux statuts et une équipe laissant une place plus importante au professionnalisme et à la professionnalisation, l'association va développer ses activités sur un triple champ d'intervention : l'information sur le sida, le soutien au monde médical et l'action sociale en direction des personnes atteintes les plus marginalisées. Pour se faire, elle s'appuiera sur la création du *Journal du sida* en 1989 ainsi que celle du *Point Solidarité*.

Si la grande majorité des associations reste fidèle au principe de l'association AIDES visant à se distancier de toute référence à l'homosexualité, des associations au caractère plus militant sur cette question de la spécificité vont émerger : Différence... Positif, Positifs, Solidarité Plus et surtout Act Up-Paris vont explicitement se réclamer être la voix des séropositifs et, pour Act Up, des homosexuels.

Plus largement, dans un second temps, cette dernière association se fera même la voix des exclus avec un combat sur la double peine et les expulsions des malades étrangers.

La question de l'identité

Ces tensions et ces mouvements dans les associations traduisent bien comment les questions d'identité peuvent devenir importantes dans la lutte contre la maladie. Elles sont le révélateur d'enjeux autour de la parole du malade et de la construction de son identité, mais également sur la place revendiquée par d'autres acteurs comme les professionnels de santé et les politiques. Le sida a vu émerger avec force une expression du vécu de la séropositivité, de la maladie et du deuil, mais également, une recherche de la mobilisation et de l'interpellation du public et des pouvoirs publics sous des formes très variées. Très spectaculaires avec les « sittings » et les « zappings » d'Act Up-Paris, elles peuvent être plus classiques ou novatrices dans des campagnes de communications avec le CRIPS.

Elle a construit des modalités nouvelles de témoignages publics individuels ou collectifs qui deviendront le fer de lance d'une nouvelle génération associative. Mais elle a aussi montré la conjonction de deux phénomènes émergents : l'expression nouvelle d'une parole publique forte des personnes atteintes par le VIH aux côtés de celle des professionnels et l'inclusion d'une revendication identitaire homosexuelle à la lutte contre le sida, ces deux dimensions ne trouvant pas leur place au sein des principales associations créées antérieurement.

En deux décennies d'épidémie, l'espace de la lutte contre le sida s'est organisé en deux grands courants par rapport à la société, l'un réformiste (autour d'AIDES) et l'autre révolutionnaire (autour d'Act Up).

La particularité des associations de lutte contre le sida est d'avoir fait émerger cette nouvelle forme de lutte contre la maladie dans le contexte français, celle de la contestation. On retiendra surtout qu'elle a pu amener les politiques à bouger. Cette médiatisation ne doit pas occulter l'importance qu'elle a pu avoir sur la formalisation d'une autre image du patient ; un patient qui s'informe, au point d'être aussi informé que son médecin sur sa maladie. Un patient qui s'investit et réclame la prise en compte de son avis, tant dans la consultation que dans la définition des protocoles ; cette démarche aboutira à la création du TRT5, collectif associatif pour suivre les essais thérapeutiques.

La seconde forme de lutte est relative aux enjeux de définition de la cause que défendent les groupes. Elle dépend aussi de la définition qu'ils se donnent d'eux-mêmes. La qualité de malade ou de patient est une question particulière en soit ; mais elle peut également être rejetée au profit d'autres figures, qui visent dans les cas que nous avons présentés à convertir une identité sociale en valorisant les qualités stigmatisées et infériorisées des populations concernées (positivation du stigmate). Plutôt que se dissimuler et de craindre les conséquences de l'épidémie, la communauté homosexuelle va organiser sa prévention. Rejetant l'assimilation de groupe à risque-groupe contaminateur, elle va devenir groupe modèle dans l'organisation de la lutte et « résultat » dans la prévention. Ce n'est qu'avec l'arrivée des traitements et le retour de la médicalisation que ces résultats s'effriteront.

Ces usagers sont également porteurs de modes de savoirs et d'organisations qui ne doivent pas être négligés par les cliniciens et les acteurs de santé publique. Ils sont les révélateurs des enjeux de légitimité que traverse notre société sur les choix en matière de santé. Longtemps cantonnés au rôle d'auxiliaires des soignants professionnels, ces groupes se sont appropriés une dimension politique et ont replacé la santé dans une dimension citoyenne. Si cette réappropriation peut sembler conflictuelle, elle est également signe d'intérêt et de mobilisation. Étrange et suspecte pour le praticien, elle a pu montrer son intérêt sur les questions des droits des patients, de l'information, de la prévention, de l'observance et de la co-gouvernance de la santé, que ce soit à l'échelle de la santé individuelle ou de la santé publique.

Elle nécessite, pour celui-ci, un changement de regard et une adaptation à la culture et au mode de vie de ces usagers.

L'exemple de la toxicomanie

L'ASUD (Autosupport des usagers de drogues) est créé par Gilles et Phuong Charpy, Philippe Marchenay et Abdalla Toufik en 1992. Ce groupe représente une variante particulière du groupe d'autosupport, celle des groupes d'intérêt, ayant surtout un objectif politique de défense des droits des usagers. Il fonctionne avec des revendications et la contestation des politiques sur la drogue et la toxicomanie. Son action s'inspire du Rotterdam Junkie Bond, syndicat qui défendait les usagers de drogues lors d'une épidémie d'hépatite B et réclamait des autorités locales des mesures pour établir et mettre en place un programme de vaccination adapté.

Si le registre d'action d'ASUD dans la contestation est proche de celui d'Act Up, son répertoire d'actions collectives est comparativement beaucoup plus conventionnel. ASUD utilise des moyens beaucoup plus modérés comme la diffusion d'un journal, qui constitue le vecteur principal de communication et de visibilité pour le groupe. Sa visibilité se fait également en participant à des collectifs contestataires (Limiter la casse, CAL 70), des réunions institutionnelles organisées par la division sida ou toxicomanie de la Direction générale de la Santé (DGS) ou par la Mission interministérielle de lutte contre la drogue et la toxicomanie (MILDT), ou encore par l'organisation de manifestations réclamant l'ouverture du débat sur la question des drogues. Ce répertoire évolue peu et les stratégies d'action restent très homogènes. Cette activité, très politique et lobbie, s'accorde cependant avec des actions plus proches du terrain et des usagers en participant à des activités de formations de professionnels, à la distribution de seringues et de matériels de préventions et à l'édition du journal.

Utilisant la même stratégie d'apparition publique et d'affirmation revendiquée d'un statut de séropositif assumé publiquement – comme l'on fait les associations de lutte contre le sida – ASUD ajoute le statut d'usager de drogue et ne prône pas l'anonymat de ses membres, comme le font Alcooliques anonymes ou Narcotiques anonymes ; l'usage de drogues est considéré comme un choix et un mode de vie qu'il s'agit de pouvoir revendiquer publiquement et collectivement. ASUD ne garde pas le silence, mais prend position sur la question des drogues en France. Dès sa création, le groupe adopte un répertoire rhétorique axé sur la dénonciation de la situation des usagers de drogues. Le manifeste d'ASUD (première plate-forme politique du groupe qui sera complétée ensuite par les « 10 mesures ») dénonce le taux important de contamination des usagers de drogues par le virus du sida, la clandestinité et la marginalisation de ces usagers de drogues, et accuse la prohibition d'en être responsable.

Afin d'améliorer la situation des usagers de drogues, ASUD propose la mise en place d'une politique de réduction des risques et l'arrêt du régime de prohibition des drogues. Depuis le début, c'est à partir d'un enjeu de santé publique qu'ASUD se positionne dans le champ politique autour des questions de la citoyenneté et des droits des usagers de drogues. Ce positionnement du groupe dans le champ sanitaire lui permet d'obtenir des financements de divers organismes publics, mais ancrera et figera prioritairement les actions de cette association autour de la question de la prévention du sida et des hépatites.

Le premier travail effectué par les associations a été de proposer des moyens pour lutter contre la transmission du VIH, de mettre à disposition des seringues neuves et des préservatifs. Il s'inscrit dans une démarche classique de prévention par l'éducation à la santé par la fourniture d'outils et de matériels de prévention. Plutôt que de le faire seulement dans les structures de santé, champ traditionnel des professionnels de santé, les associations comme AIDES, Médecins du monde, ASUD vont aller au-devant des usagers de drogues. Ce qui va se traduire par des distributions près des lieux de shoots et de deals. Cette période qui débute en 1987 avec les premiers programmes d'échange de seringues, va se poursuivre jusqu'en 1993 avec le développement des bus, d'études pour la compréhension des modalités d'échanges et de partage entre usagers de drogues, tant pour le matériel que pour les produits. Ces périodes s'accompagnent de tensions entre les forces de police qui mènent leur politique de répression à la sortie des bus et utilisent les lieux de distributions pour rafler les usagers de drogues et les acteurs de prévention qui demandent à pouvoir mener leurs actions dans le calme. Ces tensions se sont apaisées après un travail pédagogique auprès des commissariats et au sein des cabinets ministériels.

Le travail pédagogique de prévention se perfectionne. De la simple distribution de seringues en insistant sur la transmission du VIH par les seringues et les aiguilles souillées, on conseille aux usagers de drogues par voie intraveineuse de ne pas échanger leur matériel. On étend le risque aux cuillères et aux récipients servant à la dilution de la poudre ou encore au filtre. En effet par dilution, le virus présent dans la seringue déjà utilisée d'un usager infecté va se répandre dans l'eau et par le principe des vases communicants, le virus contaminera la seringue neuve d'une personne partageant la dose, comme il contaminera les autres éléments en contact.

C'est seulement après 1995 que s'opérera un changement de paradigme avec l'introduction du concept de réduction des risques. Devant les risques infectieux (candidoses, infections bactériennes, endocardites, VIH et hépatites...) émerge la conscience que si le sevrage peut rester un souhait sur le long terme, il convient de préserver la santé du sujet utilisateur de drogue par voie intraveineuse, le temps que celui-ci exprime le souhait d'arrêter son addiction ou soit capable de le faire. L'abstinence/sevrage n'est plus l'urgence. Ne vaut-il pas mieux un toxicomane vivant, qu'un ex-toxicomane décédant de son VIH, parce qu'on a pu mettre en place avec lui des pratiques le préservant de l'infection. Progressivement émerge l'idée qu'il faut réduire les dommages et éviter ou freiner la dégradation. Il n'y a pas que le risque de la dépendance mais des risques divers et différents : le risque biologique des infections, celui des effets toxiques du ou des produits, de la désinsertion sociale, celui du contrôle de l'évolution de la maladie.

Les associations puis les cliniciens ne veulent plus faire du contrat thérapeutique sur le sevrage un préalable et un incontournable. Au contraire, elles essaient de rétablir le contact ou d'aller au-devant des patients pour reprendre un dialogue et réinstaurer une relation thérapeute. Elles redéveloppent et défendent la notion de choix du patient, dissocie le problème de la toxicomanie des autres questions organiques. Cette démarche n'est pas acceptée d'emblée et pose quelques difficultés pour les hospitalisations. Le patient toxicomane est toujours considéré comme une source de désordre soit parce qu'il n'est pas « compliant » aux injonctions du sevrage dans l'institution (ce qui est source de deals ou de fugues) soit qu'il perturbe par sa difficulté à accepter et gérer son manque. Tirant profits des expériences développées dans les pays anglo-saxons, elles vont pousser à la promotion de la substitution des produits illicites par des médicaments opiacés.

On voit donc comment le rapport aux patients et à sa conception – passage du statut de délinquant à celui de malade puis de citoyen partenaire – va changer la conception du soin et de la prise en charge.

Changement de représentation des professionnels

Ces premiers éléments mettent en avant une approche de type pragmatique. Elle s'est d'abord installée par la mise en place d'outils et de matériel de prévention. Si une politique d'information et d'éducation doit viser les patients ou les « intéressés », elle ne peut laisser de côté les différents acteurs et les professionnels intervenants dans les champs connexes comme le prouvent les interactions avec les policiers en ce qui concerne la prévention et avec les professionnels de santé pour la substitution. Elle ne peut non plus délaisser les structures de l'état et de ses représentants. Les professionnels de santé, s'ils ont des connaissances et des savoirs scientifiques, ne sont pas libérés de leurs propres représentations et celles-ci ne sont pas forcément très éloignées de celles du grand public.

Deux exemples peuvent l'illustrer.

La mise à disposition de kits de prévention (Stéribox®) comprenant des seringues propres, des tampons alcoolisés, des préservatifs, de l'eau stérilisée... a permis aux toxicomanes de se prémunir contre les contaminations. L'extension du dispositif de prévention passait par une mise à disposition plus importante des kits en associant les pharmaciens à cette démarche. Cette démarche va d'abord associer différents groupes de professionnels puis les syndicats. Un des points d'achoppement de la diffusion des kits dans les pharmacies est la présence de granules d'acide ascorbique. Ces granules sont proposés pour éviter l'utilisation du citron comme solvant dans la dilution de la poudre quand la drogue est trop impure. Au contact de l'air le citron se couvre de champignons (on peut le vérifier avec l'apparition d'une pellicule verte). Presser le citron entraîne la mise en circulation de candida (champignons) qui, injecté dans la circulation sanguine, provoquera endocardites et septicémies. Ce granule sera l'objet d'âpres discussions ; les pharmaciens refusaient sa présence dans le kit, parce qu'il était perçu comme un produit aidant les « drogués » dans leur vice (puisque diluant la drogue) plutôt qu'un produit de prévention des infections. Ce n'est qu'après de longues négociations entre pairs et après une redéfinition des positions éthiques individuelles (est-ce nuire ou non que d'intégrer cet acide ascorbique ?) que les pharmaciens ont accepté le nouveau kit et sa disponibilité dans les pharmacies.

L'éducation à la santé confronte le professionnel à ses propres conceptions et définitions qui ne sont pas forcément en accord avec la réalité de la vie et les conceptions des personnes auxquelles il s'adresse.

Un autre exemple est celui de la perception du filtre dans le shoot propre. Le personnel de santé visualise classiquement le toxicomane comme est une personne « dégradée », ne se souciant pas de sa santé et laissant la drogue ronger son corps. Pourtant l'étude des pratiques d'injection montre l'utilisation, au moment du pompage dans la cuillère, d'un filtre de cigarette dont la fonction, décrite et partagée entre usagers de drogues par voie intraveineuse (UVDI), est de limiter l'injection de poussières les particules mal dissoutes étant responsables de frissons et de réactions désagréables. Certes les filtres fournissent des débris de cellulose que les puristes mettront au même rang que les autres responsables des emboles qu'ils sont censés éviter. Toutefois derrière ce filtre se cache une vraie pratique de prévention, intentionnelle, d'accidents connus et repérés, qui est le révélateur d'un intérêt pour sa santé et d'un espace possible de dialogue avec le professionnel. Cette pratique est valorisée et transmise entre UVDI s'intégrant dans un champ culturel. Ce champ n'est pas verrouillé et capable d'évolution puisque ces pratiques se sont modifiées avec la diffusion des pratiques du « shoot propre ».

En guise de conclusion, l'analyse des professionnels doit se recentrer sur les logiques qui sous-tendent les pratiques des usagers. Ces pratiques sont susceptibles d'évoluer, elles ne sont pas figées dans une tradition culturelle et peuvent faire l'objet d'une acculturation par des apports extérieurs biomédicaux ou autres. L'expérience développée dans la lutte contre le sida a montré des synergies insoupçonnées. L'éducation à la santé et/ou thérapeutique peut se nourrir de ce dialogue fourni par la redéfinition de la place du patient. Si elle quitte le domaine de la prescription pour coller aux conditions de vie et aux usages, elle peut profiter de champs de savoir et de compétences ouverts par les patients qui peuvent la rendre plus pertinente. Comme les exemples cités le montrent, cette démarche ne peut se faire sans une réinterrogation de nos propres représentations.

Bibliographie

[1] Pinell P. Une épidémie politique, la lutte contre le sida en France 1981-1996. Paris, PUF, « Sciences, histoire et société », 2000.

15

Thérapies cognitivo-comportementales de groupe. Application aux échecs dans les démarches de réduction pondérale

N. Berth, F. Bracq-Retourné, P. Gross

Position du problème

Lorsque l'on décide de maigrir, c'est la plupart du temps à une modification de l'alimentation qu'on s'adresse en premier recours. Si la personne désire être aidée par un professionnel de santé, nutritionniste ou diététicien en général, la tendance actuelle est de fonctionner sur le mode du conseil diététique et non plus de la prescription d'un régime rigide. Cependant, dans tous les cas, il sera nécessaire à la personne de se priver de façon volontaire, c'est-à-dire sortir de ses habitudes alimentaires antérieures en s'en interdisant certaines et en s'en créant d'autres.

Dans certains cas, la personne ne rencontre pas de difficulté pour se priver et maigrit progressivement jusqu'à se stabiliser, à un niveau qu'il est d'ailleurs toujours difficile de prévoir au départ. Si ce niveau de poids atteint est satisfaisant, on parlera d'un traitement diététique réussi, lié à une capacité certaine de la personne à exercer un contrôle sur son comportement alimentaire. On aura bien sûr conseillé à la personne d'y adjoindre un programme d'activités physiques que, comme son alimentation, il faudra qu'elle poursuive toute sa vie afin de ne pas reprendre de poids. Si le contrôle alimentaire et le programme d'activités physiques se perpétuent sans difficulté, tout ira bien.

Les choses ne se passent cependant pas toujours aussi bien. À plus ou moins long terme, la privation peut être ressentie comme une contrariété, qui finira tôt ou tard par induire une sensation de manque de plus en plus difficile à supporter (alors que, dans le premier cas, le fait d'avoir à se priver sonnait avec justesse). La personne se trouve désormais confrontée à un état psychologique qui survient chaque fois qu'on s'impose d'aller à l'encontre de l'un de ses besoins fondamentaux, qu'on peut dénommer : *état de restriction cognitive.*

En effet, nos différents agissements quotidiens, et, singulièrement, notre façon *spontanée* de manger, correspondent à un ensemble d'habitudes mises au point de façon intuitive au fil du temps, de telle sorte qu'elles assurent le meilleur déroulement possible de notre vie quotidienne. Ce que l'on fait instant par instant ne correspond donc pas à une décision prise sur le moment. Lorsque l'on se prive de manger, on se trouve donc dans un contexte qui n'est plus la spontanéité et qui fait appel à une décision instantanée qui ne s'intègre plus dans la myriade d'agissements quotidiens, et qui risque donc de perturber notre équilibre personnel. Le mot *restriction* prend tout son sens, il s'agit d'une perte de liberté, cette forme de liberté que les stoïciens définissent comme non pas la possibilité de faire ce que l'on veut, mais la nécessité de vouloir ce qu'on fait. Lorsque ce que l'on fait est vécu comme non voulu, ou comme injuste, le retour à la liberté devient indispensable. Il se manifeste par un retour aux anciennes habitudes.

Les choses pourraient s'arrêter là. Malheureusement, l'idée de maigrir restant la plupart du temps présente, la personne risque de faire une deuxième tentative de privation alimentaire. Le même schéma va se reproduire, finissant par créer un cercle vicieux. Les abandons successifs des divers régimes se feront de façon de plus en plus violente, aboutissant à une hyperphagie encore plus importante qu'avant, ou à des phénomènes de compulsion alimentaire, voire de frénésie alimentaire, qui n'avaient jamais existé auparavant. Cette auto-aggravation est un phénomène bien connu dans le comportement humain, exploité aussi bien dans les bandes dessinées que dans les publicités entre autres. Le bât va finir par blesser douloureusement car ce n'est plus le poids qui va être un enjeu, mais l'estime de soi. En effet, comme le décrivent Hermann et Polivy sous le terme de *Syndrome du faux espoir*, ce n'est plus pour maigrir que la personne va faire régime, mais pour se prouver qu'elle n'est pas incapable de le faire. Le drame est qu'elle va évidemment se prouver le contraire. Elle se trouve alors dans une impasse, au bout d'un labyrinthe dont elle a totalement oublié où était l'entrée.

Alors que faire ?

Éviter de se fourvoyer

C'est une évidence, le meilleur moyen de ne pas se retrouver dans une impasse est de ne pas y entrer. Cela nous amène à revenir à la case départ qui était la prise de décision de maigrir, et de se demander pourquoi cette décision a été prise. Il y a schématiquement trois groupes de circonstances qui peuvent amener à décider de maigrir : la menace que le poids fait peser sur la santé, la gêne fonctionnelle que représente l'excès de poids, le fait de subir ou d'avoir subi des violences.

Il faudrait un chapitre à part entière, voire un livre, pour développer ces trois domaines, qui découlent chacun de besoins importants auxquels aspire tout être humain, qu'il s'agisse de réalisation personnelle, de sécurité, de confort, d'appartenance sociale... Disons simplement qu'il est de la responsabilité des soignants de bien évaluer le rapport risques/bénéfices de tout projet d'amaigrissement et de ne pas y entraîner de force une personne si on n'a pas un minimum de probabilités qu'elle réussisse dans la démarche et que cela lui soit bénéfique. Des modèles tels que les croyances de santé, l'hélice de Prochaska, etc. peuvent nous aider dans cette démarche. Surtout, c'est une attitude d'authenticité, de regard positif inconditionnel et de bienveillance empathique, telle que celle prônée par Carl Rogers dans l'*Approche centrée sur la personne*, qui nous permettra d'éviter de nuire au patient (n'oublions jamais : *Primum non nocere*), de partir de là où en est le patient (*dixit* Hippocrate), et de l'aider à trouver la meilleure solution possible pour lui. On n'oubliera pas, avec Saint Exupéry, qu'« il n'y a pas de solution au problème, il n'y a que des forces en marche, sachons créer le mouvement et des solutions viendront ».

Interrompre la dynamique négative

Là encore un chapitre spécifique serait nécessaire pour développer ce point. Il est cependant indispensable de le mentionner car c'est le préalable indispensable à la mise en œuvre d'une thérapie cognitivo-comportementale. En effet, une personne qui a déjà fait plusieurs tours de spire du cercle vicieux est en général très accrochée à sa solution de privations alimentaires, tant sa mésestime de soi de ne pas réussir à se priver est devenue grande. Il va être très important de réussir à lui montrer que cette solution n'est en fait pas une solution, et qu'elle est même devenue le problème à résoudre, avant même de continuer à chercher à perdre du poids. Un travail d'explication délicat, et parfois long, est nécessaire.

En effet, la personne vient en général consulter avec l'idée qu'un nouveau régime va lui être prescrit, qu'il sera cette fois-ci efficace, d'autant plus qu'elle est vraiment décidée à maigrir, au besoin en se soumettant sans limites à l'autorité du soignant auquel elle demande, au demeurant, d'être son gendarme. Or cette modalité de soins est maintenant contre-indiquée, elle ne ferait qu'aggraver le cercle vicieux de la restriction cognitive, donc la mésestime de soi et son corollaire : la dépression. Persister dans une stratégie de prescription diététique, quelle qu'elle soit, serait aussi inconvenant que de suggérer la prise d'héroïne ou de cocaïne à quelqu'un chez qui les anxiolytiques ne seraient plus efficaces.

Le rôle du soignant est maintenant de montrer à la personne qu'elle est dans une *impasse*, comment elle y est arrivée, qu'il est *urgent d'arrêter d'aller dans le mur*, et qu'une autre direction doit être prise. Cette tâche n'est pas facile car la personne est souvent déçue de prime abord. Les qualités d'authenticité, de regard positif inconditionnel et de bienveillance empathique déjà citées plus haut vont être indispensables pour maintenir la confiance, soutenir la personne *dans l'instant* (un orage émotionnel est fréquent à ce moment-là), et l'aider au recadrage cognitif de sa vision d'elle-même et des comportements qui en découlent. Ce n'est qu'ainsi que la personne parviendra à accepter de recourir à un type de démarches qu'elle n'avait jamais envisagé jusqu'à présent ou qu'elle avait plus ou moins consciemment occulté : il va désormais s'agir d'améliorer sa *gestion de soi* et non plus de chercher à appliquer telle ou telle recette pour enfin réussir à se priver de manger.

En sortir enfin !

Le concept de gestion de soi se réfère au pouvoir qu'a chaque être humain d'agir, dans certaines limites, sur lui-même et son environnement. Les thérapies cognitivo-comportementales (TCC) sont l'un des moyens les plus intéressants de développer ses habiletés à la gestion de soi et de favoriser ainsi le développement de sa personne. Voyons comment.

L'acte de manger ne peut être considéré comme une action à l'emporte-pièce et doit être intégré dans une logique, dite *équation comportementale*, qui découle des paradigmes du conditionnement et de l'apprentissage. Ces paradigmes postulent qu'un comportement ne peut se résumer à une action observable. C'est en fait une *ré*action (R) à une situation particulière dite discriminante (D). Cette réaction entraîne des conséquences (C) qui pourront être favorables ou défavorables. Si les conséquences favorables prédominent, le comportement est renforcé et va se pérenniser. Si les conditions défavorables prédominent, il y aura extinction du comportement. Ainsi telle personne pourra avoir pris l'habitude de manger abondamment (R) avec ses collègues au self-service de l'entreprise (D) et apprécie beaucoup cela, d'autant plus qu'elle est considérée alors comme un bon vivant, de joyeuse compagnie (C). Si cette habitude est solidement ancrée, c'est bien à cause de sa situation discriminante et de ses conséquences positives, non seulement sur le plan gestuel (déroulement automatique), mais aussi sur les plans cognitifs (schéma de pensées) et émotionnel (sentiments de satisfaction). Si une première tentative d'intervention « brutale » sur R a été un échec, il n'y aura pas d'autres possibilités que de s'intéresser à l'équation comportementale dans sa totalité. Une TCC consiste à remettre en question l'équilibre entre ces différents éléments, essentiellement en modifiant la situation discriminante et/ou en reconsidérant les conséquences.

De façon très schématique, quatre caractéristiques sont indispensables pour qu'une stratégie thérapeutique réponde à la définition d'une TCC.

1. Seront pris en compte non seulement les comportements visibles, observables, mais aussi les comportements cachés, c'est-à-dire les *cognitions* et les *émotions*.
2. Toute TCC est fondée sur un procédé diagnostique intitulé *analyse fonctionnelle*. C'est un outil conceptuel et méthodologique bien codifié qui permet d'appréhender la singularité de la personne, d'organiser le recueil des faits, et d'élaborer des hypothèses explicatives du comportement que l'on dénomme *hypothèses holistiques*. L'analyse fonctionnelle aboutit à la description du comportement de l'individu afin de ne pas tomber dans le piège de la labellisation, c'est-à-dire de la globalisation sous un terme diagnostique « valise » (par exemple : gloutonnerie, gourmandise, aboulie), qui n'a aucun intérêt opérationnel dans le déroulement de la thérapie.
3. Les méthodes utilisées en TCC sont scientifiquement validées, fondées sur la psychologie expérimentale et des essais thérapeutiques avec tirage au sort. L'indication de telle ou telle méthode sera fonction de l'analyse fonctionnelle et son efficacité sera toujours évaluée aussi bien par le thérapeute que par la personne concernée. C'est cette *évaluation* qui pourra amener à continuer dans le même sens ou au contraire à changer de stratégie thérapeutique, en faisant appel éventuellement à d'autres méthodes.
4. Une TCC ne peut se dérouler qu'avec l'accord du patient sur les conclusions de l'analyse fonctionnelle et sur les méthodes qui seront utilisées ensuite. Il s'agit donc d'une alliance thérapeutique et la thérapie sera une *co-thérapie*.

Les TCC sont généralement pratiquées de façon individuelle, notamment en cas de souffrance personnelle très intense. Lorsque l'analyse fonctionnelle individuelle de départ montre que les conditions sont propices, il est également possible de proposer une thérapie de groupe.

Notre expérience en pratique

En 1995, une psychologue vacataire a mis en place le premier groupe de TCC pour patientes obèses au CETRADIMN (Centre d'éducation et de traitement du diabète et des maladies de la nutrition) au Centre hospitalier de Roubaix. Actuellement, une psychologue titulaire dans notre service assure deux sessions de thérapie par an.

À l'issue de la consultation médicale avec le médecin, la patiente en demande d'amaigrissement rencontre la diététicienne et/ou la psychologue. Cependant c'est uniquement la psychologue qui, suite à plusieurs *entretiens motivationnels* et à son analyse fonctionnelle, peut proposer à la patiente la possibilité de participer à une TCC de groupe.

La thérapie est composée de seize séances – à raison d'une séance par semaine – non payantes. Chacune d'entre elles se compose d'une heure d'information nutritionnelle et de trois heures de travail d'ordre psychothérapeutique. Des séances de prévention de rechute post-thérapie sont prévues et suivent le modèle scientifique de rechute de Marlatt et Gordon. La plupart des patientes sont des femmes actives ayant une activité professionnelle. Elles se rapprochent alors généralement de la médecine du travail ou de leur supérieur hiérarchique pour aménager leurs horaires.

Le groupe est constitué de dix femmes obèses. Les hommes ne sont pas présents, non seulement car ils sont moins fréquents dans nos consultations, mais surtout parce que leur problématique du poids est différente de celle de la femme. L'image de l'homme en surpoids est en effet souvent celle d'un bon vivant, d'un chef d'entreprise... La femme, quant à elle, subit une pression sociale plus importante. En effet, la minceur est souvent perçue comme image de dynamisme et de bonheur, l'obésité comme image de paresse et manque de volonté. De plus certaines souffrances des patientes ont comme origine un rapport douloureux avec les hommes.

Les patientes ont généralement déjà vécu un long parcours avec leur problématique « poids ». Elles ont testé de nombreux régimes et connu une évolution de leur poids en « yo-yo ». Pour elles, le plus souvent, maigrir c'est faire régime avec tout ce que cela comporte comme frustrations entre les permis (ex : « Je peux manger des haricots verts et un steak grillé ») et les interdits (ex : « Je ne peux pas manger de chocolat »). Certaines s'en accommodent et n'en souffrent pas, d'autres craquent et souvent en excès (« Foutu pour foutu, autant manger tout ce dont je me suis tant privée ») éprouvant un sentiment de culpabilité par la suite. Quelque temps après ces personnes reprendront une démarche de régime en commençant généralement un lundi !

C'est alors le cercle vicieux qui se met en place et cela les détourne de la régulation naturelle du comportement alimentaire, régulation qui passe par les sensations de faim, de rassasiement et de satiété. Cet engrenage de la restriction cognitive (cf. *supra*) touche 5 % des obèses mais représente 30 à 70 % des consultantes. La restriction cognitive pousse la personne qui veut perdre du poids, à développer des pensées et des croyances concernant la nécessité de manger certains aliments et d'en éviter d'autres. Plus la personne adhère à ses croyances, plus elle perd la capacité d'être à l'écoute de ses sensations alimentaires. La personne ne sent pas qu'elle mange trop ou trop vite mais se dit qu'elle a certainement trop mangé. Elle va stopper sa prise alimentaire non pas parce qu'elle n'a plus envie de manger ou que son plaisir alimentaire diminue ou encore qu'elle ressente la satiété mais parce qu'elle pense que cela doit suffire. Ce cercle vicieux, lorsqu'il aboutit à chaque essai à une reprise de poids, peut renforcer le sentiment d'impuissance et peut avoir un retentissement sur l'estime de soi (ex : « Je n'arrive pas à faire mon régime, je n'ai pas de volonté, je suis nulle. »)

La TCC en groupe correspond à une approche globale de la personne. Ses objectifs sont : percevoir, voire retrouver les sensations alimentaires régulant la faim et la satiété, améliorer son comportement alimentaire, améliorer les troubles psychopathologiques associés (la déprime, l'anxiété), apprendre à gérer ses émotions, le stress, améliorer l'estime de soi, se réconcilier avec son corps, assouplir ses croyances.

Même si, lors d'une thérapie, de nombreux outils et techniques sont utilisés, les TCC ne sont pas une succession ni un plaquage de ces techniques mais une réflexion autour du comportement problème. Il s'agit d'observer le comportement, d'émettre des hypothèses concernant les facteurs d'apparition et de maintien du trouble afin d'obtenir des pistes de travail.

Un des principes fondamentaux abordés lors de cette TCC est le modèle bio-psycho-sensoriel qui s'appuie sur les connaissances développées ces trente dernières années dans le domaine des neurosciences. Ce modèle pose l'hypothèse que le mangeur régulé se maintiendrait sans effort à un poids génétiquement déterminé, sans tenir compte de la nature de ses apports alimentaires, ni de son niveau d'activité physique, mais simplement de ses sensations alimentaires (faim et satiété). Pour aider la patiente à retrouver ses sensations alimentaires, nous nous servons de plusieurs outils.

Tout d'abord, le semainier. Il permet à la personne de prendre conscience de son comportement alimentaire, de repérer ses prises alimentaires et ses attitudes dysfonctionnelles vis-à-vis de la nourriture. Cela va permettre aux soignants de travailler sur les notions de faim, d'envie, de plaisir et de satiété. Il se présente sous forme de sept feuilles, soit une par jour, et est récupéré à chaque séance, lu et annoté par la psychologue ainsi que la diététicienne puis rendu à la personne la séance suivante.

Le semainier s'enrichit chaque fois d'une tâche assignée d'ordre comportemental : manger assise, faire une pause au milieu de la prise alimentaire, déguster les trois premières bouchées de chaque catégorie d'aliments, laisser une bouchée dans l'assiette, ne rien faire d'autre en mangeant, utiliser des récipients de taille standard et ne pas laisser les plats à table. Les buts de ces conseils comportementaux sont nombreux : couper les automatismes afin de se rendre compte de ce qui est réellement ingéré, retrouver le plaisir gustatif, repérer le rassasiement et la satiété, s'habituer à manger en fonction de ses sensations et non avec ses yeux et sa tête !!!

Outre l'aspect purement diététique, il est une source de renseignements importants sur le comportement problématique, les croyances alimentaires, le lien entre les émotions, les pensées et les prises alimentaires. Les annotations de la psychologue et de la diététicienne vont dans le sens d'un renforcement positif pour augmenter le sentiment d'auto-efficacité de la personne. Des pistes de réflexion sont proposées.

Le deuxième outil est la séance de dégustation de chocolat. Elle se déroule en deux temps. Dans une première étape, les patientes mangent leur bouchée chocolatée « comme d'habitude ». Nous notons leurs réflexions par rapport au goût, à l'aspect, ce que cela leur évoque avant, pendant, après la prise alimentaire. La seconde partie est davantage dirigée puisque le chocolat est mangé en quatre fois. À chaque bouchée, les sensations alimentaires sont notées. Petit à petit des signes d'écœurement se remarquent. Certaines personnes qui auraient habituellement mangé au moins cinq chocolats ne sont plus tentées voire même écœurées. D'autres qui avant culpabilisaient apprennent petit à petit à « dédiaboliser » cet aliment « interdit ». Le but de cette séance est d'apprendre à déguster pour permettre de manger lentement de tout et donc en moins grande quantité et sans culpabiliser. La notion d'interdit tombe petit à petit, la restriction cognitive s'assouplit, notre but étant qu'elle disparaisse.

La place de la diététicienne dans la TCC correspond à un double rôle. Tout d'abord, un rôle classique. La diététicienne est là non pas pour transmettre un « savoir ». Ce savoir, les patientes l'ont généralement toutes de par leurs nombreuses lectures et tentatives d'amaigrissement. Le rôle de la diététicienne est plutôt de mettre tout ce savoir à plat et de repérer les croyances erronées qui les empêchent d'atteindre leur objectif de perte de poids. Bien qu'il y ait un programme de thèmes diététiques car il s'agit d'une thérapie de groupe structurée, le principe est avant tout d'aller chercher leurs connaissances et non pas de plaquer un « cours diététique » de façon magistrale. Grâce à des outils comme les aliments factices, les emballages vides que ramènent les patientes, des portions de beurre, les croyances et les questions fusent…

Le second rôle de la diététicienne est plutôt atypique. Une fois la partie diététique terminée, elle se place au milieu des patientes (situées en arc de cercle sans table devant elles). Elle observe, prend des notes afin d'aider ensuite la psychologue à mettre en place les stratégies spécifiques à chaque patiente. Elle participe aux jeux de rôle organisés lors des séances d'affirmation de soi. Des thèmes plus spécifiques sont abordés tels que refuser de la nourriture, répondre aux remarques sur le régime…

La parole aux auteurs

Nathalie Berth, diététicienne

Pour ma part, les TCC ont été et demeurent toujours une source d'enrichissement permanent dans ma pratique quotidienne mais elles ont aussi semé beaucoup de troubles et de remises en question dans mon esprit.

Mon vocabulaire a évolué : fini les mots « régime, il faut…, ya qu'à…, permis, interdits » Les termes ont leur importance : bien employés, ils peuvent éloigner la patiente du cercle vicieux des régimes. Mon approche est davantage centrée sur la personne, sur sa demande, sur sa motivation à changer, sur son ressenti. La consultation individuelle et le groupe sont fondés sur une collaboration, un accompagnement. J'écoute davantage, je ne donne plus de répartition alimentaire qui, pour moi, enferme la personne dans cette restriction cognitive. Je comprends davantage les facteurs d'apparition et de maintien d'un comportement alimentaire problématique.

Depuis maintenant 10 ans, ma relation avec les patients obèses s'est complètement transformée. Certaines personnes me font remarquer que je ne suis pas une diététicienne « classique », et je prends cela pour un compliment. À chaque thérapie qui commence, c'est une nouvelle aventure humaine qui commence…

Fanny Bracq, psychologue

Au travers d'un fil conducteur, des rires, des larmes, des silences, des mots, de l'humour, du désarroi, des doux et durs moments partagés pour observer des patientes qui ressortent de cette expérience de groupe « grandies », moins déprimées, moins anxieuses et plus confiantes.

Une équipe pluridisciplinaire à trois, indispensable et complémentaire. Nous avançons sur le même chemin, avec le même discours, mais aussi avec de nombreuses questions… !

Au bout de quelques années de ce type de prise en charge, j'ai élargi le temps thérapeutique. Les patients ont souvent vécu des traumatismes, des expériences douloureuses précoces responsables de pensées automatiques, d'émotions et de comportements bien spécifiques qu'elles développent à l'âge adulte. Le poids n'est pas là pour rien… Un travail sur les schémas est fait de plus en plus en profondeur ainsi que sur les stéréotypes véhiculés dans notre société occidentale, qui nous façonnent tous dans une direction tellement rigide…

Aider les patientes à découvrir leurs richesses personnelles, à faire tomber leur masque, le rôle qu'elles se donnent est une expérience d'une richesse sans nom…

Un jour, une patiente m'a dit : « Avant, je m'habillais en invisible, et grâce à la thérapie, j'ai changé de look, on ne me regarde plus parce que je suis grosse, mais parce que j'ai quelque chose à montrer. J'ai retrouvé une sérénité et un amour de moi-même à défaut d'avoir celui des autres. Et mon sourire est revenu ! »

Qu'en pensez-vous ? »

Patrice Gross, médecin

Nous étions deux jeunes assistants dans un grand service français de nutrition clinique, Un des professeurs nous convoqua un jour dans son bureau, pour réfléchir ensemble sur l'inquiétante baisse de fréquentation du secteur d'hospitalisation prolongée pour cures de réduction pondérale. La réponse était simple : mon collègue et moi-même n'étions plus très à l'aise avec cette façon de pratiquer, et, insensiblement, avions fini par ne plus indiquer de telles hospitalisations. Je me rappelle bien une phrase de l'un de nos échanges sur le traitement de l'obésité : « Dans 20 ans, cette façon de traiter les patients sera regardée comme effroyable. » Je vois aujourd'hui que nous n'avions pas totalement raison, mais pas totalement tort non plus…

Quoi qu'il en soit, une fois praticien hospitalier, je suis resté attaché à l'idée d'essayer de faire autrement. De difficultés en déboires, mais toujours en passant par d'édifiantes découvertes, j'ai pu favoriser le développement d'autres approches que la seule éducation diététique, notamment les TCC de groupe, dont l'évaluation a donné des résultats confirmant nos espérances. Au bout d'un suivi de 2 ans (sans aucun perdu de vue), 90 % des participantes ont pu perdre du poids sans en reprendre ; 50 % d'entre elles ont perdu plus de 10 % de leur poids initial. Les variables psychologiques usuelles (anxiété, dépression, externalité, alexithymie et affirmation de soi), appréciées par échelles standardisées homologuées, sont constamment améliorées : le taux de psychopathologie passe de 50 % à moins de 10 %.

Quid au-delà de 2 ans ? L'étude n'est pas si facile à poursuivre. Mais les éléments subjectifs comptent aussi, notamment la satisfaction des patients, dont les témoignages ne manquent pas, même lorsque le projet d'amaigrissement initial a dû être « reformaté », voire abandonné. Également la satisfaction personnelle que me procure ma simple fonction de « portier », puisque c'est moi qui suis chargé de suggérer de sortir de la dynamique négative décrite plus haut aux personnes en échec qui ont pris rendez-vous pour maigrir. Je ne les vois qu'une seule fois en général, mais cette consultation est le plus souvent un moment d'humanité qui suffit à me justifier dans mon appellation de *soignant*.

Bibliographie

Baclet N, Cornet Ph, Douilly V, Eraldi-Gackiere D, Gross P, Roques M. Obésité. Accompagner pour soigner. Rueil-Malmaison, Doin, 2002.

Boulos P, Rigaud I, Masuy A, Attali F, Serog P. Relation médecins-patients en excès de poids : les professionnels se sentent démunis. Cahier de nutrition et de diététique 2002 ; 37 : 331-338.

Douilly V, Gourlet M, Duthieuw N, Romon M, Gross P. Les thérapies cognitivo-comportementales de groupe. Cahier de nutrition et de diététique 1998 ; 33(3) : 149-153.

Gross P, Douilly V. Prise en charge de la restriction cognitive par les thérapies cognitivo-comportementales. Cahier de nutrition et de diététique 1998 ; 33(4) : 253-260.

Lahlou S. Peut-on changer les comportements alimentaires ? Cahier de nutrition et de diététique 2005 ; 40(2) : 91-96.

Molho P. L'apport d'une communication empathique dans l'éducation des personnes atteintes de maladies chroniques. Diabète Éducation 1999 ; 9 : 48-51.

Rogers CR. Le Développement de la personne. Paris, InterÉditions, 2005.

Van Rillaer J. La Gestion de soi. Liège, Pierre Mardaga, 1992.

16 Éducation thérapeutique dans la prise en charge des maladies métaboliques : rôle de l'activité physique

C. Ciangura, J.-M. Oppert

L'activité physique, au sens large, correspond à « tout mouvement corporel produit par la contraction des muscles squelettiques et qui augmente la dépense d'énergie significativement au-dessus de la dépense de repos » [1]. Chaque activité physique peut être caractérisée par une intensité, une fréquence, une durée et un contexte de réalisation. On distingue habituellement quatre grands secteurs d'activité physique : l'activité physique professionnelle, l'activité physique liée aux transports (motorisé, à pied ou en vélo, en transports en commun…), l'activité physique de loisirs (ou récréative, incluant la majorité des activités sportives) et l'activité physique domestique (dans ou proche du domicile). Par analogie avec la définition de l'activité physique, la sédentarité est une notion correspondant à toutes les activités au cours desquelles la dépense énergétique est proche de la valeur de repos. En pratique, il s'agit des situations où le patient est assis (télévision, lecture…).

Il est maintenant reconnu que le niveau habituel d'activité physique est un déterminant important de l'état de santé à tous les âges de la vie [1-3]. La pratique d'une activité physique au moins d'intensité modérée est associée chez l'adulte à une diminution de la mortalité totale (toutes causes) et cardiovasculaire, de la morbidité cardiovasculaire (notamment d'origine coronarienne), ainsi qu'à une diminution du risque de survenue d'un diabète de type 2, d'une hypertension artérielle et de certains cancers (tels que le côlon et le sein), après ajustement pour les facteurs de risque habituels. L'activité physique fait partie intégrante de la prise en charge de nombreuses pathologies chroniques en particulier les pathologies métaboliques (diabète de type 2, dyslipidémies, obésité…).

Les dimensions de l'activité physique et du comportement sédentaire apparaissent en grande partie indépendantes l'une de l'autre et sont donc importantes à considérer pour caractériser au mieux le comportement d'un individu. Ainsi, par exemple, dans l'étude française SU.VI.MAX [4], la répartition en groupe d'intensité pour les activités de loisirs n'était pas significativement différente en fonction des catégories de sédentarité évaluée par le temps passé devant la télévision. Cette distinction entre activité physique et comportement sédentaire a des implications pratiques en termes de prévention et de traitement.

Place de l'activité physique dans la prévention et le traitement des maladies métaboliques

L'étude scientifique des relations entre activité physique et événements de santé a débuté dans les années 1950 avec les travaux de J. Morris en Angleterre [5]. C'est dans une étude publiée dans le *Lancet* en 1953 qu'est décrite pour la première fois une association inverse entre activité physique au travail et événements cardiovasculaires [5]. En effet, sur la période de suivi d'une cohorte professionnelle, les taux de mortalité par arrêt cardiaque étaient près de deux fois plus élevés chez les chauffeurs (inactifs) des autobus londoniens à double étage par comparaison avec les contrôleurs (actifs). Pendant les deux décennies suivantes, les études ont surtout porté sur l'activité physique au cours des loisirs [1]. Depuis le milieu des années 1990, l'accent est mis sur l'activité physique dans sa globalité, prenant en compte les loisirs, les transports et le travail [6, 7].

Parallèlement, les recommandations d'activité physique pour la population générale ont évolué au cours du temps [7]. Les recommandations les plus récentes, qui visent le maintien et la promotion de la santé pour la population générale (adultes jusqu'à 65 ans), proposent la pratique de 30 minutes d'activité physique par jour cinq jours par semaine. La pratique de vingt minutes d'activité d'intensité élevée trois fois par semaine est donnée comme équivalence. Une combinaison d'activité d'intensité modérée et d'activité d'intensité élevée permettant d'atteindre le même volume global d'activité est possible. Dans chaque cas, l'ajout de deux séances hebdomadaires non consécutives d'activité de résistance (type renforcement musculaire) est également recommandé [7]. En France, l'un des neuf objectifs prioritaires du Programme national nutrition santé (PNNS), dont l'**objectif général est d'améliorer l'état de santé de l'ensemble de la population en agissant sur l'un de ses déterminants majeurs qu'est la nutrition,** porte sur l'activité physique [3]. L'objectif est d' « augmenter de 25 % la proportion de sujets adultes pratiquant l'équivalent de trente minutes de marche rapide par jour » et il est mentionné que « la sédentarité étant un facteur de risque, elle doit être combattue dès l'enfance ».

Quelle est la place de l'activité physique dans la prévention et la prise en charge des maladies métaboliques (diabète de type 2, dyslipidémies, obésité) ? Les résultats les plus probants concernent le diabète de type 2. La très importante étude d'observation des infirmières américaines (Nurses' Health Study) met en évidence chez plus de 68 000 femmes que le risque de développer un diabète après six ans de suivi est directement lié au niveau d'activité physique et de sédentarité : ainsi après ajustement pour les autres facteurs de risque, le risque de développer un diabète est diminué de 34 % par heure supplémentaire de marche rapide par jour et au contraire augmenté de 14 % par tranche de deux heures passées devant la télévision chaque jour [8]. Il faut noter que ces relations sont indépendantes l'une de l'autre. Les études d'intervention DPS (Diabetes Prevention Study, en Finlande) et DPP (Diabetes Prevention Program, aux États-Unis) s'intéressent à l'évolution de l'intolérance au glucose vers le diabète de type 2 [9,10]. Dans l'étude DPS, ce risque est réduit de 58 % après 3,2 ans de prise en charge optimisée en termes d'intervention sur le mode de vie associant quatre heures de marche par semaine, une diminution du poids de

7 %, une réduction des apports lipidiques et une augmentation des apports en fibres. Une analyse ultérieure de cette même étude a montré un effet protecteur de l'ordre de 30 % vis-à-vis du risque de diabète de type 2 même pour des activités physiques d'intensité modérée (type marche) et indépendamment des variations pondérales [9].

Pour le traitement du diabète de type 2, plusieurs méta-analyses ont été réalisées ces dernières années [11-14]. Pour des pratiques d'activité d'intensité modérée type marche ou vélo au rythme de trois séances hebdomadaires de cinquante minutes en moyenne (incluant échauffement et récupération), il est noté une diminution de l'HbA1c de 0,6 à 0,8 % et une augmentation de la capacité cardio-respiratoire évaluée par la puissance aérobie maximale (VO_2max), indépendamment des effets sur le poids. Si les activités recommandées sont surtout celles de type endurance, un intérêt croissant est porté aux effets bénéfiques pour l'équilibre glycémique et la composition corporelle (maintien de la masse maigre) des activités de renforcement musculaire (résistance) [13, 15, 16].

Les données sur les paramètres lipidiques sont moins démonstratives. On peut retenir que les activités d'endurance permettent de diminuer principalement le taux de triglycérides (−10 % en moyenne) et d'augmenter le cholestérol-HDL (+3 %). Les données disponibles ne permettent pas de dégager une relation dose-effet [17-19]. Les conclusions sont encore moins nettes pour les modifications des paramètres lipidiques chez les patients diabétiques de type 2 [18].

Concernant le contrôle du poids, différentes données indiquent que le risque de développer une obésité est directement lié au niveau de pratique d'activité physique chez les enfants [20] et chez les adultes [8]. Les données de l'étude des infirmières américaines sont les suivantes : le risque de développer une obésité après six ans de suivi est directement lié au niveau d'activité physique et de sédentarité : ainsi le risque de développer une obésité est diminué de 23 % par heure supplémentaire de marche rapide par jour et au contraire augmenté de 24 % par tranche de deux heures passées devant la télévision chaque jour, après ajustement sur la sédentarité pour l'activité physique, et réciproquement, et ajustement pour les autres facteurs de risque d'obésité [8]. D'autre part, une équipe américaine a montré à plusieurs reprises que les patients obèses ayant une bonne capacité physique avaient un risque de mortalité cardiovasculaire plus faible que les patients normopondéraux ayant une capacité cardio-respiratoire réduite, après ajustement pour les facteurs de risque habituels [21].

La situation de l'obésité est complexe puisque le manque d'activité physique favorise le développement de l'obésité, et que l'obésité limite la pratique d'une activité physique, inscrivant le patient obèse dans une situation qui rend difficile la pratique d'une activité physique [22]. De plus, la mise à jour récente des recommandations d'activité physique précise qu'une pratique de 45 à 60 minutes par jour est nécessaire pour la prévention du gain de poids, et que 60 à 90 minutes par jour seraient indiquées pour un objectif de maintien du poids après amaigrissement [7]. Ces niveaux sont nettement plus élevés que ceux recommandés pour le maintien de la santé en population générale, ou que ceux indiqués dans la prévention du diabète de type 2 par exemple. Le tableau 16.1 résume les bénéfices attendus par l'activité physique chez les patients obèses [22].

Tableau 16.1
Place de l'activité physique dans la prise en charge des patients obèses (d'après [22])

Bénéfices	Importance	Moyens
Perte de poids	modeste	diététique
Préservation de la masse maigre	importante	exercices de résistance
Maintien du poids perdu	majeure	volume élevé
Comorbidités, facteurs de risque	importante	activités aérobies modérées

Stratégie pédagogique : exemple du patient obèse

Informer

Dans le cadre de la prise en charge des maladies métaboliques, une étape importante pour motiver le patient à bouger davantage est d'abord de l'informer sur les bénéfices attendus. Il est indispensable d'expliquer à un patient obèse par exemple, qu'au niveau de pratique le plus souvent envisageable chez lui, l'activité physique fait peu « maigrir », et que la perte de poids n'est pas l'objectif visé en première intention. Ou encore à un patient ayant une dyslipidémie que l'effet attendu est la prévention des complications cardiovasculaires auxquelles il est exposé, plus qu'un abaissement du niveau de cholestérol-LDL. Ceci évitera qu'il ne se mette d'emblée à une pratique d'intensité élevée, potentiellement dangereuse, et surtout qu'il ne soit déçu en n'atteignant pas un objectif de toute façon irréalisable. Cette phase permet de repérer les idées fausses, tant sur les objectifs que sur les moyens de les atteindre, et les croyances du patient en matière d'activité physique.

Déterminer un objectif de santé

La deuxième étape, complémentaire de cette première information sur les bénéfices possibles de l'activité physique, est de déterminer, avec le patient, un objectif de santé. Cet objectif sera un compromis entre l'idée initiale du patient, ce qui est médicalement envisageable de façon raisonnable, ce qui est possible compte tenu du contexte (lieu de vie, horaires de travail, accessibilité des équipements, ressources financières, etc.) ainsi que des « antécédents » de pratique sportive. Différents objectifs sont envisageables, à déterminer pour chaque patient et à réévaluer en fonction du suivi : maintien du poids, amélioration de la dyspnée d'effort, amélioration de l'HbA1c en cas de diabète, socialisation, effet sur la silhouette (sans variation de poids), mobilisation dans la vie quotidienne, etc. L'augmentation du niveau d'activité physique n'est pas l'objectif en soi, mais un moyen qui permettra d'atteindre un objectif de santé en association avec les autres axes de prise en charge de l'obésité. Il est essentiel de déterminer un ou des objectifs, souvent des « micro-objectifs », qui permettront une évolution par « petits pas » pour chaque patient.

La pratique d'activité physique s'intègre dans la prise en charge globale du patient obèse et dans une séquence thérapeutique : elle sera prioritaire chez un patient obèse après une perte de poids importante, mais peut apparaître relativement secondaire, au moins dans un premier temps, pour un autre patient dont les troubles du comportement alimentaire et le contexte psychologique seront au premier plan par exemple.

Évaluer le niveau d'activité physique initial

Chaque patient consulte avec son vécu de l'activité physique, c'est-à-dire une pratique, des représentations, des références et une expérience personnelle. Le message destiné à un patient massivement obèse atteint de complications invalidantes ne sera pas le même que celui destiné à un patient qui a pris du poids récemment, après l'arrêt d'une pratique de sport en compétition par exemple.

Avant de réfléchir à comment « bouger davantage », il faut déterminer comment le patient bouge aujourd'hui. Cette enquête d'activité physique doit évaluer les grands secteurs de l'activité physique en précisant pour chaque activité la durée, l'intensité, la fréquence et le contexte [3, 23]. L'évaluation des activités sédentaires est également importante pour caractériser au mieux le niveau initial. En vue de l'objectif de santé fixé, cette évaluation initiale est le premier pas d'une progression dont l'intensité et la rapidité seront individuelles. Cette étape peut être aussi l'occasion d'expliquer au patient la relation entre la dose d'activité physique et les bénéfices pour la santé (figure 16.1) [24] : l'augmentation, en valeur relative, du bénéfice pour la santé est la plus importante pour le passage de l'inactivité à une activité au moins modérée, autrement dit, le gain pour la santé existe pour une augmentation même modeste du niveau habituel d'activité physique.

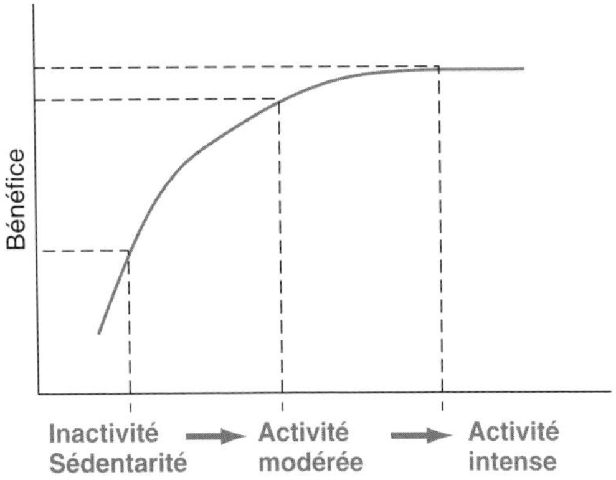

Figure 16.1
Courbe dose-réponse entre le niveau habituel d'activité physique et le bénéfice pour la santé.

Évaluer la motivation

Une fois l'intérêt pour l'activité physique identifié de façon individuelle, l'objectif de santé et le niveau initial d'activité définis, il reste à préciser la motivation du patient à changer de « comportement de mouvement ». La classification des stades de changement selon Prochaska paraît utile et bien adaptée à l'éducation en matière d'activité physique [23]. L'identification du stade de changement est importante car elle permet d'adapter le discours du soignant (tableau 16.2). À un patient précontemplatif, on s'attachera surtout à donner une information sur les bénéfices de l'activité physique pour l'obésité en général et éveiller un intérêt particulier pour le mouvement. Face à un patient contemplatif, la recherche des obstacles limitant l'initiation de l'activité sera primordiale. Pour un patient déjà actif, il s'agira de maintenir son intérêt et de travailler sur des équivalences d'activité physique. Respecter la progression et le « non-changement » d'un patient est essentiel dans la prise en charge. Parfois, c'est seulement après plusieurs mois ou années, quand le contexte de vie devient plus favorable par exemple, qu'un patient pourra évoluer dans cette démarche.

Tableau 16.2
Stades de changement vis-à-vis du comportement d'activité physique (d'après [22])

Stade de changement	Comportement activité physique	Conseils
Précontemplatifs	Ne fait pas d'activité physique actuellement N'a pas l'intention d'en faire prochainement	Préparer le mouvement « Sortir du fauteuil »
Contemplatifs	Ne fait pas d'activité physique actuellement A l'intention de démarrer prochainement	(Ré)organiser le mouvement « Aider les premiers pas »
Actifs	Activité physique régulière depuis au moins 6 mois	Entretenir le mouvement « Persévérer dans l'effort »

Identifier et répondre aux obstacles

Une fois la discussion engagée sur l'activité physique, et ses bénéfices possibles intégrés par le patient, reste à comprendre les obstacles qui en limitent la pratique. Une question ouverte du type « Aujourd'hui, qu'est ce qui vous empêche d'avoir une activité physique régulière ? » permet souvent d'identifier les obstacles principaux. Parfois, le patient n'a pas encore réfléchi à ces difficultés, et le travail du soignant est alors de l'aider dans cette démarche, en intégrant son contexte de vie et ses antécédents. Les obstacles sont nombreux et peuvent concerner les domaines physique/physiologique, individuel ou socio-environnemental [3, 23]. Une liste d'obstacles très fréquemment retrouvés chez les patients obèses est proposée dans le tableau 16.3.

La recherche d'une ou de plusieurs réponses aux principaux obstacles identifiées est l'étape suivante. C'est véritablement l'équipe « patient-soignant » qui élabore une stratégie pour dépasser ou contourner ces obstacles. Face aux obstacles mentionnés dans le tableau 16.3, on peut proposer différentes réponses. Ces réponses sont suggérées au patient, dans une perspective de recherche commune de solutions.

La pratique de groupe encadrée dans le milieu de prise en charge (hospitalisation traditionnelle, de jour, réseau...) peut permettre aux patients de partager leurs difficultés et d'oser pratiquer. Il s'agit au cours de ces ateliers d'activité physique de les aider concrètement à « faire le premier pas ».

Tableau 16.3
Obstacles à la pratique d'une activité physique régulière et propositions de réponses (d'après [3])

Limitation de la capacité physique (douleurs articulaires, dyspnée d'effort, insuffisance respiratoire…)	Prendre en compte cette limite (optimiser le traitement antalgique, éducation sur adaptation traitement antidiabétique pour éviter les hypoglycémies…), adapter l'activité, voir en quoi cette activité pourrait améliorer cette comorbidité.
Comorbidité invalidante	
Expérience antérieure négative	Relais adaptés
Gêne du regard des autres	
Obstacle financier (adhésion, matériel)	Privilégier les activités de la vie quotidienne en individuel ou les groupes organisés par les municipalités
Difficulté d'accès	
Manque de confiance en soi, manque d'estime de soi	« Choisissez une activité où vous êtes à l'aise, qui vous plaît ». Encourager la pratique douce, en évaluant les progrès (fatigue, essoufflement)
Manque de temps	« Tout est utile ». Proposer des activités dans la vie quotidienne (marche, escaliers, limiter la sédentarité, activités de loisirs le week end, vélo d'appartement devant l'émission de télévision préférée)
Absence de soutien de l'entourage	Importance des relais associatifs adaptés Expliquer à l'entourage l'importance de cette pratique, proposer une consultation avec l'entourage
Souhaite perdre du poids avant de débuter	La reprise n'est pas forcément plus facile après la perte de poids, l'activité permet de conserver les muscles et perdre de la masse graisseuse, et prévient la reprise de poids après amaigrissement

Évaluation préthérapeutique minimale

Même si les niveaux de pratique conseillés sont le plus souvent modérés chez le patient obèse, une évaluation cardiovasculaire peut être nécessaire chez ces sujets à risque (cardio-vasculaire, articulaire…) et sédentaires. Il existe des recommandations pour les patients diabétiques [25, 26], mais pas de données précises autres que l'appréciation du praticien pour les patients obèses. Nous proposons de pratiquer une épreuve d'effort cardiaque (ECG d'effort) en cas de diabète de type 2, ou chez un patient obèse qui présente trois ou plus facteurs de risque cardiovasculaire, et de prendre l'avis du cardiologue dans les cas d'antécédent cardiovasculaire.

Quelques autres précautions sont importantes à mentionner en particulier la recherche d'une incontinence urinaire et de lésions cutanées avant la pratique d'activités aquatiques, la maîtrise d'un traitement bronchodilatateur chez un patient asthmatique (l'asthme étant plus fréquent chez les personnes obèses)…

Le conseil

Les conseils sont à individualiser pour chaque patient en fonction de l'évaluation initiale (que nous avons détaillée) de l'activité physique habituelle actuelle et passée, des obstacles, de la motivation, des souhaits du patient, de sa situation globale, médicale, nutritionnelle, psychosociale et des objectifs poursuivis. Ces conseils d'activité physique doivent être considérés dans une perspective de progression individuelle, d'apprentissage par étape et à long terme, et inscrits dans un projet thérapeutique visant au changement de comportement. Le suivi est indispensable parce que le maintien du comportement actif est difficile face aux contraintes multiples que représentent l'évolution possible des complications liées à l'obésité, les adaptations éventuelles des traitements (antidiabétique par exemple), les conditions environnementales (accessibilité des équipements et infrastructures, conditions météo...), la difficulté de trouver une association dont le programme et les objectifs sont adaptés aux patients obèses.

Une initiation encadrée dans un environnement adapté peut faciliter la reprise d'une activité physique. Plusieurs professionnels de l'activité et sportive ont ici leur place : d'une façon très schématique, il s'agit du kinésithérapeute avec ses compétences spécifiques de réadaptation pour un patient qui présente une obésité massive très invalidante, du psychomotricien pour le patient qui présente des troubles du schéma corporel et de l'image du corps, de l'éducateur médico-sportif pour des activités physiques adaptées aux patients présentant des pathologies métaboliques.

Le travail avec des relais associatifs dont le programme et les activités sont adaptés aux problématiques des patients obèses est indispensable pour la pérennisation de ce changement de comportement de mouvement. En effet, les bénéfices pour la santé s'estompent rapidement à l'arrêt de la pratique d'une activité, et les patients rapportent très souvent la difficulté de maintenir une activité en individuel, ou d'intégrer un groupe (regard des autres, intensité de l'effort, absence de prise en compte des comorbidités, difficultés d'accès telle que l'échelle étroite pour entrer dans la piscine...). L'instauration de contacts réguliers entre l'équipe soignante et les animateurs de ces relais est essentielle et vise à sensibiliser et former les animateurs à l'obésité (ses déterminants, les objectifs de prise en charge, l'intégration de l'activité physique dans un projet thérapeutique global), et de discuter des objectifs de santé différents des objectifs de performance et de compétition. Ces relais sont idéalement des tremplins pour une remise à l'activité, redonner confiance et amorcer le changement pour permettre aux patients de rejoindre dans un second temps des groupes non définis en fonction du poids ou d'une situation médicale spécifique.

L'utilisation de moyens objectifs de mesure de l'activité permet de suivre la progression et renforcer la motivation d'un patient. Le podomètre est le plus simple des instruments pouvant être utilisés dans ce cadre [3, 23]. Il ne s'agit pas seulement d'atteindre les objectifs de nombre de pas quotidiens recommandés pour le maintien et la promotion de la santé (10 000 pas par jour) ou pour le maintien du poids après amaigrissement (15 000 pas par jour). Il s'agit aussi d'utiliser le podomètre comme outil éducatif pour identifier les situations qui ont permis d'augmenter le nombre de pas habituel et pour travailler sur le ressenti dans ces situations d'augmentation du nombre de pas quotidiens. Ceci permet de diriger la progression du patient en proposant par exemple d'augmenter de 10 % le nombre de pas habituel tous les 15 jours. L'utilisation du podomètre a fait l'objet d'une méta-analyse récente concluant à des effets positifs pour l'augmentation du niveau total d'activité quotidienne, le contrôle du poids et de la pression artérielle [27]. Un autre outil intéressant est l'échelle visuelle analogique adaptée à différents paramètres tels que la dyspnée d'effort, les douleurs, etc. L'utilisation de cet outil simple permet d'apprécier les bénéfices de l'activité choisie au cours du temps, et de valoriser les progrès réalisés par le patient.

Enfin le suivi permet d'adapter le conseil aux préférences du patient, en utilisant les équivalences d'activités physiques dans les domaines des activités domestiques, de loisirs et de transport. Certaines de ces équivalences sont proposées dans le tableau 16.4.

Tableau 16.4

Exemples d'activités physiques en fonction de l'intensité (d'après [3])

Activités légères	Activités modérées	Activités intenses
Marcher lentement Nage lente Jardiner Pédaler à vélo sans faire d'effort Nettoyer les meubles, dépoussiérer S'échauffer les muscles en douceur, léger stretching	Marcher rapidement Jouer au golf en portant ses clubs Nage normale Tondre la pelouse Jouer au tennis en double Faire du vélo à 8-14 km/h sur terrain plat ou peu pentu Frotter le sol et laver les vitres Porter du poids	Courir, marche sportive Nage de compétition Faucher Jouer au tennis en simple Faire du vélo à plus de 15 km/h ou en montée Pousser, tirer des meubles (déménager)

Bibliographie

[1] US Department of Health and Human Services. Physical Activity and Health: A Report of the Surgeon General. Atlanta GA, U.S. Department of Health and Human Services, Centers for Disease Control and Prevention. National Center for Chronic Disease Prevention and Health Promotion. US Department of Health and Human Services, 1996.

[2] Expertise collective Inserm. Activité physique: contextes et effets sur la santé. Paris, Inserm, 2008.

[3] Oppert JM, Simon C, Rivière D, Guezennec CY. Activité physique et santé : arguments scientifiques, pistes pratiques. Ministère de la Santé, Paris, 2005. (www.sante.gouv.fr/htm/pointsur/nutrition/actions42_activite.pdf)

[4] Bertrais S, Preziosi P, Mennen L, Galan P, Hercberg S, Oppert JM. Sociodemographic and geographic correlates of meeting current recommendations for physical activity in middle-aged French adults: the Supplementation en Vitamines et Mineraux Antioxydants (SUVIMAX) Study. Am J Public Health 2004 ; 94 : 1560-1566.

[5] Morris JN, Heady JA, Raffle PA, Roberts CG, Parks JW. Coronary heart-disease and physical activity of work. Lancet 1953 ; 265 : 1111-1120.

[6] Pate RR, Pratt M, Blair SN, Haskell WL, Macera CA, Bouchard C, Buchner D, Ettinger W, Heath GW, King AC et al. Physical activity and public health. A recommendation from the Centers for Disease Control and Prevention and the American College of Sports Medicine. JAMA 1995 ; 273 : 402-407.

[7] Haskell WL, Lee IM, Pate RR, Powell KE, Blair SN, Franklin BA, Macera CA, Heath GW, Thompson PD, Bauman A. Physical activity and public health: updated recommendation for adults from the American College of Sports Medicine and the American Heart Association. Med Sci Sports Exerc 2007 ; 39 : 1423-1434.
[8] Hu FB, Li TY, Colditz GA, Willett WC, Manson JE. Television watching and other sedentary behaviors in relation to risk of obesity and type 2 diabetes mellitus in women. JAMA 2003 ; 289 : 1785-1791.
[9] Tuomilehto J, Lindstrom J, Eriksson JG, Valle TT, Hamalainen H, Ilanne-Parikka P, Keinanen-Kiukaanniemi S, Laakso M, Louheranta A, Rastas M, Salminen V, Uusitupa M. Prevention of type 2 diabetes mellitus by changes in lifestyle among subjects with impaired glucose tolerance. N Engl J Med 2001 ; 344 : 1343-1350.
[10] Laaksonen DE, Lindstrom J, Lakka TA, Eriksson JG, Niskanen L, Wikstrom K, Aunola S, Keinanen-Kiukaanniemi S, Laakso M, Valle TT, Ilanne-Parikka P, Louheranta A, Hamalainen H, Rastas M, Salminen V, Cepaitis Z, Hakumaki M, Kaikkonen H, Harkonen P, Sundvall J, Tuomilehto J, Uusitupa M. Physical activity in the prevention of type 2 diabetes: the Finnish diabetes prevention study. Diabetes 2005 ; 54 : 158-165.
[11] Boule NG, Kenny GP, Haddad E, Wells GA, Sigal RJ. Meta-analysis of the effect of structured exercise training on cardiorespiratory fitness in Type 2 diabetes mellitus. Diabetologia 2003 ; 46 : 1071-1781.
[12] Boule NG, Haddad E, Kenny GP, Wells GA, Sigal RJ. Effects of exercise on glycemic control and body mass in type 2 diabetes mellitus: a meta-analysis of controlled clinical trials. JAMA 2001 ; 286 : 1218-1227.
[13] Snowling NJ, Hopkins WG. Effects of different modes of exercise training on glucose control and risk factors for complications in type 2 diabetic patients: a meta-analysis. Diabetes Care 2006 ; 29 : 2518-2527.
[14] Thomas DE, Elliott EJ, Naughton GA. Exercise for type 2 diabetes mellitus. Cochrane Database Syst Rev 2006 ; 3. , CD002968.
[15] Dunstan DW, Daly RM, Owen N, Jolley D, De Courten M, Shaw J, Zimmet P. High-intensity resistance training improves glycemic control in older patients with type 2 diabetes. Diabetes Care 2002 ; 25 : 1729-1736.
[16] Dunstan DW, Daly RM, Owen N, Jolley D, Vulikh E, Shaw J, Zimmet P. Home-based resistance training is not sufficient to maintain improved glycemic control following supervised training in older individuals with type 2 diabetes. Diabetes Care 2005 ; 28 : 3-9.
[17] Leon AS, Sanchez OA. Response of blood lipids to exercise training alone or combined with dietary intervention. Med Sci Sports Exerc 2001 ; 33 : S502-S515, discussion S528-S529.
[18] Kelley GA, Kelley KS. Effects of aerobic exercise on lipids and lipoproteins in adults with type 2 diabetes: a meta-analysis of randomized-controlled trials. Public Health 2007 ; 121 : 643-655.
[19] Kelley GA, Kelley KS, Vu Tran Z. Aerobic exercise, lipids and lipoproteins in overweight and obese adults: a meta-analysis of randomized controlled trials. Int J Obes (Lond) 2005 ; 29 : 881-893.
[20] Moore LL, Gao D, Bradlee ML, Cupples LA, Sundarajan-Ramamurti A, Proctor MH, Hood MY, Singer MR, Ellison RC. Does early physical activity predict body fat change throughout childhood?. Prev Med 2003 ; 37 : 10-17.
[21] Lee CD, Jackson AS, Blair SN. US weight guidelines: is it also important to consider cardiorespiratory fitness?. Int J Obes Relat Metab Disord 1998 ; 22 Suppl 2 : S2-S7.
[22] Oppert JM, Dalarun P. Activité physique et traitement de l'obésité. In Basdevant A, Guy-Grand B (éd.), Médecine de l'obésité. Paris, Flammarion Médecine-Sciences, 2004, p. 222-227.
[23] Oppert JM. Evaluation de la dépense énergétique et de l'activité physique. In Basdevant A, Guy-Grand B (éd.), Médecine de l'obésité. Paris, Flammarion Médecine-Sciences, 2004, p. 110-116.
[24] Bouchard C. Physical activity and health: introduction to the dose-response symposium. Med Sci Sports Exerc 2001 ; 33 : S347-S350.

[25] Puel J, Valensi P, Vanzetto G, Lassmann-Vague V, Monin JL, Moulin P, Ziccarelli Ch, Mayaudon H, Ovize M, Bernard S, Van Belle E, Halimi S. ALFEDIAM; SFC. Identification de l'ischémie myocardique chez le diabétique, recommandations conjointes SFC/ALFEDIAM. Diabetes Metab 30, 3S3-3S18 (2004).
[26] Charbonnel. B, Bouhanick B, Le Feuvre C, SFC/ALFEDIAM. Recommandation SFC/ ALFEDIAM sur la prise en charge du patient diabétique vu par le cardiologue. Arch des Mal du Coeur et des Vaisseaux 2004 ; 97 : 229-249.
[27] Bravata DM, Smith-Spangler C, Sundaram V, Gienger AL, Lin N, Lewis R, Stave CD, Olkin I, Sirard JR. Using pedometers to increase physical activity and improve health: a systematic review. JAMA 2007 ; 298 : 2296-2304.

17 Motivation, entretien motivationnel

P. Dupont

Qu'est-ce que la motivation ? Un thérapeute peut-il la faire naître et la faire évoluer ? Comment aider cette patiente, qui à un mois d'intervalle cite spontanément les mêmes motifs à arrêter de fumer et dans le même temps se dit moins motivée aujourd'hui qu'hier ?

Définition

Dans la première édition du Petit Larousse illustré de 1906 on trouve la définition de « motiver » : « Exposer les motifs d'un arrêt, d'une opinion... » Le terme motivation n'existe pas encore.

Dans l'édition de 2005 on trouve les termes « motiver », « motivant (qui motive) » et « motivation ». La motivation y est définie ainsi : « 1. Ensemble des motifs qui expliquent un acte. 2. [Psychologie] Processus physiologique et psychologique responsable du déclenchement, de la poursuite et de la cessation d'un comportement. Le comportement étant défini comme [Éthologie] l'ensemble des réactions, observables objectivement, d'un organisme qui agit en réponse aux stimulations venues de son milieu intérieur ou du milieu extérieur. »

Changer de comportement peut donc s'entendre comme l'arrêt de la motivation du comportement primitif *et* la naissance d'une autre motivation pour un nouveau comportement. Le changement d'un comportement habituel se conçoit comme une suite logique d'une motivation pour changer, d'une prise de décision à changer et d'une *volonté* à changer (Volonté : faculté de se déterminer à certains actes et de les accomplir. Énergie, fermeté avec laquelle on exerce cette faculté, Petit Larousse, 2005).

Un professionnel de santé peut aider un individu à changer un comportement problématique pour sa santé : comportement alimentaire, comportement à risque, comportement addictif... Les thérapies comportementales et cognitives ont largement prouvé leur efficacité dans l'aide aux changements de comportement [1]. Développées pour les troubles psychologiques elles sont utilisées avec succès dans les addictions [2]. Mais pour que ces thérapeutiques soient actives, la personne doit être motivée à changer son comportement.

Prescrire un médicament à un patient qui ne veut pas se soigner est inutile. Il en va de même des stratégies de changement comportemental qui ne seront pas assimilées et/ou réalisées si le patient n'a pas envie de changer.

Composition et évolution de la motivation

La motivation à changer de comportement est une balance motivationnelle composée de deux plateaux [3] : l'un des plateaux est composé de l'importance à poursuivre son comportement et des difficultés à changer ; dans l'autre, se placent les gênes et les craintes à poursuivre son comportement initial et les bénéfices à changer. Si nous prenons comme exemple l'arrêt du tabac, nous constatons que, schématiquement, le fumeur va traverser cinq phases motivationnelles correspondant aux cinq stades de Prochaska [4].

Stade d'indétermination

Le fumeur est d'abord satisfait de son tabagisme. Il n'envisage pas l'arrêt. Il peut cependant évoquer, devant un professionnel de santé, l'idée qu'arrêter de fumer « serait bien », mais ne projette aucune date ni aucun délai pour le faire. Le fumeur ne trouve pas d'avantages personnels à ne pas fumer. Dans cette phase, la balance motivationnelle penche fortement vers le coté « pour » fumer.

Stade d'intention

Recevant de multiples informations sur les aspects négatifs de son tabagisme, ce fumeur va passer dans un deuxième stade où il envisagera d'arrêter. Ces informations ne sont pas uniquement, loin s'en faut, des informations sanitaires. Les difficultés à fumer librement (au bureau, dans les lieux publics, à la maison même), la gêne occasionnée à autrui (conjoints, enfants...) sont à titre d'exemple autant de messages déclenchant ou renforçant l'idée qu'arrêter de fumer serait utile. Les deux plateaux « pour » fumer et « contre » fumer de la balance motivationnelle tendent progressivement à s'équilibrer.

Stade de préparation

Progressivement ce fumeur va entrer dans une troisième phase décidant d'essayer d'arrêter. Ce pas en avant vers l'arrêt est souvent freiné par un nouvel élément : *la crainte de l'arrêt.* (Vais-je être nerveux, prendre du poids ? Quelle personne vais-je être sans la cigarette ? Comment gérer ma timidité ?...) Ces craintes pèsent de tout leur poids sur le plateau « pour » fumer de la balance motivationnelle, retardant souvent l'essai d'arrêt. L'expérience montre qu'à ce stade, le fumeur va tester ses propres capacités à arrêter et/ou vérifier si ses craintes sont fondées ou non, tester également les aides thérapeutiques ou rechercher la pilule miracle qui le fera arrêter de fumer. Lors de ces tentatives, toute difficulté vécue viendra renforcer l'idée d'impossibilité personnelle à arrêter, schéma cognitif créé à partir des craintes de l'arrêt. Des sevrages de courte durée seront réalisés lors de cette phase mais, à moins, et cela arrive plus souvent qu'on ne le croit, d'une absence de difficultés et de la survenue rapide de satisfactions fortes à arrêter, assurant un arrêt définitif, le tabagisme reprend lors d'une situation difficilement gérable, situation positive ou négative.

Stade d'action

De tâtonnements en essais, le fumeur apprend à gérer ses difficultés et réduit ses craintes de l'arrêt. Le plateau « pour » fumer de la dite balance s'allège. De nombreux fumeurs disent alors que cet arrêt est facile par rapport aux précédents ! Des bénéfices perçus lors des tentatives précédentes viendront même renforcer le poids du plateau « contre » fumer.

Stade de consolidation

Le plaisir d'avoir réussi, les bénéfices (aussi bien physiques, environnementaux que psychologiques) de l'arrêt permettent à la plupart de ne pas « replonger ». Malheureusement, une situation « problème » nouvelle ou l'envie de contrôler sa consommation (avoir le beurre [le plaisir à fumer] et l'argent du beurre [l'absence de risque]) peut entraîner la reprise de la cigarette [3, 5].

La motivation évolue dans le temps. Elle n'est pas figée d'un bout à l'autre de la vie du fumeur. Chacun d'entre nous peut être très motivé à faire quelque chose aujourd'hui et plus du tout demain ! Rollnick et Miller ont montré que la motivation est composée de deux facteurs essentiels [6, 7] :

- l'importance que revêt pour soi le changement ;
- la confiance en soi pour changer.

Ces deux facteurs sont eux-mêmes constitués de différents items :

- conscience que fumer est mauvais pour la santé ;
- conscience des risques pour sa propre santé ;
- influences externes/internes ;
- avantages et renforcements à ne pas fumer ;
- inconvénients à l'arrêt de fumer ;
- attitude par rapport à l'arrêt du tabac ;
- confiance en soi en général ;
- confiance en soi dans le succès à l'arrêt ;
- attitudes personnelles face au « faux pas ».

Les cinq premiers facteurs représentent les critères d'importance du changement à réaliser. Les quatre derniers facteurs composent les critères de confiance en soi pour changer. L'entretien motivationnel (EM) se propose d'agir sur ces paramètres afin d'aider le patient à avancer vers l'arrêt, plus rapidement que s'il le faisait seul.

À ces deux critères principaux, les auteurs en ajoutent un troisième de grande importance également : le changement est-il une priorité du moment ? Nombre de personnes, en effet, estiment, même s'ils trouvent ce changement important pour eux, que ce n'est pas le bon moment pour arrêter de fumer. Beaucoup également ne trouvent pas l'énergie nécessaire (voir la définition de la volonté ci-dessus) pour réaliser en même temps un arrêt du tabac et une, voire plusieurs autres tâches difficiles (examen, divorce, gestion d'un conflit…).

Évaluation de la motivation

Avant de prescrire un traitement pour arrêter de fumer, par exemple, le thérapeute doit savoir si son patient est bien motivé au changement de son comportement-problème.

Les motifs à changer

Le patient est-il motivé à changer son comportement ?

Une fois repéré le comportement-problème, le professionnel doit demander à son patient s'il souhaite le changer ? « Souhaitez-vous arrêter de fumer ? » Si la réponse est « Non » ou « Je n'envisage pas un arrêt en ce moment », la conclusion s'impose d'elle-même, le patient est encore au stade d'indétermination (voir ci-dessus).

Quel est le degré de cette motivation ?

Si la réponse est « Oui », il est nécessaire de connaître le degré de motivation. La pratique montre combien les niveaux de motivation de patients se rendant à une consultation de tabacologie pour arrêter de fumer sont variés. Une façon simple d'évaluer ce degré de motivation est de demander au patient de la coter sur une échelle analogique (de 0 à 10). Ont également été développés des questionnaires de motivations comme l'échelle Q-Mat [8] (voir en annexe, p. 147).

Si le score de cette échelle est inférieur à 6 le patient n'est pas motivé à l'arrêt. Si le score est compris entre 7 et 12, la motivation est moyenne. Si le score est supérieur à 12, la motivation est considérée comme bonne. L'expérience clinique montre que seuls des résultats supérieurs à 16 sont synonymes d'une bonne motivation.

Quelles sont ces motivations ?

L'interrogatoire doit être complété par la demande au patient de ces motifs aux changements. Comme le dit le professeur Molimard [9], certains patients répondent à la question « Pourquoi souhaitez-vous arrêter de fumer ? » par un « Parce que ! » révélant par là même une certaine difficulté à connaître ou à dire leur motivation profonde. Cependant les motivations à arrêter de fumer les plus fréquemment citées sont :

- la santé : risque de maladies graves, sexualité, fertilité ;
- l'intoxication de l'entourage ;
- l'aspect physique : visage, dents, doigts, voix ;
- la liberté retrouvée ;
- les finances ;
- l'estime de soi ;
- l'image sociale.

Liberté, estime de soi, image sociale semblent être pour la majorité des fumeurs les motivations les plus porteuses actuellement.

Ces motivations vont-elles réellement aider la personne à avancer ?

Le thérapeute doit faire la part dans cette liste entre les motivations réelles et pertinentes pour le patient lui-même et les motivations de peu de valeurs. À titre d'exemple, l'immense majorité des fumeurs expriment devant le tabacologue leur désir d'arrêter de fumer à cause des risques encourus en fumant, risques bien réels. Mais si nous mettons en regard de cette majorité de fumeurs le nombre d'arrêts après un infarctus du myocarde ou une amputation, nous voyons combien cette motivation « santé » n'est pas toujours suffisante pour vaincre ce comportement qui est renforcé par une dépendance physique forte chez un fumeur sur deux en France [10]. Il est d'autant plus important d'être attentif à cette motivation « santé » qu'elle peut ne pas tenir dans le temps. En effet, l'évocation d'un risque important peut être dans certains cas suffisant pour pousser une personne à arrêter. Mais, et c'est heureux, l'arrêt du tabac s'accompagne d'une réduction du risque. Le patient en est conscient. Il peut à distance de son arrêt, penser que son risque d'avoir fumé est désormais terminé. Sa motivation globalement baisse et il reprend sa cigarette.

La confiance en soi à changer, les craintes à l'arrêt

L'évaluation de la confiance en soi est également nécessaire et trop souvent négligée. Deux questions simples peuvent orienter le thérapeute dans sa prise en charge. On peut proposer au patient de coter sur une échelle analogique sur 10 points la confiance qu'il a en lui pour arrêter de fumer. La seconde question est ouverte : « Que craigniez-vous en arrêtant de fumer ? ». Des réponses données par le fumeur, découleront une prise en charge voire une orientation si nécessaire (pour travailler la confiance en soi par exemple ou encore la gestion du stress autrement qu'avec la cigarette...) [11].

Entretien motivationnel (EM)

L'entretien motivationnel est une technique développée par Rollnick et Miller *pour aider une personne à se motiver* et non une technique pour motiver quelqu'un [6]. Nous avons tous essayé de « motiver » un proche à accomplir une tâche, à prendre une bonne décision... Nous lui donnons nos « bonnes raisons » pour ce faire. Le plus souvent, malgré notre bonne volonté, nos arguments n'aboutissent pas ! Cette inefficacité tient vraisemblablement à deux raisons :

- nos arguments ne sont pas toujours des motifs pertinents pour nos proches ;
- lorsqu'une personne est hésitante à modifier son comportement, c'est qu'elle a en tête des arguments pour changer et des arguments contre ce changement. Donner à cette personne des arguments supplémentaires pour changer, va amener le plus souvent et de façon automatique la dite personne à mettre en avant ses arguments allant à l'encontre du changement, une façon de nous dire « Et les raisons qui me poussent à ne pas changer, j'en fais quoi ? ».

L'EM ne peut donc chercher à motiver un patient en lui donnant des arguments pour changer son comportement, mais se doit d'aider la personne à avancer dans sa recherche de réponses aux questions : *pourquoi et comment changer ?*

Pour y parvenir, le thérapeute doit adopter diverses attitudes.

Manifester de l'empathie

L'empathie est définie comme la compréhension des sentiments de la personne. Pour la comprendre, il faut savoir écouter et faire percevoir à notre interlocuteur que nous l'avons compris. Nous pouvons utiliser des mots (« Je comprends. J'entends bien ce que vous me dites... »), mais aussi un langage non verbal (hochement approbatif de la tête, position du corps légèrement penché en avant sur le bureau par exemple...). Comprendre ne veut pas dire nécessairement être d'accord sur tout. Il faut savoir *avec empathie* dire notre désaccord à notre patient devant une décision qui nous semble inadaptée ou un refus d'une thérapeutique proposée, sans chercher à forcer le patient à adopter notre propre opinion.

Explorer l'ambivalence

Si le patient est encore ambivalent, il se produira des blocages sur le chemin de l'arrêt. Il est donc nécessaire qu'il prenne conscience de la persistance en son for intérieur d'éléments bloquant son avancée comme l'envie de garder le plaisir d'une cigarette.

Ne pas forcer la résistance, éviter l'affrontement

Toute résistance au changement de la part du patient doit être perçue par le thérapeute et il va travailler avec elle. Celui-ci ne doit pas chercher à vaincre cette résistance au risque de perdre son patient.

Renforcer le sentiment de liberté de choix

Dans une démarche de changement de comportement, c'est le patient lui-même qui est l'acteur de cette démarche. Il en est aussi le metteur en scène. Il choisit la date de début de sa démarche et il sélectionne les moyens à utiliser.

Renforcer le sentiment d'efficacité personnelle

Rien ne peut se faire, si le patient n'a pas confiance en lui-même pour réaliser sa tâche. Le thérapeute se doit d'aider son patient à acquérir ou bonifier cette confiance. Il est utile par exemple de valoriser tout objectif atteint.

Travailler sur les craintes à l'arrêt

C'est-à-dire lever les obstacles tels que :

- symptômes de sevrage ;
- prise de poids ;
- absence de volonté...

Éviter certains pièges

C'est-à-dire :

- le piège des questions-réponses (voir les questions ouvertes *infra*) ;
- le piège de l'expert : le meilleur expert (« Personne apte à juger de quelque chose, connaisseur », Petit Larousse 2005) du comportement du patient est le patient lui-même ; il se connaît beaucoup mieux que le thérapeute n'arrivera à le connaître ; le thérapeute est l'expert médical, celui qui sait « les choses de la médecine » ; cette expertise est très importante mais elle ne peut être efficace qu'associée à l'expertise du patient sur lui-même ;
- le piège de l'étiquette diagnostique : de nombreux patients se sentent prisonniers d'un diagnostic, à titre d'exemple : « Vous êtes dépressif ! » ; ces étiquettes peuvent enfermer les patients dans un schéma cognitif personnel : « Je suis dépressif m'a dit le docteur, c'est pour cela que je n'arrive pas à arrêter de fumer. Donc je suis un faible (postulat résultant de l'éducation, souvent entendu) » ; ce qui entraîne une augmentation de la dépression et renforce l'idée de ne jamais pouvoir arrêter de fumer ;
- le piège du jugement : il est capital qu'une relation de confiance s'installe entre le patient et le thérapeute ; or celle-ci ne peut se créer et perdurer que si le patient se sent compris mais non jugé (ce qui est toujours vécu négativement).

Méthodologie

Il faut utiliser une méthodologie précise lors de ces entretiens développée là aussi par Rollnick et Miller [6].

Poser des questions ouvertes

Elles ont le double avantage par rapport aux questions fermées de connaître rapidement ce qui est le plus important aux yeux du patient dans son histoire. Et d'offrir également au patient un espace de liberté, espace empathique s'il en est, lui permettant de se sentir entendu (voir exemples *infra*).

Questions fermées	Questions ouvertes
Souhaitez-vous arrêter de fumer ?	Qu'est-ce qui vous amène à cette consultation ?
Combien de cigarettes fumez-vous par jour ?	Parlez-moi de votre consommation de tabac

Avoir une écoute active (écoute en écho)

Trois types d'écho sont possibles :

- *écho simple* (reformulation neutre d'un propos motivationnel) : l'écho simple permet au patient d'entendre de nouveau son propos ; à cela deux intérêts : d'une part, il sait ainsi que le thérapeute l'a bien entendu ; d'autre part, l'écho renforce l'importance du propos en l'entendant deux fois (une fois de la bouche du patient, une seconde dans celle du thérapeute) ;
- *écho amplifié* (exagération d'un propos, mais sans ironie) : l'exagération de l'écho amplifié a de multiples intérêts ; il ouvre la porte au patient qui peut ainsi préciser son propos ; à titre d'exemple :
  - *Le patient* : « Depuis quelque temps, je suis essoufflé dès que je cours. »
  - *Le thérapeute* : « Votre essoufflement vous empêche de faire du sport. »
  - *Le patient* : « J'arrive encore à courir mais plus comme avant. C'est vrai que cela m'ennuie, car j'aimerais bien reprendre le jogging… »

  Le patient en précisant ainsi sa pensée, donne un élément de motivation supplémentaire : il aimerait reprendre le jogging…
- *double écho* (reformulation d'un propos suivie du rappel d'un propos contradictoire) : le double écho nécessite beaucoup d'attention ; il permet de mettre en exergue les contradictions (l'ambivalence) du patient : « Vous m'avez dit tout à l'heure souhaiter arrêter de fumer car cela vous gêne de fumer devant vos enfants. Et j'ai bien compris que vous aimez fumer à la fin des repas. » Il est important que le thérapeute évite d'émettre un avis personnel sur cette contradiction. Il doit laisser le patient faire le chemin qui mène de la prise de conscience de l'ambivalence existante à la prise de décision : « J'arrête de fumer pour ne plus gêner mes enfants » ou « Je conserve le plaisir de fumer à la fin des repas. »

Soutenir les besoins de changement exprimés

Que ce soit en faisant un écho ou en félicitant le patient de sa décision, tout souhait de changement exprimé par le fumeur doit être relevé et renforcé par le thérapeute. « Je comprends que ne plus fumer chez vous a de l'importance. »

Faire de brefs résumés

Les résumés dans une consultation sont courants. Dans l'EM, les résumés servent d'écho mais permettent aussi de clarifier et de classer les points discutés avec le patient selon des chapitres précis : les craintes, les bénéfices souhaités à l'arrêt, les bénéfices perçus depuis l'arrêt, les stratégies comportementales efficaces pour réduire une envie… Ces résumés aident le patient à mieux mémoriser son apprentissage.

Au-delà de la technique, l'EM est une façon d'être du thérapeute vis-à-vis de son patient, importante dans l'aide au changement de comportement quel que soit le stade d'évolution de celui-ci : phase de motivation, phase de changement (la période de sevrage tabagique par exemple), phase de maintien du nouveau comportement. Il n'est pas « naturel » aux soignants qui ont appris sur les bancs des écoles et des facultés à ordonner (le mot « ordonner » se retrouve dans « ordonnance »). Cependant, les études faites par toutes les équipes pratiquant l'EM montrent son efficacité [12]. L'entretien motivationnel a été décrit pour les addictions, en premier pour les patients abuseurs ou dépendants à l'alcool. Mais il est utile dans tout aide au changement de comportement : pathologies chroniques, trouble du comportement alimentaire…

La motivation, point d'orgue de la prévention des reprises du tabagisme

Les causes de la reprise du tabagisme dans les premiers mois de l'arrêt sont dues à l'absence ou aux erreurs de prise en charge des dépendances : sous-dosage nicotinique, comorbidité anxio-dépressive, dépendance comportementale ou cognitive [5]. À distance de l'arrêt, la reprise d'une cigarette est motivée par l'envie de retrouver l'un des effets psychoactifs du tabac : plaisir de la convivialité, effet antistress… La balance motivationnelle se compose alors de : plaisir à (re)fumer d'un côté (plaisirs, bénéfices), intérêt à ne plus fumer de l'autre. Si le professionnel de santé a la possibilité de voir ce fumeur de nouveau hésitant il peut grâce à l'EM aider de nouveau au renforcement de la motivation à poursuivre l'arrêt.

Conclusion

L'aide à la motivation est une technique nouvelle pour les thérapeutes. Elle peut devenir une nouvelle façon d'être face aux patients permettant aux professionnels de santé d'être plus efficaces dans l'aide au changement de comportement de nos patients, en particulier en cas d'addictions comme le tabagisme.

Bibliographie

[1] Cottraux J. Les Thérapies comportementales et cognitives. Paris, Masson, 2002, p. 4.
[2] TCC et addictions. Alcoologie et addictologie 2000 ; 22 : 4 ; 1 vol.
[3] Dupont P. Rôle du médecin généraliste chez l'ex-fumeur. Rev Prat 2003 ; 623 : 1083-1086.
[4] Prochaska O, Di Clemente CC. Stages and processes of self-change of smoking : towards an integrative model of change. J Consult Clin Psychology 1983 ; 51 : 390-395.
[5] Lagrue G, Dupont P. Les rechutes après sevrage tabagique. Rev Prat 2003 ; 599 : 67-70.
[6] Rollnick S, Miller WR. What is motivational interviewing ?. Behavioural and Cognitive Psychotherapy 1995 ; 23 : 325-334.
[7] Aubin HJ. L'entretien motivationnel. Le Courrier des addictions 2001 ; 3 : 117-118.

[8] Lagrue G, Légeron P, Dupont P. La motivation à l'arrêt du tabac : comment l'évaluer et la faire évoluer. Entretiens de Bichat 2001. Médecine 46-48.
[9] Molimard R. La Fume. Paris, Sidès, 2003, p. 175.
[10] AFSSAPS. Les Stratégies médicamenteuses et non médicamenteuses d'aide à l'arrêt du tabac. Argumentaire. Paris, 2003.
[11] Molimard R. Petit manuel de défume. Paris, Sidès, 2006.
[12] Site internet : http://www.motivationalinterview.org/ et http://www.entretien-motivationnel.fr

Annexe 1

Échelle Q-MAT

Évaluation de la Motivation à l'Arrêt du Tabac	Score
1. Pensez-vous que dans 6 mois :	
Vous fumerez toujours autant ?	0
Vous aurez diminué un peu votre consommation de cigarettes ?	2
Vous aurez beaucoup diminué votre consommation de cigarettes ?	4
Vous aurez arrêté de fumer ?	8
2. Avez-vous, actuellement, envie d'arrêter de fumer ?	
Pas du tout	0
Un peu	1
Beaucoup	2
Enormément	3
3. Pensez-vous que, dans 4 semaines :	
Vous fumerez toujours autant ?	0
Vous aurez diminué un peu votre consommation de cigarettes ?	2
Vous aurez beaucoup diminué votre consommation de cigarettes ?	4
Vous aurez arrêté de fumer ?	6
4. Vous arrive-t-il de ne pas être content(e) de fumer ?	
Jamais	0
Quelquefois	1
Souvent	2
Très souvent	3
Score Total (/20)	

18 Éducation et lombalgies

V. Foltz, F. Alliot-Launois

Les rhumatologues sont soumis à plusieurs défis :

- nombreuses maladies chroniques, sans traitement curatif ; la prise en charge repose essentiellement sur des traitements symptomatiques ;
- risques liés au mode de vie actuel prenant une part importante dans le vécu de la maladie : stress, sédentarité, tabac, régimes alimentaires, recours aux médecines alternatives... Difficultés socioprofessionnelles et familiales ayant fréquemment un retentissement sur la maladie et le patient ;
- de nombreuses informations médicales accessibles aux patients, de qualité hétérogène, peu contrôlables : les médias, le grand public (presse, TV, radio, internet) et les associations de malades.

Face à ces différents défis les rôles des praticiens et du patient se sont totalement modifiés. Le praticien n'est plus seulement prescripteur et le patient plus seulement passif. Le médecin doit informer et éduquer son patient sur sa maladie et ses traitements dans le but d'impliquer son patient à faire face à sa pathologie. Le malade doit accepter sa maladie pour la gérer au mieux. Le rôle du praticien devient celui d'un accompagnant, à l'origine de dialogue, d'échange et de conseils. Ainsi l'objectif dans la prise en charge n'est plus simplement de lutter contre les maladies chroniques mais d'inciter les patients à participer activement à la gestion de leur maladie et des traitements : le patient n'est plus « l'objet » des soins mais l'un des acteurs essentiel (patient partenaire).

Problème de la lombalgie

La lombalgie commune (LB) constitue un véritable problème de santé publique. C'est une maladie universelle, véritable fléau des pays industrialisés dont les conséquences en termes d'invalidité et de coût de prise en charge sont en continuelle hausse. Sa prévalence chez l'adulte est estimée entre 70 et 85 % [1]. Le nombre d'arrêts de travail liés à la lombalgie représente 11 à 19 % des arrêts de travail totaux. Une minorité des patients lombalgiques (5-7 %) devient chronique (douleur au-delà de trois mois). Cependant c'est à cette minorité de patients que reviennent les plus forts pourcentages d'invalidité, d'arrêt de travail et les coûts les plus élevés.

L'évolution vers la chronicité est nettement influencée par de fausses craintes et croyances concernant la pathologie et la façon de se prendre en charge. Ces craintes et croyances des patients comme celles des médecins favorisent la persistance de la douleur lombaire au-delà de la phase aiguë [2, 3]. Ces phénomènes ont été très bien décrits par Vlayen *et al.* [4] (figure 18.1) : les patients ayant une expérience négative et/ou une mauvaise gestion de la douleur rentrent dans un

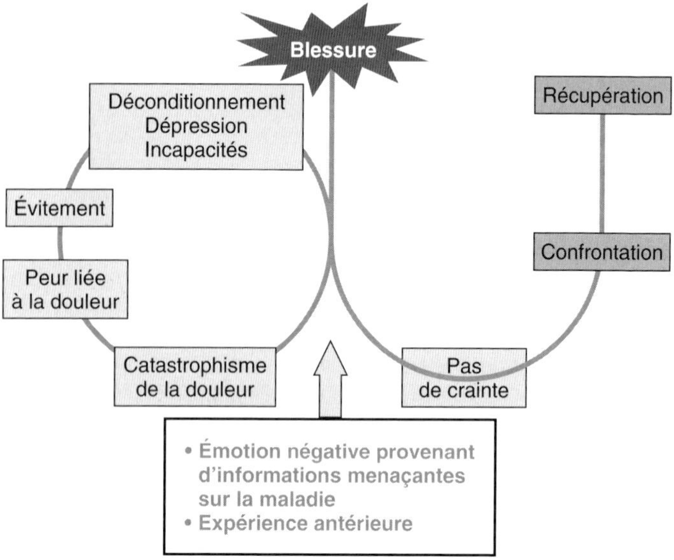

Figure 18.1
Évolution de la lombalgie en fonction des craintes et croyances (d'après [4]).

cercle vicieux. Ils ont peur de faire des mouvements (kinésiophobie), se démusclent, finissent par déprimer ce qui ne fait qu'aggraver leurs sensations. À ce titre, Tom Mayer a décrit pour le LB chronique il y a 20 ans, le syndrome de déconditionnement à l'effort [5] qui associe : une perte de mobilité, une raideur des muscles sous-pelviens, une diminution des performances musculaires (essentiellement sur les extenseurs du rachis) et un retentissement psychosocial majeur. Le patient souffrant d'une maladie « invisible » physiquement devient à force incompris, exclu par son environnement familial et professionnel. À terme, son image corporelle devient perturbée. Pour éviter d'en arriver à un tel état de chronicité, un certain nombre de règles ont été élaborées.

Messages fondamentaux délivrés au cours du travail d'éducation dans la lombalgie

Prise en charge initiale de la lombalgie aiguë

Repos

Il existe aujourd'hui plusieurs arguments scientifiques démontrant que le repos est nocif dans la lombalgie commune [6-9]. Ces données ont été obtenues dans des études américaines et finlandaises mais également en France ou le système est plus social, protège davantage les travailleurs [6]. Ainsi il est conseillé de maintenir les activités de la vie quotidienne dans les limites autorisées par la douleur. L'arrêt de travail n'est pas systématique. Il n'est pas question de refuser de prescrire un arrêt de travail à un travailleur de force ou à une personne ayant de longs trajets mais de proscrire le repos strict au lit. En suivant ces recommandations, il a été démontré que l'on observait plus de guérison, un retour au travail plus rapide, moins d'incapacité à long terme et moins de récidive.

Diagnostic lésionnel

La lombalgie commune est très fréquente. Quasiment toutes les structures composant le rachis peuvent être à l'origine de douleurs : les vertèbres (tassement, fractures), les disques (discopathies), les ligaments (entorses), les muscles (contusions, élongation…), les articulaires postérieurs (arthrose), les vaisseaux (micro-infarctus), les nerfs (radiculalgies). Cependant dans la majorité des cas (80 %) il est impossible de faire un diagnostic lésionnel précis. Il est de plus démontré qu'il n'existe pas de corrélation entre ce que l'on peut observer au niveau radiologique et clinique. À titre d'exemple, plus de 30 % de personnes asymptomatiques chez qui on réalise une imagerie ont une pathologie discale [10].

Par ailleurs il est démontré que de donner au patient un diagnostic lésionnel précis (par exemple hernie discale) augmente presque par cinq le risque de passage à la chronicité [11].

Les explorations radiologiques n'ont d'intérêt qu'en cas de signe « d'alerte rouge » ou *red flags*, c'est-à-dire des signes ou symptômes évoquant un diagnostic autre que mécanique (infection, tumeur…) (tableau 18.1).

Tableau 18.1
Signes d'alerte rouge

– Âge de début < 20 ans ou > 55 ans
– Traumatisme violent
– Douleur constante, progressivement croissante
– Douleur non mécanique
– Anomalies neurologiques : bilatérale, troubles sphinctériens, atteinte pyramidale
– Douleur thoracique associée (vasculaire ?)
– Terrain polyvasculaire, anévrysme ?
– Altération de l'état général, perte de poids, sueurs, fièvre
– Antécédent de néoplasie
– Toxicomanie, VIH
– Corticothérapie générale

Prévenir et agir sur les facteurs de risque de passage à la chronicité

Certains facteurs sont bien connus pour être associés à un risque d'évolution vers des douleurs chroniques. Globalement on distingue deux types de risques : ceux sur lesquels on va pouvoir agir (possiblement modifiables) et ceux face auxquels on ne peut absolument rien (difficilement ou non modifiables) (tableau 18.2). Tous les efforts doivent donc se concentrer pour tenter d'agir sur les premiers.

Tableau 18.2
Facteurs de risque de passage à la chronicité.

Possiblement modifiables	Difficilement ou non modifiables
Donner un diagnostic précis au patient	Démographiques : sexe, âge
Expositions aux vibrations (préconiser un changement de poste)	Contexte socioprofessionnel : bas niveau d'éducation, statut familial défavorable, poste de travail avec importantes contraintes mécaniques, insatisfaction au travail
Psychosociaux : perception d'incapacité, *coping* inapproprié (réassurance, mise en confiance)	Contexte médico-légal : accident de travail, conflit médico-légal
Soins : repos, type d'intervention, prise en charge tardive (proscrire les repos, prescrire des antalgiques efficaces)	Contexte psychologique : trouble de la personnalité (hystérique, hypochondriaque)
	Clinique : comorbidités, problème d'équilibre, antécédents de LB ou chirurgie lombaire, présentation initiale de la LB (intensité de la douleur, irradiation aux membres inférieurs)

On remarque que beaucoup de ces facteurs sont des facteurs environnementaux et non directement liés au problème rachidien (anatomique ou clinique) en lui-même.

Prise en charge de la douleur

Elle est fondamentale. D'où l'importante de bien expliquer au patient l'intérêt des différents traitements symptomatiques. Les patients sont souvent réfractaires aux médicaments : par peur d'habitude et de dépendance, par crainte de masquer la douleur ou des effets indésirables. Il est fondamental de donner des informations au patient sur le but de nos prescriptions. Ces traitements ne sont pas faits pour guérir mais pour soulager, faire en sorte que les douleurs soient supportables (en attendant que le temps fasse le reste) afin de pouvoir maintenir autant que possible une activité. Une mauvaise prise en charge initiale conditionne l'évolution de la lombalgie commune.

Dans la lombalgie chronique

Les traitements à cette étape reposent sur : une prise en charge antalgique voire antidépressive quand la répercussion thymique est majeure, une remise en confiance, une rééducation. À ce niveau la prise en charge est le plus souvent pluridisciplinaire. Depuis quelques années se sont développés en France des programmes de réentraînement à l'effort (PRE), inspirés de ce qui se fait aux États-Unis et dans d'autres pays d'Europe. Ces programmes se font sur 3 à 6 semaines,

5 à 6 heures par jour. Plusieurs activités sont associées : physiques (renforcement et endurance musculaire), ergonomiques, cardio-training, relaxation, soutien psychologique, social et diététique. La place de l'éducation est continue et la démarche du patient se veut active avec une progression sous forme de contrat.

Évaluation des différents moyens « d'éducation »

Éducation du praticien

Cette étape est fondamentale pour parvenir à une éducation satisfaisante du patient. Les idées nouvelles passent d'abord par le praticien qui les « enseigne » dans un second temps à son patient. Dans ce sens, il est fondamental pour un praticien de bien connaître la pathologie pour pouvoir rassurer son patient et de ne pas divulguer des idées fausses. L'éducation des soignants peut se faire par le biais des études, des guidelines élaborés par des groupes d'experts, de la formation médicale continue, de la lecture de journaux scientifiques, de son expérience…

Cependant malgré tous ces outils, la réalité est plus dure et la modification des pratiques médicales est difficile à mettre en place. Des travaux récents montrent que seulement 10 à 20 % des démarches diagnostiques, thérapeutiques sont fondées sur les guidelines [12]. Plusieurs obstacles à ces « bonnes pratiques » ont été répertoriés : liés à la mauvaise adhésion des médecins (manque de connaissances, désaccord, manque de compétence, scepticisme, manque de motivation au changement) ; liés au patient (refus du patient, adaptation personnelle) ; liés aux guidelines elles-mêmes (utilisation difficile, efficacité limitée des traitements) ; liés à l'environnement (temps, problème de coût et de remboursement, augmentation des responsabilités, manque de supports…). Une des rares études ayant évalué à un an la modification de la pratique de médecin généraliste en Australie a montré un effet bénéfique d'une campagne publicitaire télévisuelle sur les connaissances, la confiance en soi, et les prescriptions [13].

Éducation des patients

L'éducation des patients lombalgiques est nécessaire. Elle s'intègre très bien à la prise en charge de la lombalgie en permettant au patient de modifier ses peurs et ses croyances ainsi que sa perception de la maladie. Le but est d'obtenir une meilleure compréhension et gestion de ses problèmes de dos, d'être moins inquiet, gêné et invalidé, plus actif et ainsi moins dépendant du système de soins. Les moyens d'éducation des patients sont nombreux.

Campagnes d'information au sein de la population

Dans l'étude australienne déjà citée, les auteurs se sont également intéressés aux répercussions de la campagne télévisée au sein d'un échantillon de la population (n = 4 730) tiré au sort. Les résultats montrent que de délivrer un message positif par des personnes médiatiques a des conséquences positives à un an concernant les craintes et les croyances des personnes interrogées, permet de réduire le nombre de revendication, ainsi que le nombre de jours d'arrêt de travail et les dépenses de santé en rapport avec des problèmes lombaires [14]. Ces résultats se maintiennent 3 ans après la fin de la campagne [15]. Internet est un autre moyen d'éducation touchant la population générale. Cependant l'évaluation de 60 sites ayant pour thème la lombalgie est très médiocre [16].

Moyens d'information passive

Il s'agit de tout ce qui peut être lu ou entendu concernant la lombalgie par le biais de la consultation, de livret, de CD-rom, de cours. Les moyens sont très nombreux, pas tous évalués, le plus connu étant le *Back Book* élaboré par A. K. Burton en 1999 [17] et traduit et adapté en français en 2003 sous le titre *Guide du dos* [18]. Globalement ces techniques ont un intérêt certain mais ne suffisent pas à elles seules surtout dans les douleurs chroniques. Cependant, elles améliorent les connaissances des patients et la satisfaction face aux soins.

Moyens collectifs

Ces moyens comprennent les écoles du dos (ECD), les thérapies cognitivo-comportementales (TCC) et les programmes de reconditionnement à l'effort (PRE).

Les ECD basées essentiellement sur un travail d'information théorique et pratique, de posture et d'économie lombaire, ont démontré avoir une efficacité modérée [19]. Aujourd'hui, les recommandations de l'Anaes sont claires : il n'y a pas de preuve d'efficacité des ECD seules. Elles doivent être réalisées en association à des exercices physiques. Dans ce cas le niveau de preuve est de grade B, c'est-à-dire fondé sur une présomption et non sur une preuve scientifique.

Les TCC reposent sur les différentes composantes de la douleur : sensori-discriminative, affective-émotionnelle, cognitive et comportementale. La composante sensori-discriminative correspond à la physiologie de la douleur.

La composante affective-émotionnelle reflète son aspect désagréable et peut évoluer vers l'anxiété et la dépression. La composante cognitive comprend l'attention et les croyances vis-à-vis de la douleur. Elle fait référence aux expériences douloureuses antérieures. La composante comportementale regroupe l'ensemble des manifestations observables du patient douloureux chronique. Ces manifestations jouent un rôle dans la communication du patient. Elles induisent des situations désirées (renforcement positif) et permettent d'éviter des situations déplaisantes (apprentissage de l'évitement).

Ces TCC reposent donc essentiellement sur deux grands principes : le cognitif, c'est-à-dire la transmission de la connaissance de ce que l'on sait sur la lombalgie et le comportemental pour, à partir de cette connaissance, tenter de modifier les attitudes des personnes. L'équipe thérapeutique cherche ainsi à établir une alliance thérapeutique, pour recourir à des stratégies adaptées au cas particulier du patient, afin d'augmenter ses chances de réussite. Les TCC ont des méthodes différentes, mais comprennent toutes certaines d'activité : communication, management du stress, *coping*, relaxation, mise en situation parfois associés à des exercices. Dans le cadre de la lombalgie aiguë, ces thérapies ont démontré avoir un effet positif à long terme sur la douleur et les index de santé mesurés sur le travail, les soins utilisés, l'incapacité et les activités physiques. En revanche dans la lombalgie chronique, les TCC ont un intérêt si, et seulement si, elles sont associées à des exercices.

Les PRE s'adressent à de petits groupes de patients lombalgiques chroniques en arrêt de travail ou sans emploi mais ayant un projet professionnel.

La philosophie de ces programmes repose sur la notion de déconditionnement à l'effort [5]. Comme nous l'avons dit précédemment, ce syndrome qui n'est pas seulement l'expression de la douleur, se caractérise par une réduction de la mobilité lombaire sous-pelvienne, une diminution de la force et de l'endurance des muscles du tronc (inversion du rapport entre les muscles extenseurs et fléchisseurs), une augmentation des scores d'anxiété et de dépression, une inadaptation physique et psycho-comportementales et un isolement socioprofessionnel. Le patient se crée de fausses croyances et craint de voir apparaître un nouvel épisode douloureux, au cours d'un effort ou d'un exercice (cinésiophobie). Ceci aboutit à un cercle d'inactivité duquel le patient ne peut plus sortir.

L'objectif principal de ces programmes est de remettre ces patients en confiance afin qu'ils puissent reprendre leur activité physique mais surtout professionnelle. Les objectifs secondaires sont la restauration des capacités physiques, cardiovasculaires, fonctionnelles et psycho-comportementales. Le patient est averti dès la première consultation que le but n'est pas de faire disparaître ou de diminuer la douleur mais d'apprendre à vivre avec et de la gérer au quotidien. Ainsi l'arrêt des exercices se fait quand le programme est réalisé et non quand une douleur apparaît. Ces programmes passent donc par une démarche volontaire et active du patient.

Ces programmes reposent sur une prise en charge pluridisciplinaire avec médecins, rééducateurs, ergothérapeutes, diététicien, assistante sociale, psychologues et idéalement avec la complicité du médecin du travail. Compte tenu de la complexité de cette prise en charge les patients sont hospitalisés, le plus souvent en hôpital de jour, ce qui leur permet venir et de repartir tous les jours et de les mettre ainsi dans les conditions du travail (le trajet faisant parti du PRE). La durée varie de 3 à 6 semaines avec 5 à 6 heures d'exercices par jour (musculation, cardio-training, relaxation, balnéothérapie, manutention, proprioception). Les consultations plus personnalisées se font au cours de ces journées. Le travail d'éducation se fait en continu durant les différentes activités avec un discours qui contient les différents messages définis précédemment.

Les résultats des études internationales et françaises montrent que les PRE ont une efficacité sur le taux de reprise du travail à 1 et 2 ans compris entre 60 et 95 %. Les résultats sont également positifs sur les paramètres physiques, les scores de dépression et d'anxiété, les indices fonctionnels et de qualité de vie, la consommation médicamenteuse et le recours aux soins. Récemment, dans une étude randomisée, les résultats de ces PRE se sont révélés être équivalents à ceux de la chirurgie [20]. Les résultats sont en revanche plus variables sur la douleur, en sachant que le but de ces PRE n'est pas de faire diminuer l'intensité douloureuse mais d'apprendre à la gérer. Le rapport coût-bénéfice de ces types de prise en charge commence à être évalué [21].

Conclusion

Dans le cadre de la lombalgie non spécifique, la recherche d'une cause est souvent vaine et ne doit être entreprise qu'en cas de signe d'alerte rouge et en cas de douleur traînante (durée supérieure à 1 mois).

L'évolution vers la chronicité est davantage liée à des facteurs psychosociaux qu'à des facteurs biomédicaux ou biomécaniques.

L'incapacité n'est pas forcément corrélée à la déficience. Elle est davantage influencée par des facteurs extrinsèques : attitudes et croyances culturelles, conditions économiques, problèmes psychologiques.

À ce titre l'éducation est fondamentale au sein de la population générale et de la population lombalgique aiguë et subaiguë où elle a un rôle de prévention primaire et secondaire. L'éducation des praticiens et des patients est importante pour modifier les facteurs de risque associés à l'apparition ou à la chronicisation de la lombalgie. Le but est d'éviter que le patient ne se retrouve dans un processus où il se sent « handicapé ».

À l'étape chronique, on est dans le cadre de la prévention tertiaire où il est nécessaire d'éviter la désocialisation et l'incapacité des patients. L'éducation a là encore toute sa place. Le message repose essentiellement sur des explications des douleurs, une réassurance et une remise en confiance physique et morale.

Bibliographie

[1] Andersson GB. Epidemiological features of chronic low-back pain. Lancet 1999 ; 354 : 581-585.

[2] Coudeyre E, Rannou F, Coriat F, Brin S, Revel M, Poiraudeau S. Back pain beliefs in acute low back pain patients. ISSLS 2005 ; 145.

[3] Coudeyre E, Rannou F, Coriat F, Brin S, Revel M, Poiraudeau S. General practitionners' back pain beliefs influence their management of patients with low back pain. ISSLS 2005 ; 146.

[4] Vlaeyen JW, Linton SJ. Fear-avoidance and its consequences in chronic musculoskeletal pain : a state of the art. Pain 2000 ; 85 : 317-332.

[5] Mayer TG, Smith SS, Keeley J, Mooney V. Quantification of lumbar function. Part 2 : Sagittal plane trunk strength in chronic low-back pain patients. Spine 1985 ; 10 : 765-772.

[6] Rozenberg S, Delval C, Rezvani Y, Olivieri-Apicella N, Kuntz JL, Legrand E, Valat JP, Blotman F, Meadeb J, Rolland D, Hary S, Duplan B, Feldmann JL, Bourgeois P. Bed rest or normal activity for patients with acute low back pain : a randomized controlled trial. Spine 2002 ; 27 : 1487-1493.

[7] Waddell G, Feder G, Lewis M. Systematic reviews of bed rest and advice to stay active for acute low back pain. Br J Gen Pract 1997 ; 47 : 647-652.

[8] Malmivaara A, Hakkinen U, Aro T, Heinrichs ML, Koskenniemi L, Kuosma E, Lappi S, Paloheimo R, Servo C, Vaaranen V et al. The treatment of acute low back pain – bed rest exercises, or ordinary activity ?. N Engl J Med 1995 ; 332 : 351-355.

[9] Hagen KB, Jamtvedt G, Hilde G, Winnem MF. The updated cochrane review of bed rest for low back pain and sciatica. Spine 2005 ; 30 : 542-546.

[10] Greenberg JO, Schnell RG. Magnetic resonance imaging of the lumbar spine in asymptomatic adults. Cooperative study--American Society of Neuroimaging. J Neuroimaging 1991 ; 1 : 2-7.

[11] Abenhaim L, Rossignol M, Gobeille D, Bonvalot Y, Fines P, Scott S. The prognostic consequences in the making of the initial medical diagnosis of work-related back injuries. Spine 1995 ; 20 : 791-795.

[12] Cabana MD, Rand CS, Powe NR, Wu AW, Wilson MH, Abboud PA, Rubin HR. Why don't physicians follow clinical practice guidelines ? A framework for improvement. JAMA 1999 ; 282 : 1458-1465.

[13] Buchbinder R, Jolley D, Wyatt M. 2001 Volvo Award Winner in Clinical Studies : Effects of a media campaign on back pain beliefs and its potential influence on management of low back pain in general practice. Spine 2001 ; 26 : 2535-2542.

[14] Buchbinder R, Jolley D, Wyatt M. Population based intervention to change back pain beliefs and disability : three part evaluation. BMJ 2001 ; 322 : 1516-1520.

[15] Buchbinder R, Jolley D. Effects of a media campaign on back beliefs is sustained 3 years after its cessation. Spine 2005 ; 30 : 1323-1330.
[16] Butler L, Foster NE. Back pain online : a cross-sectional survey of the quality of web-based information on low back pain. Spine 2003 ; 28 : 395-401.
[17] Burton AK, Waddell G, Tillotson KM, Summerton N. Information and advice to patients with back pain can have a positive effect. A randomized controlled trial of a novel educational booklet in primary care. Spine 1999 ; 24 : 2484-2491.
[18] Coudeyre E, Givron P, Gremeaux V, Lavit P, Herisson C, Combe B, Burton K, Poiraudeau S. Traduction française et adaptation culturelle du « Back book ». Ann Readapt Med Phys 2003 ; 46 : 553-557.
[19] Heymans MW, Van Tulder MW, Esmail R, Bombardier C, Koes BW. Back schools for non-specific low-back pain. Cochrane Database Syst Rev 2004 ; 18 ; CD000261
[20] Fairbank J, Frost H, Wilson-MacDonald J, Yu LM, Barker K, Collins R, for the Spine Stabilisation Trial Group. Randomised controlled trial to compare surgical stabilisation of the lumbar spine with an intensive rehabilitation programme for patients with chronic low back pain : the MRC spine stabilisation trial. BMJ 2005 ; 330 : 1233-1239.
[21] Rivero-Arias O, Campbell H, Gray A, Fairbank J, Frost H, Wilson-MacDonald J. Surgical stabilisation of the spine compared with a programme of intensive rehabilitation for the management of patients with chronic low back pain : cost utility analysis based on a randomised controlled trial. BMJ 2005 ; 330 : 1239-1244.

IV

Exemples d'interventions éducatives adaptées aux maladies chroniques asymptomatiques

Dans cette partie, chaque auteur confirme à sa façon que nous sommes, inéluctablement, dans les temps du changement. Passons du « conseil médical », persuader le patient à se soigner, à l'éducation thérapeutique, aider chaque patient à développer de véritables compétences d'auto-soins. Cette transition s'opère, parmi d'autres facteurs, sous l'effet de la conjugaison des compétences éducatives et des compétences médicales et de soins chez les professionnels de santé.

Cette méthodologie permet de formaliser des programmes d'éducation dorénavant, justifiés par des modèles théoriques. Nous créons ainsi les conditions de recherche –action au profit de la pertinence et du réalisme des interventions d'éducation thérapeutique. Le programme proposé aux patients à risque cardiovasculaire, par I. Durack-Bown et ses collègues, montre comment il est possible de concilier des approches pédagogiques et des modèles socio-cognitifs comme celui de Prochaska et Di Clemente. Cette acquisition de compétences éducatives interagissant avec les compétences médicales conduit à des propositions innovantes dans les prises en charge et le suivi des patients. Comme le rapportent, C.Sachon et M.Baudot la connaissance de la maladie et des traitements permettent de dessiner des interventions éducatives plus adaptées au vécu des patients. Par exemple l'attente des résultats d'une auto-glycémie suscite des émotions chez certains patients et une stratégie d'aide à la verbalisation peut leur permettre de gérer ce moment. C'est aussi ce que nous enseigne F. Martin dans le cas de la BPCO. La connaissance de la physio-pathologie pulmonaire conduit à penser une intervention éducative précoce aidant les patients à prendre conscience d'une maladie longtemps asymptomatique. On voit comment l'intervention éducative conduit les patients vers une autre compréhension de leur situation de santé, à condition que le soignant poursuive son œuvre éducative en faisant appel à des démarches pérennes et pleinement intégrées dans la prise en charge médicale. C'est probablement, ce que S. Dupont et les promoteurs du programme national attendent de leur projet qui vise à amélioer la prise en charge des patients épileptiques. C'est également ce que S.Vignes nous explique en décrivant l'apprentissage de patientes atteintes de lymphoedèmes, en termes d'auto-bandages, de drainages, de soins de peau dont on connaît la contribution pour une meilleure qualité de vie. Son expérience nous rappelle qu'il n'y a jamais de petits apprentissages, qu'il n'y a pas d'apprentissages plus importants que d'autres. Tout apprentissage d'un patient requiert de sa part, un effort de tous les instants et doit être considéré comme tel par les éducateurs. Cette attention portée par chaque éducateur sur les compétences des patients ne se décrète pas. Elle relève d'une transformation identitaire des professionnels dont N. Masseboeuf et F. Delestre nous proposent un exemple à travers le métier de diététicien. Leurs propositions de nouvelles compétences professionnelles, de nouvelles perspectives dans le rapport entre le patient et le diététicien montrent, une nouvelle fois, l'influence des rapports entre les sciences de la nutrition et l'éducation thérapeutique sur la transformation des rôles professionnels.

Ainsi, chaque auteur en précisant des compétences d'auto-soins pour les patients, en décrivant des méthodes pédagogiques adaptées aux caractéristiques du « vivre avec une maladie », en identifiant les difficultés des patients dans leur gestion quotidienne, propose de nouvelles compétences aux soignants. Une d'entre elles traverse l'ensemble de ces textes : aider le patient à se révéler à lui–même dans ses potentialités et ses aspirations à vivre et ce malgré la maladie.

De plus, lorsque les capacités d'apprentissage du patient se trouvent limitées du fait de sa maladie, l'éducation thérapeutique va s'étendre à son entourage comme nous l'indiquent S. Pariel et collaborateurs à propos de la maladie d'Alzheimer.

Enfin, toutes ces actions éducatives sont facilitées par l'utilisation d'outils pédagogiques adaptés comme nous l'expliquent Y. Magar et S. Jacquemet.

19

Stratégies pédagogiques et outils pragmatiques pour réduire le risque cardiovasculaire

I. Durack-Bown, P. Giral, R. Chadarevian, A. Benkritly, É. Bruckert

L'éducation thérapeutique du patient comprend l'ensemble des activités pédagogiques qui permettent à un individu d'acquérir des compétences et des informations utiles concernant sa santé, dans le but de développer et de maintenir des attitudes favorables au maintien de celle-ci [1].

La participation active du patient recommandée dans cette approche est une condition nécessaire au contrôle des facteurs de risque et notamment au contrôle glycémique dans le diabète [2].

En France, la mise en place à titre expérimental de programmes éducatifs nombreux ne fait pas toujours l'objet d'une évaluation. En outre, les travaux internationaux concernant des programmes éducatifs dispensés auprès de patients atteints de facteurs de risque cardiovasculaire sont hétérogènes et très disparates quant aux nombres de patients étudiés et aux méthodes éducatives utilisées [3-5]. Les stratégies pédagogiques sont rarement décrites, les outils éducatifs peu nombreux et peu interactifs. Moins de 5 % des articles, concernant l'éducation des patients diabétiques mentionnent le programme éducatif mis en place, et décrivent les stratégies éducatives utilisées [6].

Nous présentons dans ce chapitre de façon précise les objectifs pédagogiques et les outils éducatifs du programme « PEGASE » (Programme éducatif pour la gestion améliorée des sujets à risque cardiovasculaire élevé). L'élaboration de ce programme éducatif est unique en son genre dans la mesure où celle-ci a été précédée d'une analyse des besoins éducatifs [7] et suivie d'une évaluation dans une étude d'intervention multicentrique.

Le contexte et les limites de la simple information

La connaissance par la population des maladies cardiovasculaires et des facteurs de risque associés s'est améliorée dans les années 1980, aux États-Unis comme en Europe [8-10]. Depuis, de nombreuses études ont montré que le contrôle intensif des facteurs de risque diminue l'incidence des événements cardiovasculaires [11-12]. Malgré toutes les preuves scientifiques notamment en faveur du contrôle de l'hypercholestérolémie et en dépit des informations diffusées par les médias, l'intérêt du public, depuis les années 1990, est peu marqué dans ce domaine de prévention cardiovasculaire [9, 13].

Les conséquences s'observent déjà, y compris chez les patients en prévention secondaire. En Europe, les résultats des enquêtes EUROASPIRE I et II [14] montrent en effet qu'en cinq ans la prévalence du tabagisme ou de l'hypertension reste inchangée, alors que celle de l'obésité augmente. Par ailleurs, plus d'un patient sur deux traité reste non contrôlé pour son hypercholestérolémie (taux $\geq$ 5 mmol/l) [14]. Ces données sont similaires en France, où plus de la moitié des patients hyperlipémiques traités en prévention secondaire n'atteint pas les objectifs fixés par les recommandations internationales [14].

L'insuffisance de prescription optimale des médicaments associée aux difficultés des patients à suivre un traitement hygiéno-diététique et médicamenteux sur le long cours contribuent probablement à expliquer ces résultats. Les difficultés d'adhésion aux traitements sont, en effet, souvent mises en évidence dans les études cliniques [15, 16]. La simple connaissance des risques cardiovasculaires semble donc insuffisante pour modifier les comportements de santé [17, 18].

L'amélioration de la prise en charge des facteurs de risque cardiovasculaire nécessite, par conséquent, une meilleure compréhension des difficultés rencontrées par les patients et par les médecins pour la mise en œuvre des recommandations.

Une analyse préalable à la conception du programme

La première étape, préalable à la conception du programme PEGASE, a été d'identifier les besoins éducatifs des patients et les attentes des médecins qui les prennent en charge [7].

Une enquête qualitative a été réalisée de juin à juillet 2000 auprès de vingt-sept patients hypercholestérolémiques en prévention primaire ou secondaire, présentant un ou plusieurs autres facteurs de risque associés (tabac, diabète, hypertension, obésité) et vingt et un médecins libéraux.

L'analyse des résultats a permis de dégager six thèmes principaux :

- signification de l'excès de cholestérol : une maladie virtuelle ;
- risque cardiovasculaire : une notion floue ;
- mesures hygièno-diététiques : une mise en pratique difficile ;
- médicaments : des questions sur le long terme ;
- langage médical : une complexité, source de confusion ;
- attentes et besoins du patient : une évolution dans le temps.

La confrontation des interviews des patients et des médecins a montré, d'une part, des divergences sur les termes de maladie, de risque cardiovasculaire qui sont illustrées par des complexités du langage médical, d'autre part, des convergences sur les mesures hygièno-diététiques et les médicaments. Cette analyse a permis de comprendre l'inadéquation entre les demandes des patients et les réponses apportées par les médecins [7].

Les besoins prioritaires des patients

Le but du programme éducatif PEGASE est de permettre aux patients à haut risque cardiovasculaire de mieux vivre avec leurs facteurs de risque cardiovasculaire et, pour cela, d'acquérir et consolider des compétences leur permettant d'adapter leur mode de vie et leur alimentation à leur état de santé.

À partir de l'analyse approfondie des besoins exprimés par des patients, nous avons pu identifier certains besoins prioritaires :

- clarifier la notion de « risque cardiovasculaire » ;
- agir personnellement sur ce risque ;
- suivre l'évolution de sa maladie ;
- évaluer personnellement les résultats de ses efforts et du traitement ;
- gérer au quotidien son traitement ;
- partager son expérience avec ses « pairs » ;
- s'assurer du soutien de l'entourage.

Le programme PEGASE prend en compte ces besoins prioritaires dans le temps. Il permet au patient d'élaborer un projet personnel de santé, de se projeter dans le futur et d'inscrire les modifications de comportements requises dans un processus à long terme.

Un programme éducatif en plusieurs phases

Les modules éducatifs du programme PEGASE sont organisés en plusieurs étapes. Les périodes entre les modules ainsi que le suivi font partie intégrante du programme. À chaque phase correspond des objectifs, des méthodes pédagogiques et des outils.

Le programme comporte quatre séances éducatives collectives de 3 heures environ (participation de 5 à 8 patients), trois intersessions de travail personnel, deux séances individuelles avec le soignant coordinateur et, enfin, le suivi assuré par le médecin traitant.

Le programme PEGASE répond aux critères de qualité de l'éducation édictés par l'OMS (formation du soignant, apprentissage individualisé, maturation d'un projet personnel, co-partenariat entre patient et soignant, interactivité) [1]. Il s'inspire du modèle de changement de comportement, de Prochaska *et al.* [19]. Ces auteurs ont mis en évidence qu'un changement de comportement dans le domaine de la santé était un long processus dynamique qui respectait toujours plusieurs étapes.

Ce modèle décrit six étapes dans le changement de comportement : la pré-intention (la personne n'envisage pas de changer de comportement), l'intention, la préparation, l'action, le maintien et la résolution. Pour accompagner une personne dans son désir de changement, il faut, d'une part, tenir compte du stade auquel elle se trouve et, d'autre part, élaborer des modes d'intervention éducative adaptée à chacune de ces étapes.

La dynamique générale du programme PEGASE comporte trois phases principales :

- une phase de préparation et de bilan (prise de conscience de l'ensemble des facteurs de risque) ;

- une phase d'action (acquisition de compétences avec résolution de problèmes, communication interpersonnelle en lien avec la mise en place du projet personnel de changement) ;
- une phase de maintien (renforcement de toutes les compétences acquises, évaluation régulière du projet par le patient en collaboration avec son médecin traitant).

Des objectifs pédagogiques gradués

Première séance collective

Elle est consacrée à l'exploration des représentations du patient sur sa santé et de ses facteurs de risques cardiovasculaire.

À l'aide d'un photolangage, le patient identifie ses propres critères de bonne santé, il exprime ce que constitue pour lui les dangers qui peuvent peser sur sa santé et distingue l'ensemble des risques cardiovasculaires.

Concrètement, parmi un lot d'images disposées sur une table, chaque participant est invité à choisir deux images correspondant d'une part à la bonne santé, d'autre part aux risques qui peuvent peser sur elle. L'animateur demande ensuite à chacun des participants d'argumenter ses choix (figure 19.1).

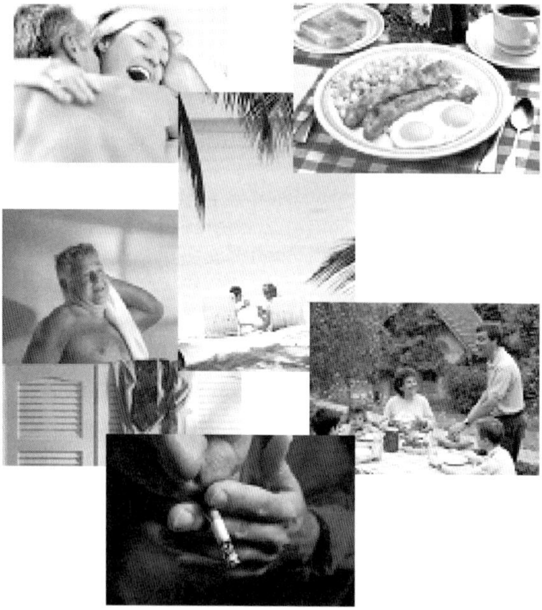

Figure 19.1
Le photolangage. Critères de bonne santé et risques cardiovasculaires.
Cette méthode, développée dans les années 1960 chez l'adolescent pour faciliter l'expression individuelle et collective [20-22], a pour but d'accroître la conscience des origines de la maladie cardiovasculaire et des représentations qui y sont rattachées.

Au cours de cette séance, le patient identifie les risques encourus et les éléments sur lesquels il peut agir personnellement. À l'aide de cartes représentant de façon stylisée les parties du corps d'un personnage et symbolisant sa situation familiale, sociale et professionnelle ainsi que l'existence de facteurs de risque, les patients créent ensemble un personnage fictif et réfléchissent sur ce qui peut lui arriver dans l'avenir. Ce travail réalisé sur un personnage imaginaire dit en « mosaïque » permet de mettre à distance la composante émotionnelle et personnelle (figure 19.2).

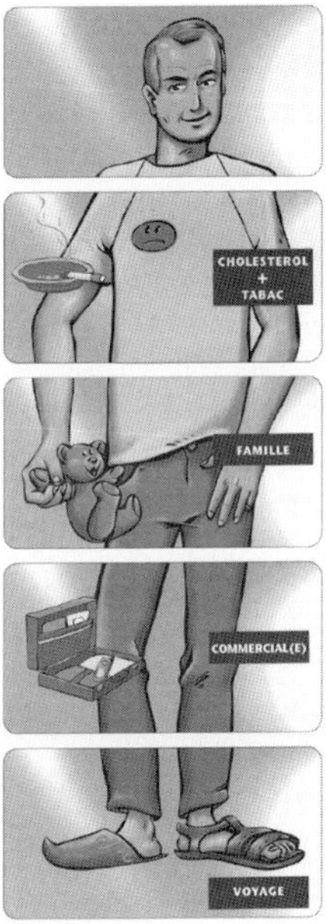

Figure 19.2
Le personnage mosaïque. Risques encourus et possibilités d'action.

Enfin, l'animateur résume et complète les propos des patients en expliquant la maladie artérielle (athérosclérose) et la notion de risque grâce à une série de planches illustrées.

Deuxième et troisième séances collectives

Le patient est alors amené à analyser son rapport à l'alimentation, aux médicaments et à l'activité physique.

À l'aide de cartes alimentaires et d'un supermarché virtuel, les patients identifient par exemple les aliments qui font augmenter le taux de cholestérol, les bénéfices d'une alimentation saine sur la santé. Les patients sont ensuite amenés à repérer les facteurs facilitants et les obstacles existants à un changement d'alimentation, si celui-ci est nécessaire.

Étudiées en groupe, des mises en situation en rapport avec la vie quotidienne permettent aux patients de comprendre la complémentarité des traitements, l'intérêt de leur prise ou de leur suivi au long cours en distinguant inconvénients et bénéfices.

La perception du rapport coût/bénéfice est en effet une condition nécessaire au suivi du traitement au long cours. La perception individuelle du bénéfice du traitement doit contrebalancer avantageusement son coût global (qu'il soit financier, physique ou psychologique) pour que l'individu puisse changer progressivement son comportement et suivre un traitement médicamenteux au long cours [23].

Dernière séance collective

C'est plus une évaluation formative où le patient est amené à mesurer l'ensemble des compétences qu'il a acquises au cours du programme.

Un jeu de plateau invite les participants à répondre à des questions de connaissances ou à prendre position par rapport à des dilemmes sur des situations de la vie courante concernant, l'alimentation, la pratique d'une activité physique, la prise au long cours de médicament.

Intervalle entre deux séances

Le travail fourni par le patient au cours des modules est alors mis à profit. À l'aide d'un carnet de suivi, le patient reprend personnellement les éléments de synthèse des séances, il identifie des champs d'actions possibles et détermine le ou les facteurs de risque sur lequel il pense pouvoir agir. Il fait ensuite progressivement le point sur ce qu'il pense pouvoir changer concrètement et sur ce qu'il ne pense pas pouvoir changer. Puis il décide de mettre en place un projet de changement portant sur un ou plusieurs facteurs de risque.

Ces périodes entre deux séances éducatives sont propices à la réflexion du patient sur ce qu'il redoute et sur ce qu'il pense pouvoir gagner en mettant en place son projet. Elles donnent l'opportunité au patient de définir ses propres critères de réussite et planifier ses changements dans le temps.

Séances individuelles

Elles permettent au patient de discuter avec le soignant du projet de santé qu'il a choisi. Le soignant prend alors acte du projet du patient, en évalue la faisabilité à court terme et propose éventuellement des aides ou orientations supplémentaires. Il discute ensuite des stratégies qui vont permettre au patient de mener à bien son projet. Le relais est pris par le médecin traitant qui revoit le patient et l'aide à maintenir son projet dans le temps.

Une nécessaire évaluation

Le projet PEGASE s'inscrit dans une démarche scientifique cohérente vis-à-vis des préoccupations médicales et de santé publique actuelle. Cependant, la mise en place de ce type de programme, orienté sur le risque cardiovasculaire de manière globale, reste rare compte tenu de l'insuffisance d'études adaptées et probantes, plus particulièrement dans la population française [3-5].

Il est vrai que ce qui a été démontré dans les pays anglo-saxons n'est pas intégralement applicable en France en raison de phénomènes culturels qu'il faut prendre en considération. Une analyse des besoins de chacun, patients et soignants, et une adaptation locale ont donc été réalisées en préalable à la conception du programme.

Chaque étape du projet PEGASE fait référence à des études publiées [3-5,24,25] mais aucune n'a encore intégré l'ensemble des étapes successives (analyse préalable des besoins éducatifs, conception d'un programme, évaluation des actions éducatives), dans le cadre d'un projet global.

La dernière étape du programme PEGASE est une étude randomisée multicentrique [26]. Elle a comparé deux types de prise en charge : une prise en charge habituelle *versus* une prise en charge dite « interventionnelle ». Dans ce dernier bras, les patients ont bénéficié du programme éducatif PEGASE dans un centre éducatif où les soignants ont reçu une formation spécifique. Les participants au programme ont ensuite été suivis en ville par des médecins en lien avec l'équipe éducative.

Les critères d'évaluation du programme ont pris en compte, d'une part, un score de risque cardiovasculaire global (d'après l'étude de Framingham) [27], mais aussi des changements de comportement sur le plan diététique, médicamenteux, activité physique, consommation de tabac…

En outre, pour le bras « interventionnel », la mise en place et la concrétisation d'un projet thérapeutique propre au patient ainsi que la satisfaction des patients ont été spécifiquement évalués.

Les résultats évalués à 6 mois ont en partie permis de valider notre démarche éducative et les méthodes mises au point spécifiquement pour cette étude. Le score de Framingham a pu être calculé chez 473 patients. Il a augmenté de façon significative dans le groupe éduqué entre le temps zéro et 6 mois ($13{,}0 \pm 8{,}21$ *vs* $13{,}6 \pm 8{,}48$, $d = +0{,}658$, $p = 0.016$). À l'inverse il n'a pas été observé d'amélioration dans le groupe non éduqué ($12{,}5 \pm 8{,}19$ *vs* $12{,}4 \pm 7{,}81$, $d = -0{,}064$, $p = 0{,}836$) ; La différence entre les deux groupes n'a toutefois pas atteint le degré de signification. Ceci peut être expliqué par l'inclusion de moins de patients que prévu (le calcul d'effectif prévoyait 600 patients), par le critère de jugement principal considéré comme un critère dur (par rapport à un critère de qualité de vie ou d'amélioration des connaissances) et par l'inclusion de patients « tout venant » plutôt que de patients hypersélectionnés, très motivés, comme c'est habituel dans un protocole de recherche clinique, avec nécessité de signer un consentement, etc. En parallèle, une amélioration de la qualité de vie et du score diététique a pu être observée dans le groupe éduqué [26].

Conclusion

Les difficultés à suivre un traitement au long cours comme celui des facteurs de risque cardiovasculaire sont fréquentes. Le programme PEGASE prend en considération à la fois les difficultés des patients et les obstacles rencontrés par les médecins au cours de la prise en charge des facteurs de risque cardiovasculaire. Basé sur la concrétisation d'un projet de santé personnel, ce programme, unique par les stratégies pédagogiques et les outils pragmatiques utilisés, vise à répondre au plus près aux besoins et aux attentes des patients et à terme permettre une meilleure prévention cardiovasculaire. Cette démarche éducative est associée à une évaluation rigoureuse de l'efficacité des stratégies en termes de réduction du risque cardiovasculaire et de changements de comportement de santé, indispensable à sa reproductibilité.

Remerciements

Le projet PEGASE a été réalisé en partenariat avec le laboratoire AstraZeneca, le programme éducationnel a été conçu par l'unité de prévention cardiovasculaire de l'hôpital de la Pitié-Salpêtrière, en partenariat avec l'INPES (Institut national de prévention et d'éducation pour la santé).

Bibliographie

[1] Therapeutic Patient Education, Continuing education programmes for healthcare providers in the field of prevention of chronic diseases. Report of a WHO Working Group.
[2] Assal JP, Mülhauser I, Pernet A et al. Patient education as the basis for diabetes care in clinical pratice and research. Diabetologia 1985 ; 28 : 602-613.
[3] Mullen PD, Mains DA, Velez R. A Meta-Analysis of controlled trials of Cardiac Patient Education. Patient Educ Couns 1992 ; 19 : 143-162.
[4] Mullen PD, Simons-Morton DG, Ramirez G, Frankowski RF, Green LW, Mains DA. A meta-analysis of trials evaluating patient education and counseling for three groups of preventive health behaviors. Patient Educ Couns 1997 ; 32 : 157-173.
[5] Ebrahim S, Davey Smith G. Systematic review of randomised controlled trials of multiple risk factor interventions for preventing coronary heart disease. BMJ 1997 ; 314 : 1666-1674.
[6] Albano MG, Jacquemet S, Assal JP. Patient education and diabetes research : a failure ! Going beyond the empirical approaches. Acta Diabetol 1998 ; 35 : 207-214.
[7] Durack-Bown I, Giral I, d'Ivernois JF, Bazin C, Chadarevian R, Benkritly A, Bruckert E. Patients' and physicians' perceptions and experience of hypercholesterolaemia : a qualitative study. Br J Gen Pract 2003 ; 53(496) : 851-857.
[8] Glanz K. Patient and public education for cholesterol reduction : a review of strategies and issues. Pat Educ Couns 1988 ; 12 : 235-257.
[9] Gans KM, Assmann SF, Sallar A, Lasater TM. Knowledge of cardiovascular disease prevention : an analysis from two new england communities. Prev Med 1999 ; 29 : 229-237.
[10] Danielsson B, Aberg H. The public view on cardiovascular risk factors and changes in lifestyle. Scand J Prim Health Care 1995 ; 13 : 74-80.
[11] Scandinavian Simvastatin Survival Study Group. . Lancet 1994 ; 344 : 1383-1389.
[12] Sherperd J, Cobbe SM, Ford I et al. Prevention of coronary heart disease with pravastatin in men with hypercholesterolemia. N Eng J Med 1995 ; 333 : 1301-1307.
[13] Danielsson B, Aberg H, Strender LE. Evaluation of changes in public interest on lipids and others cardiovascular risk factors between 1990 and 1995. Scand J Prim Health Care 2000 ; 18 : 183-187.
[14] Clinical reality of coronary prevention guidelines : a comparison of Euroaspire I and II in nine countries. Lancet 2001 ; 357 : 995-1001.
[15] Fick MH et al. Helsinki Heart Study : primary-prevention trial with gemfibrozil in middle-age men with dyslipidemia. Safety of treatment, changes in risk factors, and incidence in coronary heart disease. N Engl J Med 1987 ; 317 : 1237-1245.
[16] House WC, Penleton L, Parker L. Patients' versus physicians' attributions of reasons for diabetic patients' noncompliance wih diet. Diabetes care 1986 ; 9(4).
[17] Avis NE, McKinlay JB, Smith KW. Is cardiovascular risk factor knowledge sufficient to influence behavior ?. Am J Prev 1990 ; 6 : 137-144.
[18] Bruckert E, Thomas D, Emmerich J, Blin P, Bichon, Amelineau E. Influence d'une campagne d'information sur les facteurs de risque cardiovasculaire, Epernon ville d'étude, résultats à 5 ans. Press Med 1999 ; 28 : 517-522.
[19] Prochaska JO, Di Clemente CC. Stages of change in the modification of problem behaviors. Prog Behav Modif 1992 ; 28 : 183-218.

[20] Photolangage, a group psychotherapy. Soins Psychiatr 1998 ; 196 : 16-20.
[21] Baptiste A, Belisle C. Photolangage. Prévention et santé (dossier : 48 photos). Paris, Les Éditions d'organisation, 1994, p. 91-122.
[22] Baptiste A. Photolangage : une méthode de travail en groupe, in A. Baptiste et al., Photolangage. Une méthode pour communiquer en groupe par la photo. Paris, Les Éditions d'organisation, 1991, p. 19-61.
[23] Rosenstock I. Historical origins of Heath Belief Model. Health Educ Monogr 1974 ; 2 : 195-236.
[24] Gettleman L, Winkleby MA. Using focus group to develop a heart disease prevention program for ethnically diverse, low-income women. J Community Health 2000 ; 25(6) : 439-453.
[25] Gardner K, Chapple A. Barriers to referral in patients with angina : qualitative study. BMJ 1999 ; 319 : 418-421.
[26] Bruckert E, Giral P, Paillard F, Ferrières J, Schlienger JL, Renucci JF, Abdennbi K, Durack I, Chadarevian R. and PEGASE group. Effect of an educational program (PEGASE) on cardiovascular risk in hypercholesterolaemic patients. Cardiovasc Drugs Ther 2008 ; 22 : 495-505.
[27] Anderson KM, Wilson PWF, Odell PM, Kannel WB. An updated coronary risk profile : a statement for health professionals. Circulation 1991 ; 83 : 357-363.

20

Éducation thérapeutique nutritionnelle et pédagogie de l'alimentation

N. Masseboeuf, F. Delestre

Le défi d'une nouvelle politique nutritionnelle

Outre les immenses enjeux humains, sociaux et économiques, les relations entre l'alimentation et la santé ont comme particularité de concerner l'ensemble de la population. Ces relations reposent sur des connaissances scientifiques suffisamment fiables pour permettre d'identifier des facteurs nutritionnels liés aux risques ou à la protection vis-à-vis de certains grands problèmes de santé publique sur lesquels il est possible d'intervenir (cancers, maladies cardiovasculaires, diabète, obésité, ostéoporose...). S'il est difficile d'agir sur leur composante génétique, les facteurs alimentaires et nutritionnels sont particulièrement accessibles. Ainsi, le Programme National Nutrition Santé (PNNS) a pour objectif de viser la promotion d'une alimentation et d'un mode de vie favorable à la santé. Cela nécessite d'impliquer, autour du consommateur, de multiples acteurs du champ de la nutrition (professionnels de santé, acteurs de santé publique, secteur agro-alimentaire, restauration collective, milieux scolaires et universitaires, formateurs, enseignants, chercheurs, communicants, législateurs, monde associatif, médias...), de multiples structures politiques et institutions [1]. Toutefois, une vraie réflexion est devenue indispensable, du fait de la mauvaise observance des prescriptions diététiques et de l'évolution des attitudes et des comportements alimentaires des patients. D'ailleurs, les malades expriment aux professionnels de santé des difficultés face à une diffusion incontrôlée des connaissances diététiques, une demande d'informations, de participation aux décisions médicales et l'acquisition de droits, signes de l'émergence d'une « citoyenneté de santé » [2, 3].

En 2007, la Haute Autorité de Santé (HAS) a rédigé des recommandations en éducation thérapeutique (ETP) du patient qui définissent ce que recouvre l'ETP, qui elle concerne, par qui elle peut être réalisée, ses étapes de planification et sa coordination. Ces recommandations visent à aider les professionnels à définir le contenu, les modalités de sa mise en œuvre et de son évaluation dans le cadre de la maladie chronique [4].

L'éducation thérapeutique est un processus inscrit dans la durée. Il s'agit d'un accompagnement du patient, où la participation et la coopération actives de celui-ci est primordiale [5]. L'éducation nutritionnelle est intégrée dans la démarche qualité fondée sur une approche interdisciplinaire et pluri-professionnelle des soins nutritionnels et éducatifs aux malades [6-8].

De la diététique à la diète éthique

L'acte alimentaire : une pratique biologique, cognitive, affective, sociale et spirituelle

L'alimentation est une fonction biologique vitale et en même temps une fonction sociale essentielle. C'est un phénomène complexe foisonnant. Ses facettes innombrables s'ordonnent selon au moins deux dimensions. La première s'étend du biologique au culturel, de la fonction nutritive à la fonction symbolique ; la seconde de l'individuel au collectif, du psychologique au social. Trop souvent les sciences dites exactes, en l'occurrence la physiologie, la psychologie expérimentale, l'anthropologie biologique, la nutrition… n'ont voulu voir que du comportement alimentaire, là où il y avait en fait des pratiques sociales ; des superstitions et de l'ignorance là où il y avait des croyances et des représentations [9].

Un art de vivre

Pour Hippocrate, la diététique est un art, celui du bien vivre, donc du bien manger, pour conserver la santé et assurer son équilibre. De même, la diététique moderne est destinée à soigner les maladies du savoir-vivre. C'est le comportement dans son ensemble, corps et âme, qui est en cause. Tout cela constitue une entreprise thérapeutique qui touche au plus profond et qui engage l'être même [10].

Trouble du comportement alimentaire ou comportement alimentaire troublé ?

Si aux origines de l'homme et de la femme, la nourriture est subsistance, aujourd'hui le comportement alimentaire devient producteur de symptômes à part entière. Ainsi, une certaine façon de manger est décrétée pathologique et l'acte alimentaire devient alors un trouble. Pourtant, les individus donnent un sens à ce trouble et l'inscrivent dans la logique de leurs difficultés existentielles. Consolation, colmatage, réassurance, réalisation déplacée de l'impulsion agressive, apaisement, détente… toutes les lectures sont possibles et plausibles. Ce n'est donc pas le comportement alimentaire lui-même qui a changé, mais les circonstances qui le laissent s'accomplir au lieu de l'empêcher [11].

Une souffrance

L'idée est bien ancrée, à la fois dans le public et une bonne part du corps médical, selon laquelle maigrir, par exemple, consiste en un acte de volonté et en une série de contraintes et de barrières qu'il y a lieu de s'imposer pour ne pas succomber. Maigrir revient alors à souffrir, endurer une alimentation qui n'est pas celle désirée [12].

L'acteur de santé et l'éducation thérapeutique nutritionnelle

L'exemple des difficultés relationnelles entre patient et diététicien

Une étude menée non seulement auprès de diététiciens hospitaliers, mais également auprès de patients suivis dans un service de diabétologie, a mis en évidence un certain nombre de difficultés à proposer une éducation diététique de qualité [13]. Pour les diététiciens, les difficultés sont plutôt d'ordre didactiques et organisationnelles : manque de disponibilité, espaces insuffisants, absence d'outils pédagogiques, aucune évaluation. D'ailleurs, l'organisation de l'éducation diététique repose très souvent sur des projets propres à une unité ou à une spécialité médicale fortement liés à l'existence d'une personne motrice. En revanche, pour les patients, les difficultés des diététiciens sont plutôt liées aux valeurs de l'éducation, inhérentes à sa formation de technicien et pas d'éducateur. En effet, les diététiciens n'évaluent pas toujours les croyances, les attentes, le vécu, les valeurs, les projets et les intérêts des patients. L'enquête alimentaire centrée sur les habitudes et les contraintes alimentaires n'est pas synonyme de diagnostic éducatif diététique. Ainsi, les objectifs éducatifs nutritionnels se réfèrent à des besoins centrés sur la maladie et le traitement.

L'éducation diététique : une véritable éducation thérapeutique

Une bonne relation avec le malade est indispensable pour mener à bien l'entretien alimentaire, c'est-à-dire pour en exclure l'esprit inquisiteur, autoritaire et punitif et pour qu'il ait les caractères d'une relation bienveillante et de confiance (tableau 20.1). Cette pédagogie de l'alimentation, l'évacuation d'un certain ombre de mythes et de préjugés ne prennent leur efficacité que dans une relation personnalisée, qui invite le malade à se prendre en charge en fonction de ses attentes, de son tempérament, de son hérédité, de son passé pathologique, de sa situation de santé actuelle et de ses projets [14]. Éduquer un patient, ce n'est donc pas lui prescrire un régime ou lui remettre une fiche de conseils. L'éducation apparaît comme le moyen de considérer le patient comme un sujet actif et non comme un individu standardisé et passif [15]. Pour permettre au patient de s'approprier, c'est-à-dire de faire siennes des connaissances diététiques et de leur conférer du sens, de les inscrire dans un projet de vie et de les rendre acceptables, l'éducateur en nutrition doit s'interroger sur la capacité du patient à modifier son comportement sans effort, ni angoisse, en gardant le plaisir de manger. Aussi, il ne doit pas attenter à l'intégrité de la personne, à son autonomie, à sa liberté par des règles diététiques à appliquer, injustifiées ou plus délétères ou handicapantes que les conséquences liées à la maladie elle-même [16]. En outre, l'acquisition et l'application de nouvelles compétences par le patient sont un processus qui évolue par étape, décrit dans le modèle IRPAM de J. O. Prochaska [17]. Elles sont étroitement liées à la psychologie de la santé du patient [18].

Tableau 20.1
Attentes des patients vis-à-vis des diététiciens

L'art de persuader	« Donner la conviction que « cela » est bénéfique. Le diététicien doit être percutant, motivant (avec le sourire) ».
La capacité de discernement	« Être psychologue pour pouvoir détecter et comprendre les besoins et les difficultés qui dépassent parfois le patient. Faire preuve de souplesse intellectuelle. S'interroger sur la capacité du malade à appliquer les conseils diététiques. Comprendre pour que chaque patient se sente unique ».
Des compétences pour enseigner	« Proposer des alternatives pour expliquer le pourquoi. S'adresser à un individu plutôt qu'à un malade. Être un conseiller plus qu'un prescripteur. Accompagner, c'est-à-dire ne pas avoir peur de se redire et encourager chacun ».
Un sens de l'écoute et du contact	« Être professionnel, mais en donnant un air de confiance aux gens. Être à l'écoute avec gentillesse. Faciliter la communication humaine et séduire ».
Des connaissances scientifiques validées	« Avoir la même formation dans toute la France. Être reconnu plus médecin ».

Une pédagogie de l'alimentation

L'éducation thérapeutique admet une adaptation du discours nutritionnel traditionnel à une réalité de terrain en matière de comportement [19, 20]. Or, chaque professionnel de santé a son propre système de valeurs, qu'il s'est forgé à travers son éducation personnelle, la formation initiale, la relation soignante, la culture du milieu professionnel… Ces valeurs évoluent à partir des expériences et servent de référence à l'éthique. L'identification des valeurs permet de rendre à chacun sa propre part de décision et de responsabilité. Ainsi, les principes de l'éducation diététique sont fondés sur les valeurs de l'éducateur, impliquant une relation thérapeutique avec le patient, une relation pédagogique avec les savoirs à enseigner, sans oublier que seul le patient entretient une relation éducative avec ses savoirs passés, présents ou futurs [21]. Le patient doit comprendre qu'il s'agit d'une compétence qu'il doit pouvoir mobiliser dans sa vie quotidienne. Les objectifs pédagogiques ne doivent pas être confondus avec les objectifs diététiques (tableau 20.2) [22]. Il s'agit de l'acquisition et du maintien par le patient de compétences d'auto-soins. Elles relèvent du soin diététique destiné, par exemple, à soulager des symptômes par une sélection d'aliments, à adapter des portions alimentaires à des résultats d'une auto-surveillance, à ajuster un traitement médical en fonction du choix d'un repas, à prévenir des complications liées à des modes de cuisson ou à une texture inadaptés. Ces objectifs de soin s'intègrent nécessairement dans la recherche par le patient de comportements compatibles avec sa personnalité, sa qualité de vie et son environnement. Ils font

Tableau 20.2
Exemples d'objectif pédagogique individualisé

Patient	Caractéristiques alimentaires	Objectif diététique	Objectif pédagogique
Madame A. 52 ans, secrétaire Enfants et petite-fille Découverte diabète de type 2 IMC = 32 Conviviale	N'a jamais fait de régime Aime cuisiner les plats en sauce Aime charcuteries et fromages	Diminuer la quantité de graisses consommées	Être capable de diminuer la quantité de matières grasses dans les recettes habituelles
Monsieur B. 68 ans, retraité Vit seul Fait du bricolage Aggravation du diabète de type 2 (Hba1c = 11%) A perdu 7 kg récemment Traditionnel	Se fait à manger Mange à table Repas : plat et fromage Ne grignote pas	Maintenir l'alimentation habituelle sans la réduire	Être capable de s'injecter une dose prescrite d'insuline lente au coucher
Monsieur C. 42 ans, marié 2 enfants Gérant d'entreprise MCV dans la famille Poids normal Anxieux	Repas d'affaires le midi Rentre tard le soir (repas froid) Aime tout	Manger de façon équilibrée	Être capable de composer un repas équilibré à partir d'une carte de restaurant
Madame D. 48 ans, célibataire Artiste peintre Obèse (IMC = 40) Toujours pressée	Pas d'horaires de repas Sandwich le midi Se lève la nuit pour peindre	Réguler les prises alimentaires	Être capable d'élaborer un sandwich adapté
Madame E. 33 ans Vendeuse dans un magasin de vêtement Souhaite maigrir (IMC = 25) Exubérante	Consomme que des « allégés » Pas de petit déjeuner Brasserie le midi Affamée le soir, mais dit qu'elle ne mange pas	Utiliser les produits allégés à bon escient	Être capable de déchiffrer la composition des aliments sur les étiquettes alimentaires
Monsieur F. 63 ans, marié Retraité Diabétique de type 1 depuis 30 ans (Hba1c = 7,3%) Se sent faible Déprimé	Pèse les aliments 40 g de pain 3/jour 100 g féculent/jour Aucun dessert sucré Pas de boisson alcoolisée Refuse les invitations	Consommer un dessert sucré	Être capable d'évaluer la quantité d'insuline rapide pour un dessert

appel à la mobilisation ou à l'acquisition de capacités d'adaptation, et s'intègrent dans un ensemble plus large de compétences psychosociales (HAS).

Ainsi, le diététicien pédagogue se réfère à des compétences bien particulières dans les rôles de révélateur, de facilitateur et de médiateur pour élaborer une stratégie nutritionnelle (figure 20.1) [23].

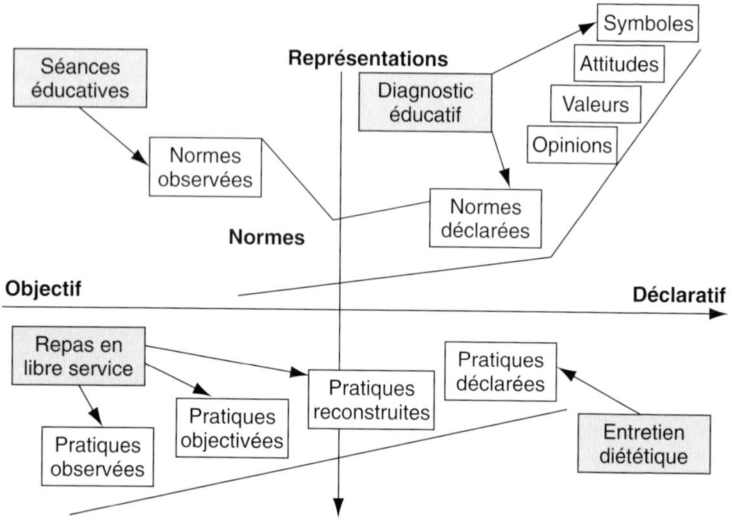

Figure 20.1
Stratégie nutritionnelle et niveaux de fait alimentaire.

Le révélateur d'être

Le révélateur d'être a pour rôle d'aider le patient à prendre conscience de son besoin de savoir les règles d'une alimentation équilibrée, à préciser la pertinence de son apprentissage selon sa propre perception de la maladie et à clarifier ses valeurs. Il évalue les principes à partir desquels le patient procède à des choix alimentaires, comment il pose un regard critique sur ses allégations. Il lui enseigne à tirer profit de son expérience pour alimenter confiance et auto-efficacité. Pour évaluer les habitudes alimentaires, l'utilisation des photos d'aliments de portions alimentaires permet au patient de déclarer la nature de ses pratiques alimentaires. Cependant, la mise en situation sous forme de repas « libre-service » parait la plus pertinente pour objectiver les attitudes réelles.

Le facilitateur d'apprentissage

Le facilitateur d'apprentissage a pour rôle d'appréhender la façon dont se déroule le développement cognitif, émotionnel, moral et spirituel du patient, tout en sachant que ces stades, ne sont en réalité, que des points de repère généraux. C'est un stratège. Il choisit, adapte, propose et négocie la séquence de présentation des activités en fonction des capacités d'apprentissage du patient (tableau 20.3) [24]. Il s'interroge sur le mode de pensée du patient : concret ou

Tableau 20.3
Exemples d'activités d'apprentissage

Activités	Opérations mentales engagées	Éléments opératoires évalués	Techniques pédagogiques et outils didactiques
Le patient manipule, examine, trie, choisit, classe certains objets en catégories	Reconnaître, juger, décider	Identification, discrimination, décision, mémorisation	Déterminer l'équivalent en glucides grâce à des « carrés de sucre » et en lipides grâce à des « carrés de beurre » contenus dans un exemple de repas représenté par des aliments factices.
Le patient manipule, examine un objet puis essaye de l'utiliser	Expérimenter, saisir un fonctionnement	Raisonnement logique, ébauche de procédure	Évaluer les volumes de féculents grâce au bol chinois, au nombre de cuillerées à soupe, au remplissage de l'assiette. Définir sa propre portion usuelle.
Le patient répond à une suggestion et exécute une tâche	Appliquer, exécuter une tâche	Organisation mentale et gestuelle	Remplacer par une pâtisserie un aliment équivalent du plateau-repas.
Le patient déchiffre et tente d'expliquer en quoi la tâche correspond à sa propre réalité	Acquérir, intégrer une connaissance	Compétence, comportement, acquisition	Élaborer et justifier une liste de courses parmi des produits alimentaires d'un dépliant publicitaire.
Le patient analyse et intègre une situation-problème	Imaginer, analyser, synthétiser	Assimilation, utilisation pour des usages	Évaluer ses consommations grâce à un relevé et à une table de composition alimentaire. Proposer des améliorations personnelles pour atteindre l'équivalent de 50 « carrés de sucre » et 8 « carrés de beurre » par jour. Calculer la dose d'insuline rapide correspondant à un repas choisi et élaboré en libre-service (diabète de type 1).

abstrait ; sur sa façon de traiter l'information. Les séances d'éducation individuelles ou en groupe, utilisant le raisonnement, la résolution de problème et la prise de décision, sont destinées à mettre en évidence l'évolution des connaissances ou des représentations du patient évaluées lors du diagnostic éducatif (tableau 20.4) [25]. L'utilisation d'outils pédagogiques comme les aliments factices, des emballages et, si possible, de vrais aliments est indispensable. Par ailleurs, les cuisines expérimentales participent à la concrétisation des actions en matière de techniques culinaires.

Tableau 20.4
Normes et représentations alimentaires

	Caractéristiques alimentaires	Éléments à prendre en compte
Désimpliqué	Alimentation déstructurée, produits pratiques à consommer Favorable à la nouveauté, au plaisir et à la satiété	Présente un vagabondage alimentaire entre liberté (horaires...) et vulnérabilité (déséquilibre)
Néophobe	Alimentation renouant avec la nature et le terroir Défavorable à toute nouveauté, pessimiste sur l'avenir	Est critique envers l'information, mais peu rationnel dans le comportement
Pressé	Alimentation proche de l'environnement et des labels Favorable à la nouveauté, aux informations	Fait preuve de tentation et de tiraillement constants à l'origine d'inquiétude et de culpabilité
Inquiet	Alimentation aux allégations bienfaitrices, à une meilleure qualité Méfiant sur les produits, sur les informations insuffisantes	Applique au plus près les recommandations
Serein	Alimentation contenant des aliments savoureux Perception optimiste de l'alimentation	Est à l'écoute du corps et des envies sans beaucoup de contraintes
Homme du terroir	Alimentation tendant vers la diversité, le goût et la fraîcheur Confiant sur les contrôles et les réglementations	Recherche une structuration alimentaire et satisfaction de l'appétit et du plaisir

Le médiateur social

Le médiateur social interpelle le patient sur son intelligence, son style cognitif, la perception qu'il a de la valeur de la tâche et de ses croyances. Il engage le patient à conduire ou poursuivre une réflexion qui suscite, chez lui, le désir de se soigner. C'est une médiation, et à ce titre, elle est temporaire. Elle alimente une motivation d'identité. Elle vise l'indépendance et l'engagement. Elle doit permettre au patient d'analyser les conduites adaptatives face aux diverses situations, de verbaliser son vécu lors de ces situations, d'analyser l'impact de son milieu sur son style nutritionnel et lui permettre de réaliser ses projets de vie (tableau 20.5) [26]. Pour observer et mieux connaître le comportement face aux aliments, évaluer le degré de restriction alimentaire et la tendance à la perte de contrôle dans certaines situations sociales ou émotionnelles de la vie quotidienne, le carnet des conduites alimentaires est un outil didactique pertinent.

Tableau 20.5
Styles nutritionnels sociaux

Célibataire campeur	Restauration rapide, repas froids ou à plat unique, plats cuisinés ou produits préemballés… Pas d'heures fixes et grignotage Courses au jour le jour
Urbain moderne	Restaurant ou chez des amis, plateaux-repas (apéritif régulier) Importance particulière à la conversation lors des repas Courses au jour le jour
Rural domestique	Repas cuisinés avec des produits de « base » (conserves et congélations maison) et vin au repas Réception fréquente d'invités Courses hebdomadaires
Familial	Repas cuisinés chaque jour Dîner avec les enfants dans la salle à manger Courses en grandes surfaces
Bien installé	Repas préparés avec des produits « festifs », allégés ou surgelés Repas gastronomiques le week-end, avec de la pâtisserie maison Courses fréquentes
Traditionnel âgé	Repas simples préparés à partir de produits frais Heures fixes, souvent devant la télévision Peu d'invités
Personne isolée	Repas à plat unique et monotones, à partir de produits frais Heures fixes, à la maison exclusivement Courses tous les jours chez les petits commerçants

Conclusion

La nutrition est un élément central de la prévention et du traitement de nombreuses affections ayant une place majeure en santé publique. Le patient doit acquérir des compétences et il doit souvent modifier ses habitudes alimentaires afin d'améliorer son état de santé. Apprendre à éduquer requiert des connaissances et des capacités spécifiques. Aujourd'hui, la reconnaissance législative de la profession de diététicien (projet de loi adopté le 11 janvier 2007 par le Parlement) s'associe à cette volonté politique de promouvoir l'alimentation non seulement à visée préventive, mais également à visée thérapeutique, en octroyant au diététicien un véritable statut de professionnel de santé. Les résultats positifs de l'Observatoire national de la démographie des professions de santé (ONDPS), concernant les expériences de coopération et de délégation de tâches entre professionnels de santé, légitimisent son action et renforcent la nécessité de le solliciter dans l'éducation thérapeutique [27]. L'idée d'une culture commune des professionnels de santé s'impose comme l'un des principes fondamentaux d'une réforme des études [28]. Ainsi, la formation doit permettre de reconnaître les éléments spécifiques d'une approche centrée sur le patient en situation d'apprenant, de reconnaître les différences entre son expérience et ses pratiques éducatives usuelles, de décrire les avantages et les limites de ses compétences [29]. Cette nouvelle forme d'autonomie ne peut s'épanouir sans conditions favorisant la motivation des professionnels à se former [30]. En effet, les individus ont plusieurs motifs pour s'impliquer : l'attrait de la nouveauté est en soi un stimulant. La routine, inversement, est facteur de démotivation. La réussite est aussi un facteur de motivation : la gérer suppose de savoir fixer des objectifs accessibles et des buts concrets, ouvrant des récompenses symboliques. Modifier l'environnement accroît la motivation : elle ne peut s'appuyer que sur la seule volonté individuelle, toujours fragile. Enfin, les exemples comptent plus que les mots : le leadership est un autre facteur de motivation. Plus que le style de management, c'est la motivation du leader lui-même et l'exemple pratique qu'il donne qui en sont les éléments centraux.

Bibliographie

[1] Hercberg S. Rapport. Éléments du bilan du PNNS (2001-2005) et propositions de nouvelles stratégies pour le PNNS2 : pour une grande mobilisation nationale de tous les acteurs pour la promotion de la nutrition en France, février 2006.

[2] Direction générale de la Santé. Rapport. Les pratiques en éducation du patient dans les établissements de santé français en 1999, 2000.

[3] Masseboeuf N, Gagnayre R, Baudot M, Grimaldi C, D'Ivernois JF, Intérêts et limites du Programme national nutrition santé (PNNS) en faveur de l'éducation nutritionnelle : enquête d'opinion auprès des patients diabétiques de type 2 et de type 1. Cah Nutr Diet 2008 ; 43(1) : 23-30.

[4] HAS. Recommandations. Éducation thérapeutique du patient : définition, finalités et organisation. Comment la proposer ? Comment élaborer un programme spécifique d'une maladie chronique ?, 2007.

[5] Organisation mondiale de la Santé. Éducation thérapeutique du patient, 1998.

[6] Haut Comité de la Santé publique. La Santé en France. 2002.

[7] Baclet N. « Démarche qualité et éducation nutritionnelle : un défi pour le cadre diététicien ». Mémoire pour l'obtention du diplôme cadre de santé, 2003.

[8] Combret D. « L'éducation thérapeutique nutritionnelle : vers un modèle coopératif ». Mémoire pour l'obtention du diplôme universitaire en éducation du patient, 2004.

[9] Fischler C. L'Homnivore. Paris, Odile Jacob, 2001.

[10] Tremolieres J. Diététique et art de vivre. Paris, Hatier, 1989.

[11] Le Barzic M, Pouillon M. La Meilleure Façon de manger. Paris, Odile Jacob, 1998.

[12] Apfeldorfer G. Maigrir c'est dans la tête. Paris, Odile Jacob, 1997.

[13] Masseboeuf N. Le diététicien : du technicien à l'éducateur du patient. Cah Nutr Diet 2003 ; 38(2) : 85-93.

[14] Maugenest M.D. Étude d'une profession : la diététique. Mémoire pour l'obtention de la maîtrise de sociologie, 1976.

[15] Masseboeuf N et al. Recommandations ALFEDIAM paramédical/ADLF : éducation diététique du diabétique de type 2, 2003.

[16] Masseboeuf N. Diététicien : éducateur du patient et pédagogue de l'alimentation. Actes de la journée IPCEM, 2004, 32-36.

[17] Girard A, Maisonnave M, Assal JP. Difficultés du patient dans le suivi de son traitement, Encycl Med Chir (Elsevier, Paris), 1-0035, 1998, 6 p.

[18] Bruchon-Schweitzer M. Psychologie de la santé. Modèles, concepts et méthodes. Paris, Dunod, 2002.

[19] Poulain JP. Manger aujourd'hui. Paris, Privat, 2002.

[20] Corbeau JP, Poulain JP. Penser l'alimentation. Paris, Privat, 2002.

[21] Masseboeuf N. Diététique et éducation thérapeutique : rôle du diététicien. Nutritions et facteurs de risques 2004 ; 2 : 21-25.

[22] D'Ivernois JF, Gagnayre R. Apprendre à éduquer le patient. Approche pédagogique. Paris, Maloine, 2e éd., 2004.

[23] Masseboeuf N. Insulinothérapie fonctionnelle. Information diététique 2005 ; 1 : 14-18.

[24] Lacroix A, Assal JP. L'Éducation thérapeutique des patients. Nouvelles approches de la maladie chronique. Paris, Maloine, 2e éd., 2003.

[25] Brousseau AD, Gaigner C, Les pratiques alimentaires des Français : du discours à la réalité. CREDOC, Cahier Recherche ; 2002 : 179.

[26] Lahlou S. Penser manger. Paris, PUF, 1998.

[27] ONDPS. Rapport. Cinq expérimentations de coopération et de délégation de tâches entre professions de santé, juin 2006.

[28] Debouzie D. Rapport. Commission pédagogique nationale de la première année des études de santé. 2003.

[29] Masseboeuf N. Formation des soignants à l'éducation thérapeutique, santé éducation. Diabète Éducation 2004 ; numéro spécial 3-6.

[30] Dortier JF. Peut-on motiver autrui ? Sciences humaines 1999 ; 92 : 34-35.

21

Éducation thérapeutique chez le patient soigné pour une hypertension artérielle

X. Girerd, C. Dourmap

L'hypertension artérielle : une maladie chronique dont le traitement est démontré comme efficace

Pour prévenir des maladies cardiovasculaires les données scientifiques ont démontré depuis plus de 30 ans l'intérêt d'une prise en charge de l'hypertension artérielle. Le traitement de l'hypertension artérielle associe des mesures non médicamenteuses à un traitement médicamenteux.

Les essais cliniques ont montré que le traitement antihypertenseur s'accompagne d'une réduction de l'incidence des AVC, de celle des infarctus du myocarde et de celle de l'insuffisance cardiaque. On estime que chez les patients présentant une hypertension de stade 1 (PAS de 140 à 159 mmHg et/ou PAD de 90 à 99 mmHg) associée à d'autres facteurs de risque cardiovasculaires, l'obtention d'une baisse durable de 12 mmHg de la PAS pendant 10 ans permet d'éviter 1 décès pour 11 patients traités. Ce nombre passe à 9 s'il existe une maladie cardiovasculaire ou une atteinte d'un organe cible.

Moyens pour obtenir une baisse de la pression artérielle

Modifications du style de vie

Une bonne hygiène de vie est un élément essentiel à la prévention de l'HTA dans l'ensemble de la population et c'est un élément indispensable de la prise en charge des patients hypertendus. Parmi les modifications majeures du style de vie susceptibles de faire baisser la PA figurent la réduction de poids chez les sujets en surpoids ou obèses, l'adoption d'une diététique appropriée (*dietary approaches to stop hypertension*) avec un régime riche en potassium et en calcium et pauvre en sodium, l'activité physique et une réduction de la consommation d'alcool.

Si ces modifications du style de vie permettent d'abaisser la PA, l'intensité de la baisse est variable selon les sujets. Il est observé en moyenne sur des populations d'hypertendus une baisse de :

- −5 à −20 mmHg pour 10 kg de perte de poids ;
- −8 à −14 mmHg lors du suivi d'un régime de type DASH (enrichissement en fruits et légumes et en laitages allégés) ;

- −2 à −8 mmHg pour si les apports sodés sont limités à 6 g par jour de chlorure de sodium ;
- −4 à −9 mmHg si une activité physique régulière est entreprise (au moins 30 minutes par jour) ;
- −2 à −4 mmHg si la consommation de boisson alcoolisée est limitée à 3 verres par jour chez l'homme et 2 verres chez la femme.

L'association de deux modifications du style de vie ou plus peut fournir des résultats parfois plus importants sans toutefois que cet effet soit systématiquement cumulatif.

Ces modifications du style de vie permettent aussi d'accroître l'efficacité des médicaments antihypertenseurs et de réduire le risque cardiovasculaire.

Toutefois, sur un plan strictement scientifique, il n'existe pas d'études qui comparent les effets de prévention obtenus uniquement par des modifications du mode de vie aux effets de prévention obtenus seulement par les traitements médicamenteux.

Traitements pharmacologiques

Cinq familles pharmacologiques ont démontré, dans des essais de morbi-mortalité, un rôle de prévention des complications cardiovasculaires de l'hypertendu. Ce sont les diurétiques, les bêtabloquants, les inhibiteurs de l'enzyme de conversion, les antagonistes calciques et les antagonistes récepteurs de l'angiotensine 2. Ce bénéfice paraît essentiellement associé à la baisse tensionnelle induite par le traitement.

L'analyse globale des études qui comparent les bénéfices du traitement par comparaison au placebo indique des bénéfices pour la prévention des AVC et de la maladie coronaire dans toutes les formes d'HTA (systolo-diastolique et systolique isolée).

Les médicaments pour l'hypertension artérielle étant nombreux et leur gamme de prix relativement étendue, ils représentaient en 1996, 1,4 milliards d'euros, soient 12 % de l'ensemble de la prescription pharmaceutique et 43 % des médicaments cardiovasculaires.

Éduquer, informer à chaque étape : annonce du diagnostic

L'hypertension artérielle est pour chaque patient une longue histoire. Il est donc primordial d'adapter les messages à chaque « chapitre » du livre, ce qui implique dans la relation médecin-patient d'explorer les croyances des patients pour combattre les idées reçues et délivrer une information adaptée à chacun, à chaque étape de la prise en charge.

Annoncer une maladie chronique qui ne se guérit pas, mais qui se soigne bien

Le premier point à tirer au clair dès l'annonce du diagnostic est le fait que l'HTA est une maladie chronique dont la cause est liée à un dysfonctionnement du système artériel qui en l'absence de traitement conduira à des maladies aiguës et parfois gravement handicapantes (l'accident vasculaire cérébral, l'infarctus du myocarde, l'insuffisance cardiaque).

Toutes les enquêtes montrent que la croyance majoritaire de la population générale et des patients concernant la cause de l'HTA est que la maladie est la conséquence du stress rencontré dans la vie professionnelle ou personnelle.

Cette croyance induit des attitudes inappropriées car si la plupart des patients acceptent assez facilement une prise en charge à court terme parce que la connaissance de chiffres de PA élevés est une information angoissante, la normalisation des chiffres de la PA obtenue avec le traitement en quelques semaines va conduire de nombreux patients à imaginer qu'une fois la PA normalisée, et la situation de stress passée, le traitement va pouvoir être arrêté. L'annonce du diagnostic est donc une étape cruciale dans l'éducation des patients. Les explications initiales sur les causes de l'HTA (une maladie artérielle parfois héréditaire et souvent déclenchée par des facteurs favorisants (surpoids, sédentarité, vieillissement prématuré des artères liés aux facteurs de risque vasculaire cholestérol, tabac, diabète…) et sur les moyens de traitements qui permettent de « soigner » mais sont le plus souvent inefficaces pour « guérir » sont essentielles à donner.

L'annonce du diagnostic d'HTA sera explicite mais rassurante afin d'expliquer que la maladie, invisible et non douloureuse, ne dévoilera sa gravité que quelques années plus tard si aucun traitement n'est suivi. En revanche, il est nécessaire d'expliquer que l'efficacité habituelle des traitements permettra le retour aux valeurs d'une PA normale qui ne devra toutefois pas conduire à l'arrêt du traitement. Ainsi, l'annonce du diagnostic d'HTA devra conduire à trouver l'équilibre entre la mauvaise nouvelle du risque d'une complication grave (l'accident cardiovasculaire) et l'attitude trop rassurante du rapide retour à la normale de la PA sous le traitement qui pourra favoriser le fréquent déni observé face à cette maladie qui reste très mystérieuse pour les patients.

Éduquer, informer à chaque étape : initier les thérapeutiques

Faire admettre les moyens thérapeutiques efficaces

La deuxième étape de la prise en charge est de faire admettre les moyens thérapeutiques efficaces. Pour cela, il va falloir passer un marché ou contrat thérapeutique avec chaque patient.

Une période initiale de trois à six mois sera décidée pour apprécier la faisabilité des méthodes nutritionnelles et d'une modification de l'hygiène de vie comme moyen de traitement de l'HTA. L'efficacité partielle de ces mesures nécessitera la mise en route d'un traitement médicamenteux.

Toutefois, comme ces moyens non médicamenteux n'ont pas une efficacité comparable chez tous les patients, l'information initiale sur les bénéfices attendus de ces méthodes sur la baisse de la pression artérielle devra se faire en toute franchise. Ainsi, il devra être annoncé que la perte de poids souvent efficace chez un patient en surpoids est rarement efficace dans l'HTA systolique. De mêmes seuls 30 % des hypertendus étant sensibles à une réduction des apports sodés, les conseils d'une réduction du sel « caché » contenus dans les fromages et la charcuterie seront plus utiles que la mise à un régime « sans sel » car la richesse en graisse animale de ces aliments conduit aux apports caloriques excessifs souvent observés chez l'hypertendu.

La limitation de la consommation d'alcool est souvent utile chez les gros consommateurs chez lesquels augmenter la posologie des antihypertenseurs s'avère le plus souvent moins efficace que le sevrage des boissons alcoolisées pour obtenir le contrôle de la pression artérielle…

La promotion de l'activité physique est toujours recommandable mais sera surtout intéressante chez les hypertendus en surpoids. Il est néanmoins utile de préciser, car c'est encore une autre idée reçue, que souffrir d'HTA ne contre-indique pas une activité sportive si celle-ci se réalise après un bilan cardiologique éliminant une pathologie cardiaque et si le sport pratiqué est de type endurance.

Prescription de médicaments antihypertenseurs

La mise en route des thérapeutiques médicamenteuses implique d'établir une réelle relation de confiance avec le patient afin de trouver le bon échange sans faire croire au « miracle ». En effet, la probabilité de trouver du premier coup le traitement à la fois parfaitement toléré et efficace reste en effet faible en dépit des nombreux médicaments antihypertenseurs aujourd'hui disponibles.

Il est tout aussi indispensable d'informer le patient de l'effet indésirable potentiel le plus fréquent de chacun des médicaments prescrits, en soulignant que son apparition pourra conduire à la diminution de la dose ou à l'arrêt du traitement pour son remplacement par un autre médicament.

La mise en œuvre d'un traitement antihypertenseur ne devrait pas altérer la qualité de vie. La minimisation, des inconvénients liés à la thérapeutique fait partie intégrante des objectifs et des attentes thérapeutiques.

À cet égard, le traitement doit être mis en œuvre avec le souci constant de limiter au maximum les contraintes en proposant l'antihypertenseur le plus adapté à la vie des patients. C'est ainsi que seront privilégiées tout naturellement les molécules ne nécessitant qu'une prise par jour et les associations fixes permettant de limiter le nombre de comprimés.

La recherche du traitement le mieux toléré s'impose en parallèle. Il existe aujourd'hui une large palette d'antihypertenseurs efficaces et d'une excellente tolérance, qui permet de préserver totalement la qualité de vie, à condition de s'enquérir des effets secondaires éventuels et de prendre le temps d'identifier le médicament le plus adapté.

Tous les efforts accomplis en ce sens contribuent à améliorer l'adhésion aux traitements, qui constitue, comme dans toutes les pathologies chroniques, un point parfois délicat.

Éduquer, informer à chaque étape : observance aux traitements

Chez un hypertendu, la non-observance n'est pas un phénomène constant au cours du temps. Il existe des périodes de plus grande vulnérabilité à l'adhésion aux traitements. Des travaux réalisés au Canada apportent un nouvel éclairage sur ces périodes où l'observance est la plus délicate chez l'hypertendu. Les données informatisées concernant la délivrance des prescriptions démontrent que le début de la prise en charge de l'hypertension artérielle est une période à haut risque de non-observance. Le suivi de cette cohorte canadienne montre que 20 % des hypertendus ne vont pas renouveler leur première ordonnance. Il peut être conclu que la maladie est soit mal expliquée soit mal comprise. En tous cas, c'est l'indication que la relation médecin-malade se trouve au cœur de l'adéquation entre la prescription et le comportement réellement adopté par le malade. L'observance est en grande partie conditionnée par la personnalité du malade qui s'investit plus ou moins dans la prise en charge de sa pathologie chronique. « On ne naît pas mauvais observant, on le devient. »

La mauvaise observance n'est pas pour autant une fatalité mais elle traduit plutôt un message du patient. Il convient alors d'en saisir la teneur afin de pouvoir négocier un projet de soins réaliste et bien compris. Dans 80 % des cas, il existe un défaut de motivation par refus de la maladie. Certains sont déçus « Je ne suis pas contrôlé, mon traitement ne sert à rien » tandis que d'autres se plaignent de symptômes car « On les a rendus malades ».

La tolérance du traitement est ainsi un élément capital en début de traitement car la survenue des effets indésirables est délétère sur l'observance... Il faut néanmoins avertir le patient de la possibilité d'effets secondaires et des difficultés à choisir le meilleur traitement parmi tous ceux qui sont disponibles actuellement. Un trop grand empressement à obtenir les objectifs tensionnels peut aussi aller à l'encontre du but escompté car une chute trop rapide de pression artérielle est souvent accompagnée d'une fatigue parfois dissuasive pour la poursuite du traitement.

Un autre des pièges de la prise en charge de l'hypertension artérielle au long cours est la fausse impression de guérison que ressent le patient. Lorsque le traitement est efficace et bien toléré, le patient peut penser « Il n'y a rien de nouveau et je vais voir ce qui se passe si j'arrête mon traitement. » Cette attitude est adoptée le plus souvent à l'insu du médecin. Plus difficile, la pression artérielle ne remonte pas tout de suite à l'arrêt du traitement, ce qui peut conforter le patient dans sa non-observance. En effet, plusieurs études montrent qu'il faut plusieurs mois pour voir la pression artérielle remonter à son niveau initial. De plus, tous les hypertendus ne sont pas concernés. À six mois, seulement 80 % des malades seront de nouveau hypertendus alors que 20 % resteront normotendus. Ce sont les patients qui ont adopté des mesures hygiéno-diététiques à l'arrêt du traitement antihypertenseur qui seront les plus nombreux à observer un maintien à la normale de leur pression artérielle.

Dans l'hypertension artérielle, l'évaluation de l'observance ne se cantonne pas à l'estimation de la prise des médicaments. Elle doit comporter l'analyse de tous les comportements qui sont en cause dans la gestion au long cours de l'HTA. Il s'agit notamment du suivi des conseils hygiéno-diététiques, de l'assiduité aux consultations et de la stabilité de la relation médecin-patient au long cours. La quantification de l'observance a longtemps été difficile à effectuer car cette information restait le plus souvent méconnue soit par ignorance soit par déni. Une enquête réalisée en 1999 par la Caisse nationale d'assurance maladie illustre très bien le suivi des conseils hygiéno-diététiques. Elle montre que les mesures hygiéno-diététiques sont mal suivies dans leur ensemble. En effet, dans 13 % des cas, la réduction de consommation d'alcool n'est pas suivie, alors que pour la consommation de sel 32 % des patients renoncent à réduire leur apport sodé.

Enfin, 47 % des hypertendus n'ont pas perdu de poids tandis que 51 % n'ont pas repris une activité physique.

Évaluation de l'observance de l'hypertendu en pratique clinique

Il n'existe aucun moyen parfait permettant de mesurer l'observance de l'hypertendu. Le comportement du patient au sein même du suivi de son HTA pourra alerter son médecin sur une éventuelle inobservance : irrégularité du suivi, clinique ou biologique, non-respect des règles hygiéno-diététiques conseillées, non-connaissance de son traitement. Un patient qui démontre une motivation matérialisée par une perte de poids, la reprise du sport, l'arrêt du tabac ou de l'alcool est le plus souvent un patient observant quant au traitement médicamenteux. Parfois les traitements présentent l'avantage de certains effets mesurables, comme la bradycardie sous bêtabloquants, qui assureront de façon objective la prise médicamenteuse. D'autres critères objectifs pourront aussi permettre d'évaluer l'observance des traitements, notamment sur le plan biologique : augmentation de l'uricémie et diminution de la kaliémie sous diurétiques. Enfin il existe désormais des piluliers électroniques qui indiquent l'heure de prise médicamenteuse au médecin mais ces outils sont réservés à l'évaluation dans les essais thérapeutiques.

Si l'observance doit être au centre de l'évaluation thérapeutique, il ne fait pas oublier certaines constatations : un patient peut venir régulièrement aux rendez-vous sans être pour autant observant, une régularisation des chiffres tensionnels peut être observée sans que le patient n'ait pris le moindre traitement prescrit, ou encore un patient peut être observant et présenter tout de même une HTA résistante. Parfois la prise du traitement uniquement dans les jours précédant la consultation peut suffire à normaliser les chiffres de PA.

Pour estimer l'observance thérapeutique des patients hypertendus, il a été proposé de réaliser un autoquestionnaire. Cet outil, reproductible à chaque consultation, est rapide et fiable.

Test d'évaluation de l'observance (TEO)

Chaque question implique une réponse par oui ou par non.

1. Ce matin avez-vous oublié de prendre votre médicament ?
2. Depuis la dernière consultation avez-vous été en panne de médicament ?
3. Vous est-il arrivé de prendre votre traitement avec retard par rapport à l'heure habituelle ?
4. Vous est-il arrivé de ne pas prendre votre traitement parce que certains jours votre mémoire vous fait défaut ?
5. Vous est-il arrivé de ne pas prendre votre traitement parce que certains jours vous avez l'impression que votre traitement vous fait plus de mal que de bien ?
6. Pensez-vous que vous avez trop de comprimés à prendre ?

Interprétation du test
Bonne observance (0 oui)
Minime problème d'observance (1 ou 2 oui)
Mauvaise observance ($\geq$3 oui)

Quelques règles pouvant aider un patient au respect de son traitement

- Faites vous expliquer les risques de l'HTA.
- Comprenez bien l'importance du traitement.
- Voyez s'il est possible de prendre votre traitement en une seule prise.
- Programmer la prise des médicaments à la même heure pour en faire une habitude.
- Les médicaments pris le matin sont moins souvent oubliés que ceux pris le soir.
- En cas d'oubli d'une prise à l'heure précise, ne pas attendre 24 heures pour la suivante. Prendre vos médicaments au moment où l'on y pense et décaler la prise suivante d'autant d'heures oubliées.
- En déplacement, en week-end, en vacances, il faut redoubler de vigilance car les médicaments sont plus souvent oubliés.
- En cas d'oubli un jour, ne pas doubler la dose le lendemain.
- En voyage, répartir les médicaments dans deux valises.
- En voyage, avec un décalage horaire, se fixer sur l'heure du réveil pour prendre les médicaments.
- Se rendre chez le pharmacien, avant la fin de la boîte de médicament qui en contient le moins (28 comprimés).
- Se rendre chez le médecin à temps pour le renouvellement de l'ordonnance.
- Si le traitement est mal supporté, en parler au médecin, avant toute interruption.
- La surveillance par automesure améliore souvent le respect de son traitement.

Automesure de la tension : outil d'aide à l'éducation de l'hypertendu

De la mesure de la tension artérielle… à l'hypertension

La tension artérielle d'un individu n'est pas une valeur stable. Les mesures de tension artérielle effectuées chez une personne en bonne santé montrent que des élévations de tension de quelques minutes sont observées dans de nombreuses circonstances : émotion, activité physique, colère, stress. Il est observé également une baisse de la tension après quelques instants de repos et au cours du sommeil.

On parle d'hypertension artérielle si un patient ne parvient pas à abaisser sa tension après un repos de quelques minutes. Comme les fluctuations de la tension peuvent être importantes, une mesure unique risque de donner un résultat trompeur, faisant croire à une hypertension alors qu'il ne s'agit que d'une élévation banale.

Automesure pour qui ?

La surveillance de la tension par l'individu lui-même est appelée automesure. L'automesure de la tension, est actuellement recommandée pour aider au diagnostic de l'hypertension et au suivi de l'efficacité du traitement. L'automesure est déconseillée chez les patients anxieux ou stressés.

Comment choisir un appareil : bras ou poignet ? Si les tensiomètres utilisés sur le poignet semblent plus faciles d'utilisation, les tensiomètres positionnés sur le bras sont plus fiables.

La liste des appareils recommandés par l'Agence française de sécurité sanitaire (Afssaps) est régulièrement mise à jour sur Internet : www.afssaps.sante.fr ou www.comitehta.com

Automesure : ce que doit faire le patient

Circonstances

Mesurer au calme et au repos, en position assise.

Il est suffisant d'effectuer le relevé d'automesure dans les jours qui précèdent la visite chez le médecin.

Il est déconseillé de réaliser les mesures dans un environnement bruyant, après un exercice physique intense, en fumant, dans un moment de stress de contrariété, en parlant ou en marchant.

Restez assis et au calme pendant 5 minutes avant de débuter l'automesure.

Si le tensiomètre est positionné sur le poignet, est indispensable que le poignet soit à la hauteur du cœur lorsque la mesure est effectuée.

Nombre de mesures : la « règle des 3 »

Il est conseillé d'effectuer :

- 3 mesures le matin, entre le lever et le petit déjeuner, à quelques minutes intervalle ;
- 3 mesures le soir, entre le dîner et le coucher, à quelques minutes intervalle ;
- 3 jours de suite.

Compléter le relevé d'automesure

Tous les chiffres sont nécessaires pour permettre une interprétation par le médecin. En aucun cas, certains chiffres jugés trop élevés seront éliminés par le patient. Chaque mesure doit être notée sur le relevé d'automesure, notamment si l'appareil ne comporte pas de mémoire électronique.

Automesure : ce que doit faire le médecin

Effectuer la moyenne des mesures

C'est la moyenne d'au moins 12 mesures sur les dix-huit réalisées sur trois jours, qui va permettre de juger du niveau de la tension artérielle avec l'automesure.

Interprétation

La tension mesurée au cours d'une automesure est souvent différente de celle prise par le médecin pendant la consultation : une tension chez le médecin à 140/90 correspond en automesure à 135/85.

Le patient ne doit pas modifier son traitement sans avoir pris l'avis de son médecin.

Éduquer l'hypertendu : recommandations d'un comité d'expert

Selon un comité d'experts nord-américains (JNC VII), les études comportementales montrent que le traitement le plus efficace prescrit par le meilleur médecin n'est rien sans la motivation. Le patient doit être pleinement conscient des enjeux pour s'impliquer dans le traitement et changer ses habitudes de vie. Une expérience positive et la confiance entretiennent la motivation. Si l'empathie renforce la confiance mutuelle, le comportement des patients reste influencé par leurs références culturelles, leurs croyances et leurs expériences antérieures avec les soignants. Une approche centrée sur le patient et un contrat sur les délais pour y parvenir sont importants. Le dépassement des objectifs doit être discuté en toute honnêteté avec une attitude claire pour éviter tout sentiment d'échec lié à un manque de réactivité du médecin. La mauvaise connaissance de la maladie et de ses enjeux est source de mauvaise observance. En outre, le déni de la maladie fondé sur l'absence de symptômes, la symbolique négative du médicament, le manque d'implication du patient ou les effets indésirables gênants sont autant d'obstacles sur le parcours du contrôle tensionnel. Sans oublier le coût et les contraintes du traitement comme le transport, les polythérapies, la difficulté à prendre des rendez-vous dans une vie toujours plus exigeante. L'intervention d'autres acteurs de santé tels que les infirmières ou les pharmaciens est positive sur le contrôle tensionnel.

Bibliographie

Faxon DP, Schwamm LH, Pasternak RC et al. Improving quality of care through disease management principles and recommendations from the American Heart Association's Expert Panel on Disease Management. Circulation 2004 ; 109 : 2651-2654.

Girerd X, Hanon O, Anagnostopoulos K, Ciupek C, Mourad JJ, Consoli S. Évaluation de l'observance du traitement antihypertenseur par un questionnaire : mise au point et utilisation dans un service spécialisé. Presse Med 2001 ; 30 : 1044-1048.

Girerd X. Hypertension et stress : pourquoi informer les hypertendus ? Ann Cardiol Angeiol (Paris) 2002 ; 51 : 67-68.

Haynes RB, McDonald HP, Garg AX. Helping patients follow prescribed treatment : clinical applications. JAMA 2002 ; 288 : 2880-2883.

O'Brien E, Asmar R, Beilin L, Imai Y, Mancia G, Mengden T, on behalf of the European Society of Hypertension working group on blood pressure monitoring. European Society of Hypertension recommendations for conventional, ambulatory and home blood pressure measurement. J Hypertens 2003 ; 21 : 821-848.

Oliveria SA, Lapuerta P, McCarthy BD, L'Italien GJ, Berlowitz DR, Asch SM. Physician-related barriers to the effective management of uncontrolled hypertension. Arch Intern Med 2002 ; 162 : 413-420.

Osterberg L, Blaschke T. Adherence to medication. N Engl J Med 2005 ; 353 : 487-497.

Recommandations pour la pratique clinique : prise en charge des patients adultes atteints d'hypertension artérielle essentielle. Haute Autorité de Santé. http://www.anaes.fr/

Rudd P, Houston Miller N, Kaufman J, Kraemer HC, Bandura A, Greenwald G, Debusk RF. Nurse Management for Hypertension. A Systems Approach. Am J Hypertens 2004 ; 17 : 921-927.

Seventh report of the Joint National Committee on prevention, detection, evaluation, and treatment of high blood pressure. Hypertension 2003 ; 42 : 1206-1252.

22 Éducation thérapeutique dans l'épilepsie

S. Dupont

L'épilepsie est l'une des affections neurologiques les plus fréquentes. Son incidence annuelle se situe entre 20 et 130 nouveaux cas pour 100 000 habitants, et sa prévalence moyenne oscille entre 0,5 et 0,8 % de la population [1]. D'après l'OMS, il existerait dans le monde environ 50 millions de patients épileptiques. La prévalence de l'épilepsie sur la durée de la vie, c'est-à-dire le nombre de personnes qui à l'heure actuelle dans le monde souffrent d'épilepsie, en ont souffert par le passé ou en souffriront à l'avenir pourrait s'élever à près de 100 millions de personnes. On considère ainsi en France que l'épilepsie affecterait entre 400 000 et 500 000 personnes.

L'épilepsie se définit par la répétition de crises d'épilepsie elles-mêmes définies comme la conséquence clinique d'une décharge neuronale excessive et hypersynchrone intéressant tout ou partie du cortex cérébral. Derrière cette définition généraliste, se cachent en fait des situations cliniques, étiologiques et pronostiques très hétérogènes. Environ, 60 à 70 % des patients épileptiques souffrent d'épilepsie partielle, c'est-à-dire d'une épilepsie dont le point de départ est situé dans une zone définie du cerveau (lobe temporal, frontal, occipital ou pariétal), la présentation clinique sera alors fonction de ce point de départ avec une bonne corrélation anatomo-clinique (exemple : symptômes visuels dans une crise occipitale, symptômes dysmnésiques dans une crise temporale…). Le reste des patients souffre d'épilepsie dite généralisée avec là encore diverses formes cliniques, allant de la simple absence à la secousse myoclonique jusqu'à la crise généralisée tonico-clonique. Les traitements de l'épilepsie sont également variés avec en tout premier lieu les médicaments antiépileptiques : environ 30 % des patients souffrant d'épilepsie partielle et 10 à 20 % des patients souffrant d'épilepsie généralisée sont dits pharmacorésistants, c'est-à-dire non contrôlés par les médicaments. Pour ces patients, d'autres solutions thérapeutiques existent : la chirurgie (pour les patients souffrant d'épilepsie partielle avec un foyer épileptique situé dans une zone non fonctionnelle et donc résécable) ou les stimulations diverses (nerf vague, noyaux gris, cortex…).

Difficultés spécifiques rencontrées par les patients épileptiques

Observance médicamenteuse

Comme toute pathologie chronique imposant la prise d'un traitement médicamenteux au long cours, l'épilepsie expose au risque de mauvaise observance médicamenteuse. Une étude récente qui s'est intéressée à la non-observance médicamenteuse au sein d'une population d'épileptiques suivis dans un centre secondaire d'épilepsie a retrouvé des chiffres de 59 % de mauvaise adhérence au traitement, la compliance était inversement corrélée à la fréquence des crises et à la durée d'évolution de l'épilepsie [2]. Une analyse multivariée fondée sur les résultats d'un questionnaire envoyé à 696 patients épileptiques a retrouvé les facteurs suivants comme significativement associés à la compliance médicamenteuse : âge des patients (l'adolescence étant clairement un facteur de non-compliance), sentiment qu'ont les patients de l'importance de prendre leurs médicaments, sensation ou non de stigmatisation liée à la maladie, polymédication ou non, effets secondaires liés au traitement et surtout fréquence du suivi avec le médecin prescripteur et explications données par ce dernier sur l'importance du traitement et de son observance [3].

Application des règles hygiéno-diététiques au quotidien

Les règles hygiéno-diététiques font partie intégrante du traitement antiépileptique : dormir suffisamment, pratiquer une activité sportive régulièrement, lutter contre le stress, éviter la surconsommation d'excitants (alcool, café, thé)...

Lors d'une consultation d'épileptologie, les questions qui reviennent le plus souvent concernent ces fameuses règles hygiéno-diététiques Qu'en est-il réellement ? Que peut faire ou ne pas faire un patient épileptique en matière hygiéno-diététique ? Le stress provoque-t-il réellement des crises, le sport ne risque-t-il pas au contraire d'engendrer des crises, peut-on fumer, boire de l'alcool, consommer du café lorsque l'on est épileptique ?

Limitation des modes de vie et interdits

L'épilepsie est grevée d'une lourde comorbidité psychiatrique. Les patients épileptiques, notamment ceux pharmacorésistants, ont un taux plus élevé de dépression (fréquemment non diagnostiquée comme telle), d'anxiété et même de taux de suicide [4]. Il existe une relation inverse très significative entre la qualité de vie ressentie des patients épileptiques et un syndrome anxiodépressif sous-jacent.

L'épilepsie est par ailleurs associée à de nombreux interdits :

- interdiction de la conduite automobile tant que les crises ne sont pas parfaitement bien équilibrées par le traitement sur une période de 2 ans ;
- interdiction légale d'exercer certaines professions (même en cas d'épilepsie équilibrée) : chauffeurs professionnels (taxis, poids lourds, bus), pilotes d'avion, métiers de l'armée et de la gendarmerie... ;
- restriction d'accès à certaines professions : personnel de la petite enfance, professions de sécurité...

Une étude récente sur les préoccupations des patients épileptiques a montré que les limitations du mode de vie, les difficultés d'emploi et la restriction de la conduite automobile étaient au premier plan des préoccupations de ces patients [5].

Méconnaissance et ostracisation de la maladie dans la population

Une enquête ayant porté sur 20 000 jeunes aux États-Unis montrait que plus de 66 % d'entre eux déclaraient ne pas vouloir « sortir » avec un(e) épileptique [6]. Cette enquête révélatrice montre bien le niveau d'ostracisation de la maladie épileptique dans le grand public. Pour beaucoup, l'épilepsie se résume à la crise convulsive tonico-clonique et est considérée comme une maladie psychiatrique. La terminologie employée pour décrire certaines crises d'épilepsie est à ce titre révélatrice : crises petit mal, crises grand mal... L'époque où l'on brûlait les épileptiques sur le bûcher est certes révolue mais les mentalités évoluent lentement.

La vision culturelle joue également une grande influence sur cette stigmatisation de l'épilepsie et il est clair que l'épilepsie n'aura pas les mêmes retentissements en France, en Afrique ou en Chine.

Le problème majeur est toutefois celui de la méconnaissance de la maladie : méconnaissance du grand public, mais aussi, et c'est plus grave, des patients eux-mêmes ! Une étude ayant porté sur les connaissances qu'avaient les patients épileptiques de leur pathologie montrait que quasiment les deux tiers de ces patients ne connaissaient ni le type d'épilepsie dont ils souffraient, ni les résultats des bilans effectués (EEG, imagerie cérébrale), ni dans 38 % des cas le but même du traitement qui leur était prescrit [7].

Désir de procréation

En France, 0,4 à 0,8 % des femmes enceintes sont épileptiques. Il est clair que le déroulement de la grossesse, les répercussions de cette dernière sur le contrôle des crises et surtout le bon devenir du fœtus puis du nouveau-né seront fonction du type de crises d'épilepsie et surtout du traitement anti-épileptique associé. On sait désormais depuis de nombreuses années que beaucoup de médicaments anti-épileptiques sont tératogènes. De façon générale, le risque malformatif est d'autant plus grand que les posologies sont élevées et que le nombre d'anti-épileptiques est important, d'où la nécessité de réévaluer et simplifier si cela est possible le traitement avant la grossesse. Une information claire sur le déroulement futur de la grossesse, la nécessité éventuelle d'alléger les traitements et surtout de planifier bien en amont la grossesse doit donc être donnée très tôt à toute jeune patiente épileptique, même si le désir de grossesse n'est pas encore présent.

Pour répondre à certains de ces problèmes, aider le patient à mieux gérer sa maladie et son traitement ainsi qu'à améliorer sa qualité de vie, des programmes d'éducation thérapeutique ont été mis en œuvre.

Programmes d'éducation thérapeutique existants : revue de la littérature

Différents programmes d'éducation thérapeutique existent de par le monde, tous sont fondés sur cinq points clés [8] :

- restaurer la confiance en soi ;
- apprendre à vivre avec la stigmatisation, les préjugés ;
- comprendre l'épilepsie ;

- gérer les crises ;
- comprendre les traitements.

Les modalités d'application varient selon les pays ou les centres où sont mis en place ces programmes, allant de séances de groupe sur 2 jours à l'hôpital dans les pays anglo-saxons [9] à des séances de 2 heures par semaine pendant 2 mois au cabinet du médecin en Allemagne ou en Autriche [10].

Un exemple concret du contenu de deux de ces programmes est décrit dans les encadrés 22.1 et 22.2.

Encadré 22.1

Programme thérapeutique de la Sepulveda Epilepsy Education [9].

Première partie – Aspects médicaux de l'épilepsie

Pourquoi il est essentiel de comprendre l'épilepsie
Explication de l'épilepsie
Le diagnostic de l'épilepsie
Mieux contrôler ses crises
Premiers secours
Pronostic : que va-t-il m'arriver à l'avenir ?

Seconde partie – Aspects sociaux et émotionnels de l'épilepsie

Problèmes psychologiques de l'épilepsie
Faire face aux problèmes psychologiques
Aspects familiaux de l'épilepsie
Aspects sociaux de l'épilepsie
L'épilepsie au travail
Ressources, où trouver de l'aide

Encadré 22.2

Programme thérapeutique MOSES (Modular Service Package Epilepsy) [10].

Neufs modules

1. Vivre avec l'épilepsie (reconnaître et exprimer ses émotions, comprendre et développer des stratégies de coping)
2. Données épidémiologiques sur l'épilepsie
3. Connaissances de bases (causes, physiopathologie, les différents types de crises)
4. Intérêt des examens complémentaires (EEG, IRM)
5. Traitement (les médicaments, l'importance d'une participation active du patient au traitement)
6. Contrôle des crises (reconnaître et éviter les facteurs déclenchants, réagir dès l'apparition d'une aura)
7. Pronostic
8. Aspects psychosociaux (conséquences de l'épilepsie sur la qualité de vie, améliorer l'estime de soi, encourager les relations sociales)
9. Les sources de soutien (assistance juridique et institutionnelle, groupes d'entraides)

Globalement, tous ces programmes ont retrouvé des résultats positifs en termes de :

- compétences :
  - amélioration des connaissances et de la compréhension de la maladie,
  - mise en place de stratégies d'adaptation (*coping*),
  - meilleure compliance au traitement,
  - plus grande capacité à faire face aux crises,
  - meilleure qualité de vie,
- évolution clinique :
  - réduction de la fréquence des crises,
- vécu :
  - réduction de l'anxiété et de la dépression,
  - meilleure estime de soi,
- satisfaction des patients.

En France, un programme d'éducation thérapeutique a été récemment développé après plusieurs étapes méthodologiques.

Programme national d'éducation thérapeutique

Le programme d'éducation thérapeutique destiné aux patients épileptiques est un programme national né d'un groupe de réflexion réunissant des médecins épileptologues. Il a été conçu avec l'aide d'une société spécialisée dans la mise en place des projets d'éducation thérapeutique grâce au support logistique d'un laboratoire pharmaceutique.

La mise en place du programme a nécessité plusieurs étapes.

Enquête de besoins

Une enquête de besoins fondée sur des entretiens individuels a été réalisée chez 30 patients épileptiques, 10 neurologues hospitaliers et libéraux, et 8 soignants.

Deux grands axes ont été identifiés suite à cette enquête :

- les besoins prioritaires des patients épileptiques en termes d'information et d'éducation axés sur le retentissement psychologique face à la maladie, les difficultés liées à la gestion de la maladie au quotidien et ses répercussions socio-familiales ;
- la perception par les professionnels des difficultés rencontrées au quotidien dans la prise en charge des patients épileptiques

Mise au point du programme thérapeutique

Des objectifs pédagogiques correspondant aux axes prioritaires identifiés dans l'enquête de besoin ont été définis.

Le déroulement du programme est le suivant :

- l'éducation thérapeutique se décline en deux séances individuelles et trois séances collectives ;
- la première séance est individuelle : elle a pour objectif d'identifier les besoins éducatifs individuels du patient, d'établir avec lui des objectifs pédagogiques personnalisés et présenter le programme ;

- la première séance collective a pour objectif de comprendre la maladie : lobes du cerveau, symptômes des crises, bilans effectués (EEG, imagerie) ;
- la deuxième séance collective porte sur le traitement et l'intérêt capital de l'observance médicamenteuse et les règles hygiéno-diététiques ;
- la deuxième séance individuelle se recentre sur les réponses propres à la problématique de chaque patient et sur la mise en place d'un projet personnel ;
- la troisième séance collective est davantage axée sur l'aspect social (conduite, travail, maison départementale des personnes handicapées…) et pratique (grossesse, voyages, vaccinations, décalage horaire…) de l'épilepsie et permet au patient de s'adapter aux situations de la vie quotidienne.

Des outils élaborés spécifiquement pour animer les différentes séances ont été mis à la disposition des équipes participant au programme d'éducation.

Formation des soignants du service participant au programme d'éducation thérapeutique

Des soignants volontaires (cadre infirmier, infirmière de coordination, infirmiers, aides-soignants, secrétaire hospitalière, techniciens EEG vidéo, assistante sociale et médecin coordonnateur expert en épileptologie) ont été formés dans chaque centre. La formation s'est déroulée sur deux jours à Paris à plusieurs reprises et a été effectuée par la société de conseil à l'origine du projet.

Démarrage du programme

Le programme a démarré en France en 2007. À ce jour, quatre centres recrutent de façon active. Les patients inclus sont des patients épileptiques nouvellement diagnostiqués ou souffrant d'une épilepsie pharmacorésistante. Ils doivent être majeurs et ne pas présenter de comorbidité psychiatrique significative.

Évaluation du programme

Les critères d'évaluation concernent des effets immédiats suivants : connaissances acquises suite au programme (QCM avant et après programme), satisfaction des patients, satisfaction des professionnels ainsi que faisabilité du programme.

À distance, il s'agit d'évaluer deux effets attendus du programme : l'observance thérapeutique des patients et leur qualité de vie (QOLIE 31). Il s'agira d'étudier l'apport des apprentissages réalisés par les patients grâce au programme comme, par exemple : l'amélioration des connaissances, la maîtrise des gestes à faire ou à ne pas faire en cas de crise, la compréhension du rôle des médicaments, les stratégies mises en œuvre par le patient pour éviter les omissions de médicaments, les stratégies pour relativiser les interdits et leur influence dans l'amélioration de l'observance thérapeutique et la qualité de vie.

Les objectifs primaires sont d'améliorer l'observance thérapeutique et les connaissances du patient sur sa maladie. L'objectif secondaire est d'améliorer la qualité de vie des patients en les aidant à mieux gérer leur quotidien et en leur fournissant une information de qualité qu'ils pourront partager avec leur entourage, leur apportant ainsi un moyen de s'affranchir de l'ostracisation liée à leur maladie.

Conclusion

L'épilepsie est une maladie fréquente, complexe et potentiellement invalidante. Sa prise en charge optimale requiert l'implication de différents intervenants : médicaux (connaissance du diagnostic syndromique précis, choix et posologies appropriés des médicaments), psychologues (soutien psychologique, psychothérapie ou traitement antidépresseur si besoin), sociaux et paramédicaux (mesures d'hygiène de vie, gestion du traitement). La pratique quotidienne met en exergue le défaut d'information des patients épileptiques, la méconnaissance de leur maladie et des principes du traitement. Un programme adapté d'éducation thérapeutique destiné aux patients épileptiques semble donc indispensable pour aider au mieux les patients à gérer et accepter une maladie dont le vécu demeure péjoratif et parfois douloureux.

Bibliographie

[1] Hauser WA, Annegers JF, Kurland LT. Prevalence of epilepsy in Rochester, Minnesota : 1940-1980. Epilepsia 1991 ; 32 : 429-445.
[2] Jones RM, Butler JA, Thomas VA, Peveler RC, Prevett M. Adherence to treatment in patients with epilepsy : associations with seizure control and illness beliefs. Seizure 2006 ; 15(7) : 504-508.
[3] Buck D, Jacoby A, Baker GA, Chadwick DW. Factors influencing compliance with antiepileptic drug regimes. Seizure 1997 ; 6(2) : 87-93.
[4] Swinkels WA, Kuyk J, van Dyck R, Spinhoven P. Psychiatric comorbidity in epilepsy. Epilepsy Behav 2005 ; 7(1) : 37-50.
[5] Fisher RS. Epilepsy from the patient's perspective : review of results of a community-based survey. Epilepsy Behav 2000 ; 1(4) : S9-S14.
[6] Austin JK, Shafer PO, Deering JB. Epilepsy familiarity, knowledge, and perceptions of stigma : report from a survey of adolescents in the general population. Epilepsy Behav 2002 ; 3(4) : 368-375.
[7] Goldstein LH, Minchin L, Stubbs P, Fenwick PB. Are what people know about their epilepsy and what they want from an epilepsy service related ?. Seizure 1997 ; 6(6) : 435-442.
[8] Cochrane J. Patient education : lessons from epilepsy. Patient Educ Couns 1995 ; 26(1-3) : 25-31.
[9] Helgeson DC, Mittan R, Tan SY, Chayasirisobhon S. Sepulveda Epilepsy Education : the efficacity of a psychoeducational treatment program in treating medical and psychosocial aspects of epilepsy. Epilepsia 1990 ; 31(1) : 75-82.
[10] May TW, Pfäffl M. The efficacy of an educational treatment program for patients with epilepsy (MOSES) : results of a controlled, randomized study. Epilepsia 2002 ; 42 : 25-33.

23 Le symptôme dans la démarche éducative des maladies respiratoires

F. Martin

Le dictionnaire médical définit le symptôme comme « la manifestation d'un état pathologique perçu subjectivement par le patient, n'ayant pas une valeur essentielle pour le diagnostic, mais qui le pousse à avoir recours au médecin ». Cette définition témoigne de plusieurs siècles d'histoire de la médecine, et situe les enjeux de la relation entre le patient, son symptôme, son traitement et son médecin. Le contentieux entre ce symptôme « perçu par le patient » et sa prise en compte par le médecin, dans le cadre de la maladie, est conséquent, et témoigne de l'influence déterminante qu'a eu la corrélation anatomo-clinique dans l'avènement de la médecine moderne française des xixe et xxe siècles, aux dépens de la médecine symptomatique, plus en vogue dans les pays anglo-saxons et n'ayant pas l'aspect péjoratif décrit dans nos facultés de médecine d'autrefois. En témoignent encore aujourd'hui les difficultés et les réticences à mettre en œuvre les dispositifs hospitaliers de lutte contre la douleur, symptôme des symptômes…

Les relations entre symptômes des patients porteurs de maladies chroniques et observance thérapeutique sont complexes et n'ont fait l'objet que de peu d'études publiées. Les contributions se situent soit dans le domaine de « la lecture psychanalytique » du symptôme et sa place dans la relation thérapeutique médecin-malade [1], soit dans celui de l'investigation sociologique des déterminants contribuant à améliorer l'observance thérapeutique.

Le symptôme respiratoire

Pour les maladies respiratoires, le symptôme le plus spécifique dont il sera question dans ces lignes est la dyspnée : « gêne à respirer » précise le Littré, qui en rapporte l'utilisation aux écrits médicaux d'Ambroise Paré. Les expressions traduisant cet inconfort respiratoire sont multiples (avoir le souffle court, coupé, être à bout de souffle, cracher ses poumons, etc.) et reflètent l'extrême variabilité interindividuelle dans la perception et l'expression de ce symptôme, comparativement à l'expression de la douleur. Outre des éléments physio-pathologiques, des éléments psycho-sensoriels, culturels, en font aussi la diversité d'expression. Alors que la dyspnée chronique de l'insuffisance respiratoire est essentiellement due à la sévérité de l'obstruction bronchique et de l'hyper-inflation aérique, la dyspnée aiguë de l'asthmatique est surtout liée au degré d'obstruction bronchique, avec un constat à prendre en compte dans les démarches éducatives : celui de non-perception de cette obstruction aiguë par 20 % des asthmatiques.

Quelle que soit la manière d'exprimer cet inconfort respiratoire, ce symptôme témoigne de la qualité de vie du patient et c'est à ce titre que des échelles de qualité de vie spécifiques ont été proposées [2]. Si l'expression de ce symptôme est variable selon les patients, sa perception par les professionnels l'est tout autant, comme le montre l'étude AIR dans la sous-estimation par les professionnels de santé (médecins généralistes et infirmières libérales) de leur perception de la gêne dyspnéique chez le patient asthmatique [3].

Ce symptôme est donc un enjeu thérapeutique, pour la plus grande satisfaction du soignant (en particulier, dans le contexte de l'urgence où le praticien se voit valorisé pour son action salvatrice rapide) et de manière plus complexe et plus ambivalente, pour le patient. En effet, pour certains patients, cette disparition du symptôme, voire ce pouvoir de le contrôler, n'est pas toujours vécue comme un bienfait…

Dans les maladies respiratoires symptomatiques, la dyspnée est donc pour le patient et le soignant, non seulement une sentinelle de la qualité de vie du patient, de l'observance thérapeutique, du contrôle du patient sur sa pathologie, en particulier dans le cadre de la maladie asthmatique, mais ce peut être aussi un élément permettant le processus d'acceptation de la maladie. En effet, en l'absence de symptômes, la dynamique d'acceptation d'une pathologie chronique est plus aléatoire. Ce constat est à l'origine du retard au diagnostic et à la prise en charge des patients porteurs de bronchopathie chronique obstructive (BPCO), pour qui la toux et l'expectoration sont les conséquences intériorisées du tabagisme, et la gêne dyspnéique s'installant de manière insidieuse, accompagnée d'un déconditionnement musculaire, ne permet d'identifier la maladie qu'à un stade déjà très évolué. La démarche éducative pour ces patients doit donc s'acharner à enclencher une dynamique d'acceptation d'une maladie non éprouvée. Pour ce faire, les outils de mesure du souffle sont des médiations particulièrement utiles.

L'intérêt de la prise en compte du symptôme dans la démarche éducative est donc multiple : le symptôme est la sentinelle de la qualité de vie, du contrôle de la maladie, de la bonne observance, d'une dynamique d'acceptation ; c'est aussi une expérience du patient avec lequel il va falloir négocier les choix thérapeutiques. Ce savoir éprouvé du patient est le terreau du diagnostic éducatif qui permettra d'orienter les objectifs pédagogiques. L'expression, l'identification, la « gestion » du symptôme par le patient asthmatique sont à l'origine d'une réflexion internationale sur la notion de contrôle. En effet, les constats d'observance thérapeutique (30-50 %), de qualité de vie dans ses différentes dimensions (personnelle, familiale, sociale, professionnelle) ont incité à une réflexion sur la notion de contrôle de sa maladie par le patient, eu égard à la pression thérapeutique mise en œuvre. Aussi, un questionnaire de contrôle de l'asthme [4], un plan personnalisé de soins demeurent des outils d'implication du patient (et du médecin) dans le suivi des asthmatiques.

La mesure du souffle

La mesure du souffle est souvent la mesure de l'invisible, de l'aléatoire, du non-perçu, pour une fonction pourtant vitale, éprouvée, maîtrisée…

Le préalable pédagogique à la mesure du souffle est l'approche des représentations du patient de sa fonction respiratoire, pour lesquelles il faut tenir compte des compétences sensori-motrices de la personne dans la perception des différents événements respiratoires, de sa capacité d'appropriation de l'outil de mesure, et bien entendu, de sa capacité à lire et à interpréter la mesure.

Apprendre à mesurer le souffle, c'est formuler un objectif pédagogique qui s'inscrit dans plusieurs domaines de la taxonomie éducative :

- le domaine sensori-moteur : celui de la perception et de la maîtrise des mouvements respiratoires ;
- le domaine cognitif : celui de la connaissance, de l'interprétation de la mesure.

Préalablement à la mesure du souffle, encore faut-il faire percevoir et faire identifier au patient les différents temps du cycle respiratoire. Les outils d'apprentissage du souffle sont variés, de l'utilisation des pailles de différents calibres à la buée sur le miroir, en passant par le vacillement de la flamme d'une bougie à la rencontre de deux souffles opposés..., les techniques pédagogiques sont d'autant plus efficaces qu'elles sont ludiques et interactives.

Depuis 1976, l'outil de référence de la mesure du souffle en ambulatoire est le *peak flow*, inventé par Basile Martin Wright, initialement présenté en 1959 avec un poids de 1,4 kg. Seize ans plus tard, ce dispositif profitant de la technologie des matières plastiques ne pèse plus que 80 g et est utilisé par les médecins généralistes d'outre-Manche, comme le spiromètre portatif. Depuis les années 1990, il est devenu l'outil de référence des programmes éducatifs des patients asthmatiques. Le repérage d'« asmazones » identifiées par un code tricolore est l'outil du monitorage quotidien, hebdomadaire ou en prévention des exacerbations. L'apprentissage de l'utilisation de ce débitmètre nécessite différents types de compétences de la part du patient (et de l'éducateur), il est particulièrement aidant chez les asthmatiques non ou peu percepteurs de leur trouble obstructif pour accompagner un plan d'action thérapeutique personnalisé [4].

La démarche éducative des patients asthmatiques adulte, adolescent et enfant a fait l'objet de recommandations ANAES dont la mise en œuvre est accompagnée par les écoles de l'asthme qui se sont dotées d'une charte de qualité.

Bibliographie

[1] Michel FB. Le Souffle coupé. Paris, Gallimard, 1984.
[2] Piperno D. Obstruction des voies aériennes et dyspnée. Rev Mal Respir 2003 ; 20 : 311-314.
[3] Étude Air. Asthma J 1999 ; 4 : 74-78.
[4] Asthme. Allergies Info avril-mai 2004 ; 10.

Voir aussi :

Éducation thérapeutique du patient adulte asthmatique, ANAES, 2001.
Éducation thérapeutique de l'enfant asthmatique, ANAES, 2002.
Association Asthme Allergies. 3, rue Hamelin, 75116 Paris, tél. 01 47 55 03 56, asmanet.com
Léa et l'air : coffret pédagogique INEPS, 42, boulevard de la Libération, 93203 Saint-Denis.
Souffle : revue francophone d'asthmologie, IMOTEP 19, avenue Duquesne, 75007 Paris.

24 Les démarches éducatives des asthmatiques

F. Martin

L'asthme est une maladie modèle de l'éducation thérapeutique. En effet, si les traitements en sont efficaces, bien codifiés, facilement accessibles, les conséquences de l'inobservance, du non-respect des recommandations, de la non-implication du patient dans son traitement en sont tout autant explicites, avec la sanction de l'hospitalisation comme témoin d'un déficit de prise en charge éducative ou d'une exacerbation de la maladie.

En France, avec une prévalence de 3 millions de patients, de 2 500 décès par an, de recours fréquents à l'hospitalisation, une stratégie de santé publique a été élaborée dans le cadre d'un plan Asthme prévoyant l'intégration de l'éducation thérapeutique dans la démarche de soins, permettant de contribuer à la réduction des hospitalisations [1].

L'histoire de l'évolution de la prise en charge des asthmatiques des trente-cinq dernières années témoigne en effet de la multiplicité des paramètres à prendre en compte pour impacter significativement la qualité de la prise en charge des patients (figure 24.1). Au moment de la mise sur le marché des thérapeutiques inhalées sous la forme d'aérosols doseurs (salbutamol, 1970 ; beclométhasone, 1986) les espoirs étaient grands, considérant comme résolus autant les manifestations aiguës (salbutamol) que le contrôle de la maladie chronique (corticoïdes inhalés). Pendant que les études médico-économiques confirmaient l'importance du coût de cette maladie chronique (6,9 milliards de francs en 1990 d'hospitalisations) [2], les études de qualité de vie des années 1990 (Nottingham Health Profile, AQLQ, SF 36) constataient les scores déplorables de qualité de vie des asthmatiques, corroborant les enquêtes d'inobservance thérapeutique, de mauvaise utilisation des aérosols doseurs, de non-implication des patients dans un projet thérapeutique. Si l'élaboration de recommandations médicales (GINA, ANAES) a été suivie d'améliorations de la qualité des prescriptions médicales, il n'en est pas de même des recommandations éducatives, la formalisation d'un référentiel de l'ANAES a le mérite d'exister, mais est très difficilement mise en œuvre dans notre système de santé [3].

Force est pourtant de constater les effets positifs des actions conjuguées depuis la fin des années 1990, des campagnes de communication, des efforts de l'industrie pharmaceutique pour mettre à la disposition des patients des dispositifs d'inhalation ergonomiques, dont la galénique contribue à optimiser l'observance, des actions d'information développées par les associations de patients comme les rencontres annuelles des États Généraux de l'Asthme, voire d'une centaine de dispositifs proposant une éducation thérapeutique structurée [4].

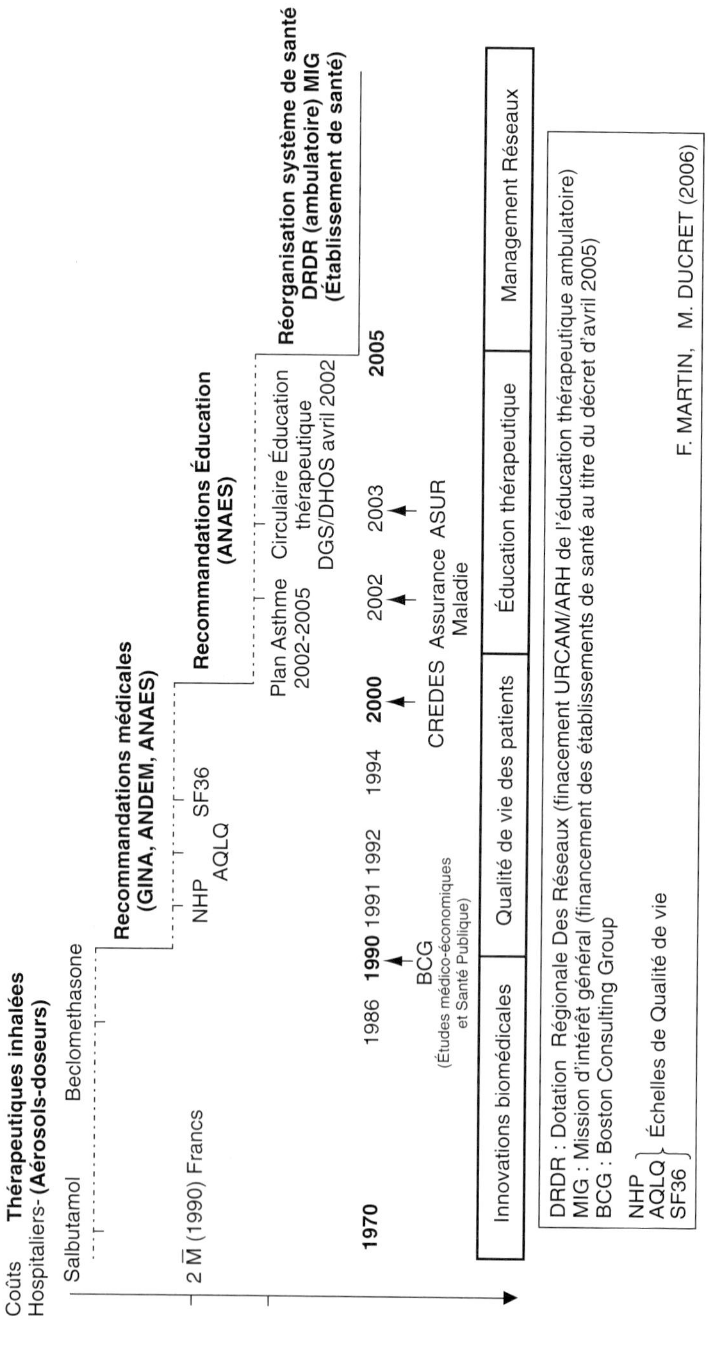

Figure 24.1
Place de l'éducation thérapeutique dans un historique de la prise en charge de l'asthme.

Témoignent des effets bénéfiques de ces stratégies éducatives, les constats des études ASUR 1998-2003, montrant une amélioration de la prise en charge médicale des asthmatiques dans les services d'urgences, une diminution du recours aux urgences et une diminution des hospitalisations [5]. Bien entendu, des études médico-économiques seront nécessaires pour appréhender l'impact de ces différentes stratégies et réorganisations sanitaires sur la maladie.

Les démarches éducatives peuvent donc être diverses, complémentaires, mais un dispositif d'éducation thérapeutique structuré doit s'assurer d'une stratégie de recrutement des patients, des méthodes et des typologies éducatives proposées, des outils pédagogiques et éducatifs utilisés et des moyens logistiques à mettre en œuvre. Faute de quoi la pérennité, la légitimité, le financement risquent d'en être problématiques. En effet, combien de programmes éducatifs peaufinés, d'outils pédagogiques ludiques, de grilles d'évaluation exhaustives, sans réflexion sur les stratégies de recrutement des patients ?....

Recommandations et contrôle de l'asthme

La mise en œuvre d'une démarche éducative nécessite une connaissance des recommandations thérapeutiques, graduées selon le stade de sévérité (GINA ou/et l'utilisation d'un questionnaire de contrôle (ANAES, 2004). Le stade de sévérité influe sur le contenu d'un programme éducatif dans ses objectifs pédagogiques, voire dans l'adhésion du patient aux entretiens et réunions d'éducation. L'assiduité des patients porteurs d'asthme intermittent ou persistant léger est bien moindre que celle des asthmatiques porteurs d'asthme sévère.

La notion de contrôle, lié à la prise en compte d'éléments de qualité de vie (symptômes diurnes, nocturnes, activité professionnelle, sportive, utilisation de béta-agonistes) permet un ajustement médicamenteux, voire éducatif plus précis aux fluctuations de la maladie quel qu'en soit le stade de sévérité. La pression thérapeutique (et éducative) nécessaire à un contrôle optimum témoigne alors du degré de sévérité.

Les questionnaires de contrôle sont multiples, peuvent être utilisés comme outils pédagogiques, mais il n'a pas été possible d'établir de lien significatif entre la qualité d'un programme éducatif et la validation d'un questionnaire de contrôle. Tels qu'ils sont publiés, ces questionnaires peuvent permettre de repérer les patients non contrôlés nécessitant une prise en charge éducative initiale, mais ne pourront refléter l'évolution des fluctuations d'apprentissage et d'efficacité des programmes éducatifs.

Stratégie de recrutement et communication

Dans le contexte consumériste de l'utilisation du système de santé, la démarche éducative impliquant le patient comme acteur thérapeutique peut en motiver certains, mais en démobiliser beaucoup d'autres. Ce constat contribue à expliquer les difficultés de recrutement des dispositifs d'éducation des asthmatiques. Sans doute des mesures incitatives provenant d'organismes d'assurance maladie ou de mutuelles contribueraient-elles à légitimer et à banaliser la prestation éducative dans le bilan initial ou d'évaluation du patient asthmatique, quel qu'en soit son degré de sévérité.

Construire une véritable stratégie de recrutement (hospitalière, ambulatoire, voire associative) est un pré-requis nécessaire à la mise en œuvre d'un dispositif d'éducation structuré, pour en assurer visibilité, légitimité, évaluation. La charte des écoles de l'asthme identifie ces conditions à mettre en œuvre [6].

Comme le souligne Martin Partridge, initiateur de l'éducation thérapeutique en Angleterre [7], de multiples techniques de communication doivent être utilisées afin de promouvoir et valoriser les dispositifs d'éducation. Depuis la participation aux journées mondiales OMS de l'asthme, jusqu'à l'implication des associations de patients, tous les moyens peuvent être mis en œuvre pour promouvoir et valoriser les dispositifs d'éducation.

Programmes, méthodes, typologies éducatives

Au-delà de la terminologie « planificatrice » du programme, il s'agit d'identifier les « contenus » des démarches éducatives, en termes d'objectifs d'apprentissage, voire en termes de compétences à acquérir. La description des méthodes, principes, conditions de mise en œuvre, est faite dans les recommandations ANAES 2001 qu'il n'est pas utile de paraphraser, tant ce document est novateur et précis [3]. L'évaluation des compétences du patient, de ses besoins éducatifs est identifiée sous le terme de diagnostic éducatif. Il s'agit du premier temps de la démarche, reposant sur un entretien individuel avec un professionnel de santé formé. Les modalités éducatives peuvent être déclinées en groupe ou en entretiens individuels, en sachant la réticence des patients à s'y impliquer (20 % d'acceptation) ; la durée moyenne d'une démarche éducative initiale est de quatre mois, son volume horaire de trois heures et demie, en sachant que certaines recommandations proposaient un minimum de huit heures... [8]. L'assiduité aux entretiens éducatifs est moindre chez les asthmatiques peu sévères (asthme intermittent), tabagiques et chez les patients âgés. Les facteurs prédictifs de l'efficacité d'une démarche éducative sont liés au nombre de consultations éducatives, à la sévérité de la maladie, au jeune âge du patient, à des comorbidités associées, à la fréquentation d'une séance éducative de groupe [9].

En fonction du degré de sévérité de l'asthme, d'un tabagisme, d'une comorbidité associée, d'une assiduité aux entretiens éducatifs, des déterminants psycho-sociaux, de la réponse aux questionnaires de contrôle, une typologie de patient peut être établie, permettant d'ajuster les méthodes éducatives aux besoins des patients. La typologie éducationnelle à mettre en œuvre repose sur le constat que « la motivation d'un individu repose sur un besoin de compétence et d'auto-détermination » [10]. Ce constat, adapté par Iguenane [11], permet d'ajuster la démarche éducative en fonction du degré de compétence perçu du patient et de son souhait dans ses méthodes d'apprentissage, permettant ainsi d'« accrocher » les patients « en résignation, en rébellion, en fuite » par rapport aux propositions de démarche éducative.

L'ajustement de la typologie éducative à des patients présentant des problématiques psycho-sociales, de comorbidité associée, de tabagisme, nécessite des orientations complémentaires vers un dispositif d'aide à l'arrêt du tabac, un travailleur social, une diététicienne, un plan d'action écrit, personnalisé, monitoré sur des symptômes où une mesure des débits de pointe est un outil pédagogique sécurisant.

Les asthmatiques présentant un asthme persistant modéré à sévère, mal contrôlés, souvent hospitalisés malgré une observance thérapeutique et une adhésion à l'éducation, peuvent faire l'objet d'un programme éducatif ajusté à l'utilisation optimale des moyens de secours et des thérapeutiques de l'urgence (aérosols).

Quelles que soient les typologies éducatives choisies, ajustées au patient, les méthodes pédagogiques devront être le plus interactives possible, et les outils pédagogiques divers et ludiques.

L'intégration de l'éducation thérapeutique dans le suivi médical des asthmatiques, avec réévaluation des acquis, reprise éducative éventuelle, est le meilleur gage de sa banalisation dans le parcours de soins.

À retenir

Efficacité de l'éducation sur…
- la diminution des hospitalisations
- la diminution des symptômes
- la diminution de l'absentéisme
- la qualité de vie

Efficacité d'autant plus efficace que :
- l'auto-surveillance
- le plan d'action écrit
- la supervision médicale

Gibson PG et al. Self management Education and regular practitioner review for adults with asthma. The Cochrane Library. Juin 2005.

Bibliographie

[1] Plan Asthme 2002-2005, ministère de la Santé.
[2] Étude BCG (Boston Consulting Group). Le coût économique de l'asthme. Paris, 1991.
[3] ANAES. Éducation thérapeutique du patient asthmatique adulte, juin 2001.
[4] Sanmiguel M, Magar Y. Écoles de l'asthme : état des lieux. 8e Journée francophone d'éducation des asthmatiques, Nantes, 2004.
[5] Salmeron S. ASUR-ASUR 2 : vers une standardisation de la prise en charge de l'asthme aigu aux urgences. *Rev Mal Respir* 2005 : 22 : 4S30-4S31.
[6] Charte des écoles de l'asthme. Association Asthme Allergie, 3, rue Hamelin, 75116 Paris.
[7] Partridge MR, Hill SR. Enhancing care for people with asthma : the role of communication, education, training and self-management. 1998 World Asthma Meeting Education and Delivery of Care Working Group (ERS Journals Ltd 2000).
[8] Typologie descriptive de l'activité d'éducation thérapeutique en groupe dans le cadre de la prise en charge de l'asthme et du diabète. Rapport de synthèse CNAMTS, février 2002.
[9] Martin F, Ducret M, Da Silva F. Facteurs prédictifs de l'efficacité de l'éducation des asthmatiques. Communication lors des 8e Journée francophone d'éducation des asthmatiques, Nantes, 2004.
[10] Martin F, Ducret M, Da Silva F. Typologie éducative et motivationnelle des asthmatiques. 9e Journée francophone d'éducation des asthmatiques, Marseille, 2005.
[11] Iguenane J. Motivation et éducation thérapeutique : les clés de l'apprentissage du patient. Nutrition et facteurs de risque. 2004 ; 2 : 27-30.

25 Éducation thérapeutique des aidants familiaux de patients atteints de maladie d'Alzheimer ou de maladies apparentées : expérience au sein d'un hôpital gériatrique

S. Pariel, C. Kulibanov, Y. Magar, J. Belmin

Maladie d'Alzheimer et troubles apparentés

La maladie d'Alzheimer et plus généralement les maladies responsables de démence sont une préoccupation majeure de santé publique dans tous les pays développés. En effet, ces maladies touchent un nombre considérable de patients, avec un taux de prévalence estimé à 5 % chez les personnes de plus de 65 ans. Ces maladies sont chroniques avec une durée d'évolution de plusieurs années après que le diagnostic soit posé (4 à 8 ans pour la maladie d'Alzheimer, dépendant de l'âge du patient et du stade de la maladie au diagnostic) [1]. Le nombre de cas s'accroît régulièrement du fait de l'augmentation du nombre de personnes âgées et de l'espérance de vie. On attend à partir de 2010-2015 une accélération de l'augmentation du nombre de cas du fait de l'effet papy-boom (vieillissement de la génération du baby-boom née après la fin de la Seconde Guerre mondiale). Le coût de cette maladie est considérable, estimé à 10 milliards d'euros par an en France [1].

Les démences ont comme caractéristiques communes d'entraîner un *dysfonctionnement global des fonctions cognitives*, induisant une *perte d'indépendance fonctionnelle*. Le patient a besoin d'une aide humaine pour réaliser des gestes de la vie quotidienne comme par exemple gérer son budget, utiliser le téléphone ou les transports en commun, préparer un repas… Ce retentissement sur l'autonomie oblige l'entourage à se mobiliser de plus en plus au fur et à mesure de l'évolution de la maladie, pour aider le patient en perte d'indépendance dans sa vie quotidienne. L'aidant fait alors appel quand il le peut à des aides professionnelles [2].

Ces maladies ont aussi pour conséquence d'entraîner des *troubles du comportement* et/ou des *symptômes psychiatriques*. Lorsqu'un patient est atteint d'un ou de plusieurs de ces troubles, surtout si c'est de façon chronique, la situation devient très éprouvante pour son entourage [3]. Aux stades avancés de ces maladies, la communication verbale avec le patient devient difficile, en raison des troubles du langage ou de l'agnosie [4].

Le traitement de la maladie d'Alzheimer repose sur des traitements médicamenteux et sur une prise en charge non médicamenteuse du patient et de son entourage. Les médicaments actifs dans cette maladie sont les inhibiteurs de l'acétylcholinestérase et la mémantine. Chez certains patients, il est nécessaire de recourir à des médicaments psychotropes en cas de symptômes psychiatriques et/ou de troubles du comportement. La prise en charge non médicamenteuse fait essentiellement appel aux aides professionnelles pour pallier les conséquences de la perte d'indépendance fonctionnelle. D'autre part, elle comporte « l'aide aux aidants » qui consiste à aider et soutenir le ou les membres de l'entourage qui s'occupent du patient. L'aide aux aidants fait appel à des interventions de nature très diverse : prestations sociales (allocation personnalisée d'autonomie par exemple), mise à disposition de services (portage de repas à domicile par exemple), conseils en matière juridique, soutien psychologique, information sur la maladie et sa prise en charge, L'éducation thérapeutique appliquée à l'aidant naturel d'un parent atteint d'une maladie chronique et invalidante comme la maladie d'Alzheimer et les troubles apparentés est, parmi les interventions reconnues dans la prise en charge des aidants, celle qui a montré la meilleure efficacité dans les différentes études internationales [5-10]. En augmentant les connaissances et le savoir-faire de l'aidant, elle lui permet de mieux utiliser les ressources du système sanitaire et social et de préserver son équilibre dans cette situation difficile. Il semble donc très pertinent d'intégrer l'éducation thérapeutique des aidants familiaux à la prise en charge habituelle des patients présentant une maladie d'Alzheimer et ou des troubles apparentés.

Intérêt de l'éducation thérapeutique dans la maladie d'Alzheimer et les maladies apparentées

L'éducation thérapeutique fait partie de la prise en charge moderne des maladies chroniques. Du fait de l'atteinte des fonctions cognitives, la démarche éducative directe envers le patient atteint de démence connaît de nombreuses limites, et reste le plus souvent impossible, en particulier pour les patients aux stades modérés ou sévères de ces maladies [11] C'est pourquoi les démarches éducatives entreprises dans ces maladies se sont orientées vers les aidants familiaux de ces patients. Cette orientation est particulièrement pertinente, car l'aidant est le pilier principal de l'aide et de la prise de décisions pour la santé du patient, à tous les stades de la maladie, qu'elle soit débutante ou évoluée [12].

L'aidant se trouve confronté quotidiennement aux conséquences de la maladie d'Alzheimer. Il est l'acteur principal du maintien au domicile du parent malade. Dans les formes évoluées de la maladie, sans l'implication quotidienne de l'aidant, le parent malade ne peut rester seul au domicile et se trouve rapidement hospitalisé [2]. L'aidant joue un rôle déterminant pour le recours aux aides professionnelles, la prise en charge médicale, l'hospitalisation et/ou la décision de l'entrée en institution. Dans le cadre d'un maintien à domicile, il est souvent le chef d'orchestre du dispositif d'accompagnement [13]. L'éducation thérapeutique a pour but de donner à l'aidant des outils pour remplir ce rôle efficacement. Elle peut faciliter l'entente et les relations entre aidants et intervenants médicaux et sociaux, et à terme la construction d'une alliance thérapeutique entre eux. Une meilleure compréhension du travail, des compétences et des capacités de chacun permet de mettre en place autour d'une personne âgée un véritable dispositif qui peut être une aide pour chacun des acteurs qui y participent [14].

Les démarches d'éducation thérapeutique envers les aidants de patients déments sont relativement nouvelles et ont vu le jour dans le cadre de programmes expérimentaux. Actuellement, très peu d'équipes proposent dans le cadre du soin courant des programmes éducatifs à l'entourage de ces patients. Pourtant, des bases scientifiques avec un niveau de preuve élevé sont aujourd'hui disponibles et montrent l'efficacité de ces stratégies, ce qui devrait encourager leur plus large utilisation.

Interventions envers les aidants de patients déments et leur efficacité

Les différents types d'interventions envers les aidants familiaux peuvent être classés selon leur finalité principale : éducation, groupes de soutien, psychothérapie, soins de répits et interventions multicomposantes. La méta-analyse des études d'intervention publiées a montré un bénéfice significatif pour le patient (moindre perte d'autonomie, réduction des troubles du comportement) et pour l'aidant lui-même (amélioration des connaissances, diminution du fardeau et des symptômes dépressifs), ainsi qu'un retard à l'entrée en institution [10]. Les interventions les plus efficaces étaient celles qui comportaient une approche principalement éducative ou une approche multicomposante (figure 25.1) [7]. Ces interventions se sont montrées d'autant plus efficaces que leur durée était longue [10].

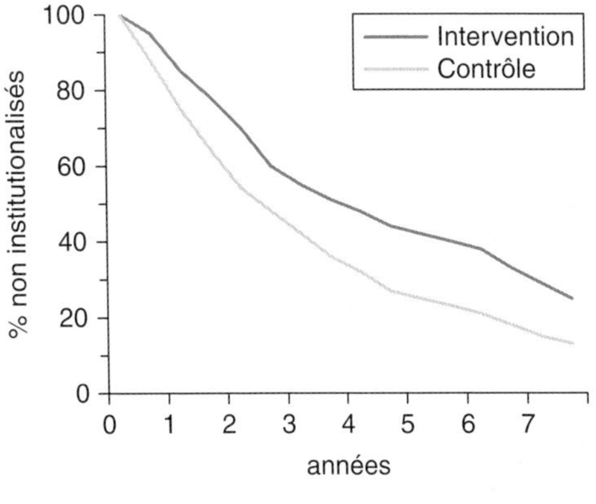

Figure 25.1
Résultats d'un essai randomisé comparant au soin usuel une intervention comportant une démarche éducative des aidants familiaux : un retard significatif à l'entrée en institution, de l'ordre d'un an, a été observé dans le groupe intervention (d'après Mittelman [7, 8]).

Qui sont ces aidants familiaux et quelles sont leurs difficultés ?

Habituellement, une personne de l'entourage du malade dément se démarque comme celle qui se sent la plus impliquée et qui intervient le plus auprès du patient. C'est elle qu'on dénomme aidant naturel ou aidant familial principal. On le reconnaît facilement car il intervient régulièrement dans le recours au soin et dans les démarches de la vie courante. Parfois même, il prodigue des soins, prend en charge la gestion et l'administration des médicaments ou encore coordonne le passage au domicile des différents intervenants jouant le rôle de relais d'information entre eux [3].

Devenir aidant est exceptionnellement un choix. C'est un rôle endossé le plus souvent par solidarité familiale et amour, mais parfois pour d'autres raisons (sens du devoir, culpabilité...). Il est souvent vécu comme une obligation et un non-choix. Le plus souvent, il s'agit du conjoint ou de l'un des enfants de la personne malade. Les aidants sont bien plus souvent des femmes que des hommes.

Identification des besoins des aidants familiaux des patients

S'occuper d'un parent dément pose pour les aidants familiaux de nombreuses difficultés qui se répercutent sur leur santé physique et mentale, ce qui est documenté par une riche littérature. Des échelles spécifiques comme l'inventaire du fardeau de l'aidant ont été construites pour évaluer la charge qui pèse sur eux [15]. De nombreux auteurs considèrent que les aidants de patients déments représentent un modèle naturel de stress chronique et ont mis en évidence chez eux une augmentation de sécrétion du cortisol, une altération des fonctions immunitaires et de la vitesse de cicatrisation cutanée [16, 17].

Les difficultés rencontrées par les aidants de patients déments sont listées dans le tableau 25.1. Elles peuvent avoir trois origines. Certaines sont clairement liées au patient et à sa maladie, principalement à la perte d'autonomie physique et psychique du patient et aux troubles du comportement et de la communication. D'autres sont liées à l'environnement du patient et de l'aidant, comme par exemple des ressources insuffisantes ou un réseau social pauvre. Enfin, certaines sont liées à l'aidant lui-même qui peut être âgé et/ou fragilisé par certains facteurs de vulnérabilité comme des maladies chroniques ou une personnalité dépressive.

Ces difficultés risquent d'aboutir à une situation de rupture et/ou de souffrance sévère de l'aidant : dépression sévère, épuisement, conflit avec le patient voire maltraitance, abandon du proche malade. La prise en charge optimale de ces maladies comporte non seulement les traitements et aides destinées au patient, mais aussi l'aide qu'il faut apporter aux aidants familiaux. Les soutenir dans leur action positive pour le patient contribue à éviter ces situations de rupture qui conduisent inéluctablement à l'hospitalisation puis à son entrée en institution.

Objectifs de l'éducation des aidants de patients atteints de maladie d'Alzheimer

L'analyse des difficultés des aidants permet d'identifier les grands objectifs des programmes d'éducation thérapeutique pour les aidants familiaux de patients déments. Nous avons identifié quatorze objectifs qui peuvent être atteints par ces programmes d'éducation thérapeutique (tableau 25.2).

Tableau 25.1
Difficultés spécifiques de l'aidant familial des patients atteints de démence et objectifs pour les surmonter

Difficultés spécifiques de l'aidant	Objectifs
Équilibre psychologique et santé physique	
Modifications relationnelles avec le patient et avec le réseau social	Prendre conscience et analyser ces changements. Modifier son comportement pour les améliorer
Surmenage, épuisement	Recourir à l'aide professionnelle, recourir aux structures de répit (accueil de jour, hébergement temporaire)
Surinvestissement, refus de délégation, déni des difficultés, sentiment de surpuissance	Prendre conscience des limites de l'action de l'aidant et faire confiance aux autres intervenants
Sentiment de culpabilité	Comprendre la maladie, ses conséquences et les limites de l'action de l'aidant
	Prendre conscience de la valeur de ses actions pour le patient
Anxiété, troubles du sommeil	Suivre une psychothérapie et/ou des activités de relaxation
Dépression	Consulter son médecin ou un centre spécifique, suivre une psychothérapie
Maladies négligées ou non diagnostiquées	Consulter son médecin
Dénutrition, douleur, handicaps, dépression	Consulter son médecin ou un centre spécifique
Connaissances et aptitudes	
Connaissances insuffisantes sur la maladie et sa prise en charge	S'informer sur les signes, les symptômes, le traitement, les aides possibles, le suivi, les complications et leur prévention ainsi que sur l'impact sur la santé de l'aidant
Difficultés à se comporter avec le patient ou dans certaines situations comme l'urgence, les troubles du comportement, les conflits	Envisager ces situations avant de les rencontrer et réfléchir sur les meilleures façons de réagir
Contexte social	
Isolement	Reprendre contact avec ses relations familiales et amicales ; parler librement de la maladie du proche ; construire de nouvelles relations
Insuffisance de temps	Recourir à l'aide professionnelle comme les services de soins infirmiers au domicile, ou les auxiliaires de vie
Insuffisance de ressources	S'informer et obtenir les prestations et aides sociales (allocation personnalisée d'autonomie, conseils de fiscalité)

Tableau 25.2
Les quatorze objectifs des programmes d'éducation thérapeutique pour les aidants familiaux de patients atteints de maladie d'Alzheimer ou de maladies apparentées

Objectifs liés à la connaissance de la maladie, de son évolution et de son environnement
1. Repérer la nature organique de ces maladies, leurs principaux symptômes et leur évolution
2. Mettre en œuvre des stratégies visant à prévenir les complications
3. Comprendre le comportement du patient et ses difficultés pour communiquer
4. Discerner l'intérêt et les limites des traitements médicamenteux disponibles
5. Se repérer dans les différentes prestations et aides sociales disponibles
6. Identifier les implications juridiques de ces maladies et rechercher les directives anticipées du patient
Objectifs de savoir-faire
7. Repérer les situations qui déclenchent une souffrance ou une colère chez le patient, et mettre en œuvre des stratégies pour mieux les gérer
8. Trouver une aide professionnelle adéquate et des aides de répit (accueil de jour, hébergement temporaire)
9. Partager la responsabilité et l'aide à donner au patient avec d'autres membres de la famille
10. Renforcer ou rétablir les liens amicaux ou familiaux ; parler sans honte de la maladie de son proche
Objectifs de savoir-être
11. Valoriser son engagement et l'aide apportée au patient
12. Accepter ses propres limites
13. S'occuper de sa santé personnelle et de son équilibre psychologique
14. Prendre suffisamment de repos, faire chaque semaine des activités pour soi-même et s'autoriser des temps de vacances.

Éducation thérapeutique dans la maladie d'Alzheimer et/ou les troubles apparentés : une expérience à l'hôpital Charles-Foix

Dans le cadre d'un partenariat avec l'association France-Alzheimer 93 et le docteur Yves Magar, une équipe de gériatres de l'hôpital Charles-Foix a mis au point et appliqué des programmes structurés d'éducation thérapeutique pour les aidants familiaux de patients présentant une maladie d'Alzheimer et/ou des troubles apparentés vivant à leur domicile. Ces programmes ont été construits à partir d'une première étude des besoins des aidants, étude qui a comporté une analyse de la littérature médicale et la réalisation de *focus-groups*. Les objectifs identifiés sont ceux rapportés plus haut. Deux programmes distincts ont été élaborés pour tenir compte de problématiques particulières.

Organisation des programmes d'éducation thérapeutique

Il s'agit de programmes structurés, comprenant un nombre de séances collectives ou individuelles bien défini, et dotés d'objectifs pour chaque séance. Ils ont été conçus pour encourager la participation des aidants quels que soient leur niveau socio-éducatif, leur âge et leurs habitudes de vie. Les animateurs-éducateurs reçoivent une formation pour chaque programme destinée à expliciter les objectifs et à utiliser les outils élaborés spécifiquement pour ces programmes. Ces outils sont très variés et ont pour point commun d'être conçus pour faciliter l'expression des aidants, leur travail et leurs réflexions autour de la maladie. Les outils fondés sur le photo-langage conduisent le participant à désigner une image ou un court texte qui l'interpelle et va le conduire à expliciter des situations sources de difficultés dans la vie quotidienne. La discussion de scénario ou de vignettes cliniques permet de préciser les différentes façons de réagir dans une situation particulière avec le patient. Elle est très intéressante pour aborder la question de la gestion des troubles du comportement de ces patients. Un autre outil a été élaboré à partir du plan d'une maison pour anticiper les difficultés au quotidien engendrées par des lieux de vie inadaptés. Certaines séances en groupe sont orientées aussi vers les accès aux soins et aux conseils de professionnels de différents domaines : médical, juridique, social, et financier. Ces programmes comportent quatre séances en groupe et aussi deux séances individuelles où l'animateur-éducateur peut aborder avec l'aidant des problématiques qui lui sont plus personnelles.

Des programmes différenciés en fonction de l'avancée de la maladie

Les études de besoins et les premiers programmes réalisés nous ont montré que les problématiques rencontrées par les aidants étaient différentes en fonction de l'avancée de la maladie. De plus, l'annonce du diagnostic au patient et à son aidant représente une phase très particulière. Aussi, nous avons différencié deux programmes. Un premier programme est destiné aux aidants dont la maladie du proche a été récemment diagnostiquée. Il comprend des objectifs particuliers liés à l'acceptation du diagnostic, à l'anxiété potentiellement générée par la situation nouvelle et les dimensions de culpabilité éventuellement générées par un retard au diagnostic. Généralement, la problématique de la perte d'autonomie n'est pas majeure dans ces situations, mais ce programme aborde l'aide au maintien de l'autonomie du parent malade, la planification de son avenir et la facilitation de l'accès aux soins et services disponibles.

Le second programme est ouvert aux aidants des patients dont la maladie est déjà installée. Il a pour objectifs principaux de permettre l'acquisition de compétences pour mieux vivre avec son parent malade, de renforcer sa confiance en ses capacités d'aidant, d'anticiper et réagir face aux situations difficiles, et aussi de tirer parti des ressources offertes dans les différents domaines professionnels médicaux, juridiques, sociaux et financiers. Les séances individuelles sont fondées sur l'élaboration d'un projet personnel pour l'aidant et visent à encourager sa mise en œuvre, malgré les difficultés liées au rôle d'aidant du proche malade.

Espace CAAPA

Suite à l'expérimentation de ces programmes, nous avons créé à l'hôpital Charles-Foix à Ivry-sur-Seine une structure dédiée à l'éducation thérapeutique et à l'accompagnement des aidants familiaux de patients gériatriques, que nous avons nommé espace CAAPA (Conseils et Accompagnant pour les Aidants des Patients Agés). CAAPA propose aux aidants concernés la participation à ces programmes dans le cadre du soin courant, que le patient soit ou non connu de cet hôpital. Par ailleurs, CAAPA assure une mission de formation et d'enseignement et de mise au point de nouveaux programmes d'éducation thérapeutique envers les aidants de patients âgés et atteints de maladies chroniques et de perte d'autonomie. Globalement CAAPA enrichit et complète l'offre de soins proposée par notre hôpital pour la prise en charge des démences et participe à la prise en charge en réseau développée pour ces maladies.

Mettre en œuvre l'éducation thérapeutique dans la maladie d'Alzheimer

Identifier les aidants familiaux et sensibiliser les professionnels des secteurs médicaux et médico-sociaux

La première étape consiste à repérer les aidants familiaux qui sont, pour la plupart, inconnus des professionnels susceptibles de leur proposer une aide. La plupart des aidants n'expriment pas de demande de soutien, même s'ils sont amenés à rencontrer ces mêmes professionnels pour leur parent malade. Beaucoup se referment sous le poids de la responsabilité et sont alors très isolés.

C'est pourquoi il est important que les professionnels sanitaires et médico-sociaux sachent identifier ces aidants pour leur proposer des solutions de soutien. Pour cela, la formation et la sensibilisation de ces professionnels sont des étapes importantes. De plus, des outils permettant d'identifier et de cerner leurs difficultés sont en cours d'élaboration dans notre équipe.

Faire accepter aux aidants d'être aidés et soutenus

Paradoxalement, les aidants refusent dans un premier temps d'être aidés. Aussi, il est souvent difficile de faire accepter à un aidant la participation à un programme d'éducation thérapeutique. Les raisons sont diverses :

- sentiment qu'il faut s'occuper de la personne malade plutôt que de l'aidant ;
- déni ou sous-estimation de ses difficultés à faire face ;
- report à plus tard, quand la situation deviendra plus difficile ;
- sentiment d'être suffisamment informé ;
- doutes quant à l'intérêt d'être plus informé ;
- difficultés à laisser la personne malade pour participer aux séances ;
- méfiance vis-à-vis des professionnels de santé.

De plus, il existe aussi un manque d'incitation de la part des professionnels du secteur sanitaire ou social qui connaissent mal l'éducation thérapeutique et son intérêt, ou de certains médecins qui ont le sentiment d'avoir complètement satisfait ce besoin d'éducation en parlant quelques minutes à l'aidant au terme d'une consultation pour le patient.

Place de l'éducation thérapeutique dans l'aide aux aidants familiaux des patients atteints de démence

Si la nécessité d'aider les aidants qui s'occupent d'un patient dément fait l'unanimité, les modalités pratiques définissant la nature de l'aide à apporter et les façons de la mettre en œuvre sont moins clairement définies. Compte tenu de la complexité de ces maladies et de leur retentissement, la démarche éducative représente à nos yeux la meilleure façon d'approcher cette aide parce qu'elle prend en compte toutes les dimensions de cette complexité et parce qu'elle permet une interaction forte de type alliance entre les aidants et les professionnels de santé.

Les aidants de patients déments peuvent obtenir des aides et de l'information par de nombreux autres canaux que l'éducation thérapeutique : les associations de familles concernées (France-Alzheimer ou autres), les travailleurs sociaux, la lecture de livres ou de magazines, la recherche sur des sites internet, la discussion avec des personnes de l'entourage ayant connu un patient atteint de la même maladie, ou encore par le questionnement de professionnels de santé rencontrés individuellement (médecins et infirmiers notamment) lors des consultations pour le patient. Ces diverses sources d'information ne sont pas en opposition avec la démarche éducative, mais sont complémentaires et viennent la renforcer. En revanche, en l'absence d'éducation thérapeutique, ces sources risquent d'être parcellaires et incomplètes et de ne pas permettre à l'aidant de comprendre la globalité des problèmes qu'il rencontre et de les gérer voire de les anticiper. Si le temps de discussion et d'échange est insuffisant comme c'est souvent le cas avec les professionnels de santé, ou encore absent comme pour la lecture ou la consultation de sites internet, les informations risquent d'être mal comprises et mal utilisées. Enfin, il est connu qu'il ne suffit pas d'entendre un conseil pour en tirer parti et l'appliquer. Les programmes d'éducation thérapeutique tiennent compte de cette dimension et utilisent des techniques visant à impliquer personnellement l'aidant et à modifier son comportement.

Conclusion

L'éducation des aidants familiaux de patients âgés dépendants représente une approche innovante de la prise en charge de la maladie d'Alzheimer et des maladies apparentées. Elle permet aux aidants d'acquérir des connaissances et des compétences pour faire face à la maladie de leur proche. L'éducation thérapeutique contribue à atténuer le fardeau de ces aidants, à prévenir leur épuisement, peut améliorer la relation avec le parent malade et permet de retarder l'entrée en institution du patient. Malgré ces résultats, peu d'équipes proposent une éducation thérapeutique à ces aidants, et les quelques expériences existantes font face à des difficultés de financement, mettant en cause leur développement et leur pérennisation. Malgré cela, la mobilisation des professionnels de santé et la prise de conscience des autorités de santé récemment exprimée dans le plan de santé publique « plan Alzheimer » laisse espérer un fort développement de l'éducation thérapeutique dans la maladie d'Alzheimer.

Bibliographie

[1] Gallez C pour l'Office parlementaire d'évaluation en santé. Rapport sur la prise en charge de la maladie d'Alzheimer et des maladies apparentées. République française, Assemblée nationale-Sénat, 2005.
[2] Belmin J. Les aidants familiaux des malades déments : apport des études d'intervention. Presse Med 2003 ; 32(suppl 2) : S9-S13.
[3] Thomas P, Chantoin-Merlet S, Hazif-Thomas C, Belmin J, Montagne B, Clément JP *et al.* Complaints of informal caregivers providing home care for dementia patients : the Pixel study. Int J Geriatr Psychiatry 2002 ; 17 : 1034-1047.
[4] Belmin J, Hée C, Ollivet C. A health education program lessens the burden of family caregivers of demented patients. J Am Geriatr Soc 1999 ; 47 : 1388-1389.
[5] Agar S. Measuring the outcome of psychosocial intervention in family caregivers of dementia sufferers : a factor analytic study. Aging Ment Health 1997 ; 1 : 166-175.
[6] Brodaty H, Green A, Koschera A. Meta-analysis of psychosocial interventions for caregivers of people with dementia. J Am Geriatr Soc 2003 ; 51 : 657-664.
[7] Mittelman MS, Ferris SH, Shulman E, Steinberg G, Levin B. A family intervention to delay nursing home placement of patients with Alzheimer disease. A randomized controlled trial. JAMA 1996 ; 276 : 1725-1731.
[8] Mittelman MS, Haley WE, Clay OJ, Roth DL. Improving caregiver well-being delays nursing home placement of patients with Alzheimer disease. Neurology 2006 ; 67 : 1592-1599.
[9] Pinquart M, Sörensen S. Helping caregivers of persons with dementia : which interventions work and how large are their effects ?. Int Psychogeriatr 2006 ; 18 : 577-595.
[10] Sorensen S, Pinquart M, Duberstein P. How effective are interventions with caregivers ? An updated meta-analysis. Gerontologist 2002 ; 42 : 356-372.
[11] Snyder L. Care of patients with Alzheimer's disease and their families. Clin Geriatr Med 2001 ; 17 : 319-335.
[12] Léger JM, Ouango JG. Dépistage précoce de la démence : annonce du diagnostic et dimensions éthiques. Gérontologie et Société 2001 ; 97 : 95-107.
[13] Werner P. Correlates of family caregivers' knowledge about Alzheimer's disease. Int J Geriatr Psychiatry 2001 ; 16 : 32-38.
[14] Spijker A, Vernooij-Dassen M, Vasse E et al. Effectiveness of nonpharmacological interventions in delaying the institutionalization of patients with dementia : a meta-analysis. J Am Geriatr Soc 2008 ; 56 : 1116-1128.
[15] Zarit SH, Reever KE, Bach-Peterson J. Relatives of the impaired elderly : correlates of feelings of burden. Gerontologist 1980 : 649.
[16] Kiecolt-Glaser JK, Marucha PT, Malarkey WB, Mercado AM, Glaser R. Slowing of wound healing by psychological stress. Lancet 1995 ; 346 : 1194-1196.
[17] Vedhara K, Cox NK, Wilcock GK, Perks P, Hunt M, Anderson S et al. Chronic stress in elderly carers of dementia patients and antibody response to influenza vaccination. Lancet 1999 ; 353 : 627-631.

26 Prise en charge des patients atteints de lymphœdème

S. Vignes

Les lymphœdèmes sont des pathologies mal connues qui touchent une population essentiellement féminine, qu'il s'agisse des formes secondaires du membre supérieur après traitement d'un cancer du sein ou des formes primitives qui atteignent les membres inférieurs des femmes jeunes. Il s'agit de maladies chroniques pour lesquelles la collaboration des patients est indispensable si on souhaite réduire durablement le volume du lymphœdème et espérer améliorer ainsi la qualité de vie. Cette collaboration ne peut être possible qu'après la transmission de connaissances par les soignants sur la pathologie et ses complications puis par l'apprentissage des mesures permettant au patient de participer lui-même au traitement.

Qu'est-ce qu'un lymphœdème ?

Les lymphœdèmes sont dus à une stase lymphatique responsable d'une augmentation du volume du membre atteint. Ils sont classés schématiquement en lymphœdèmes primitifs et secondaires. Les lymphœdèmes secondaires sont liés à des lésions des voies lymphatiques, essentiellement des ganglions, après traitement comprenant chirurgie, curage ganglionnaire axillaire, inguinal, pelvien et/ou irradiation pour cancers. Les lymphœdèmes secondaires du membre supérieur, les plus fréquents en France, sont les conséquences des traitements du cancer du sein associant chirurgie du sein (tumorectomie ou mammectomie), curage axillaire et radiothérapie externe. Les études les plus récentes estiment que le risque de développer un lymphœdème après cancer du sein – 42 000 nouveaux cas par an – est approximativement compris entre 15 et 25 % [1, 2]. La fréquence est nettement diminuée avec la technique du ganglion sentinelle qui consiste à n'enlever que le premier relais ganglionnaire de la tumeur [3]. Pour les lymphœdèmes secondaires du membre inférieur, les causes sont plus variées : cancer du col utérin, de la prostate, de l'ovaire, de la vessie, du rectum, du canal anal, mélanome des membres inférieurs, lymphome de Hodgkin ou non hodgkinien.

À la différence des lymphœdèmes secondaires, les lymphœdèmes primitifs n'ont pas de cause identifiée, et touchent presque exclusivement les membres inférieurs. Ils surviennent préférentiellement chez la femme jeune, entre 15 et 25 ans, en dehors de toute intervention sur les voies lymphatiques ou les aires ganglionnaires. L'atteinte peut être soit unilatérale, débutant par le pied et la cheville avec une progression ascendante touchant alors le membre en totalité, soit bilatérale s'arrêtant alors en dessous du genou (lymphœdème sous-gonal ou distal).

Retentissement du lymphœdème, première consultation

Le lymphœdème est une pathologie qui, une fois installée, n'a pas tendance à s'améliorer spontanément, mais plutôt à s'aggraver. L'évolution s'accompagne de modifications tissulaires avec apparition d'une « fibrose » et d'une augmentation du tissu adipeux avec diminution plus ou moins importante de la composante liquidienne. Il est donc important, lors de la première consultation, d'expliquer le caractère chronique du lymphœdème, de prévenir de son absence de gravité en termes de pronostic vital (par comparaison aux cancers, le plus fréquent étant le sein). Cependant, il est fréquent que le lymphœdème rappelle le cancer et son éventuel risque de récidive. Le lymphœdème du membre supérieur associé à l'ablation d'un sein, la prise de poids due à l'arrêt de l'activité et aux traitements antihormonaux, modifient l'image corporelle et retentissent sur la vie sociale et personnelle. De même, d'autres symptômes loco-régionaux (douleurs, raideur articulaire, neuropathie) associés au lymphœdème participent à la dégradation de la qualité de vie et doivent aussi être pris en considération dans la stratégie thérapeutique [4]. Pour les lymphœdèmes primitifs des membres inférieurs, touchant les jeunes femmes, là encore, le retentissement n'est pas négligeable notamment sur les plans esthétique et relationnel. La prise en charge du lymphœdème a donc pour but d'améliorer la qualité de vie mais exige, à chaque étape, une motivation et une implication importantes des patients.

Traitements des lymphœdèmes : physiothérapie complète décongestive

Le traitement des lymphœdèmes reste symptomatique et a fait l'objet de plusieurs consensus ou recommandations [5-7]. Les deux objectifs principaux sont d'éviter d'une part, l'aggravation du lymphœdème et, d'autre part, les complications infectieuses (érysipèles). La physiothérapie décongestive complète (ou complexe) représente l'élément essentiel du traitement des lymphœdèmes. Elle se divise en deux phases:

- la première phase, dite « intensive », destinée à réduire le volume du lymphœdème, est fondée sur l'association de bandages peu élastiques multicouches, de drainages lymphatiques manuels, d'exercices sous bandages et de soins de peau ;
- la seconde phase, dite « d'entretien », vise à maintenir le volume réduit à long terme voire à poursuivre la réduction volumétrique du lymphœdème (tableau 26.1).

Cependant, cette prise en charge se heurte à de nombreuses difficultés ressenties ou rencontrées par les patients (tableau 26.2).

Bandages peu élastiques

Les bandages représentent l'élément essentiel et fondamental du traitement destiné à réduire le volume du lymphœdème. Il s'agit de poser, sans les serrer, des

Tableau 26.1
Deux phases de la physiothérapie décongestive complète dans le traitement des lymphœdèmes.

Phase I : traitement intensif (réduction du volume)	Phase II : traitement d'entretien (maintien du volume)
Bandages multicouches peu élastiques 24h/24	Compression élastique (manchon) la journée (tous les jours, du matin au soir)
Drainages lymphatiques manuels	Bandages multicouches peu élastiques la nuit (trois par semaine)
Exercices sous bandages	Exercices sous bandages
Soins de peau	Soins de peau
	Drainages lymphatiques manuels si nécessaire

Tableau 26.2
Principales difficultés rencontrées ou ressenties par les patients au cours du traitement des lymphœdèmes.

Concernant le lymphœdème lui-même : – absence d'espoir de guérison (disparition totale) – rappel de la maladie cancéreuse (cancer du sein) – culpabilité en raison d'un geste ayant « déclenché » le lymphœdème (port de charge lourde, blessure…) – reproches du manque d'information par le chirurgien et/ou le radiothérapeute sur le risque de développer un lymphœdème
Manque de motivation pour le traitement : – refus des bandages considérés comme trop contraignants – difficultés techniques : atteinte du membre dominant, absence d'aide à domicile – refus du port de la compression élastique (manchon)
Prise en charge nutritionnelle : – non acceptée – considérée comme secondaire après le traitement du cancer
Manque de temps, incompatibilité des horaires avec ceux des soignants
Traitements coûteux, mal remboursés (compressions élastiques)

bandes peu élastiques – c'est-à-dire à allongement court < 100 % – sur un capitonnage fait, soit de coton, soit de mousse (figure 26.1) ou des deux. L'étape suivante est la pose de bandes peu élastiques (Somos®, Rosidal K®, Comprilan®) en partant des extrémités jusqu'à la racine du membre. Ces bandes sont posées en deux à quatre épaisseurs (multicouches). La pression exercée au repos est faible, ce qui permet de les supporter (à la différence des bandes élastiques), mais augmente nettement lors de la contraction musculaire puisqu'ils sont peu extensibles. Dans la stratégie thérapeutique de traitement des lymphœdèmes, la première phase « intensive », durant de 1 à 4 semaines, peut être effectuée en

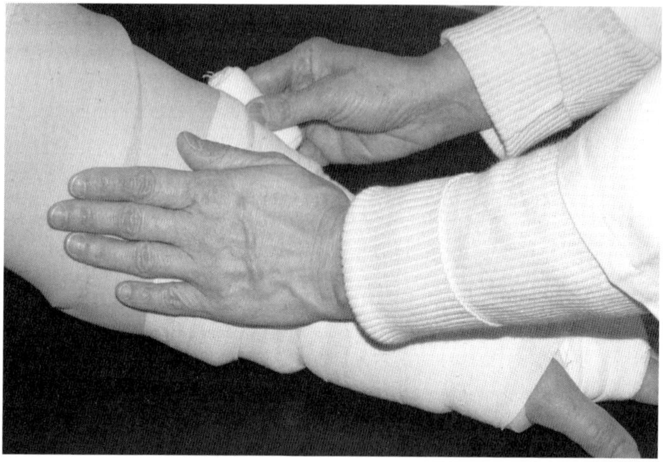

Figure 26.1
Bandage du membre supérieur avec de la mousse N/N® sur l'avant-bras, puis mise en place d'une bande Somos®.

hospitalisation avec des bandages renouvelés tous les jours et entraîne une diminution volumétrique comprise entre 25 et 73 % [8-11]. Cette même phase est aussi possible en ambulatoire avec des bandages renouvelés trois fois par semaine et gardés chacun 48 heures. Cette diminution volumétrique permet aussi d'améliorer la qualité de vie [12].

Apprentissage des auto-bandages

Il est indispensable d'apprendre aux patients les auto-bandages dans un but d'autonomie et d'indépendance. Ils s'adressent à des personnes motivées et l'aide de l'entourage est parfois nécessaire. Les techniques sont simplifiées et apprises avec un kinésithérapeute pour être pratiquées avec une fréquence d'au moins trois par semaine la nuit pour maintenir le volume du lymphœdème voire le réduire davantage. La pratique de ces auto-bandages nocturnes associée au port d'une compression élastique la journée permet, après un traitement intensif d'un lymphœdème secondaire du membre supérieur, de maintenir la réduction volumétrique du lymphœdème à 6 et 12 mois [13]. Parallèlement, cette prise en charge favorise l'autonomie et améliore la qualité de vie des femmes [14].

Drainages lymphatiques manuels

Les drainages lymphatiques manuels, dont il existe plusieurs méthodes (Vodder, Földi, Leduc), ont pour principal objectif de faire circuler la lymphe d'un territoire atteint par le lymphœdème vers un territoire sain en utilisant les voies de dérivation. Ils doivent être lents et non douloureux, exercer une pression faible (<40 mmHg), débuter par la racine du membre atteint pour finir en distalité (main, pied). Lorsqu'ils précèdent les bandages, ils entraînent un petit effet synergique en termes de réduction volumétrique [11]. Utilisés seuls, ils apportent une diminution de la tension cutanée, un effet relaxant, mais ont un effet très modéré sur le volume du lymphœdème [9, 13]. Les drainages lymphatiques manuels ne sont pas indispensables pendant la phase d'entretien mais peuvent avoir un intérêt dans les lymphœdèmes proximaux touchant le sein ou le pubis pour lesquels les techniques de compression/contention sont difficiles.

Soins de peau, pédicurie

Les lymphœdèmes représentent le facteur de risque le plus important de survenue d'érysipèles des membres inférieurs avec un risque relatif estimé à 71,2 [15]. Le patient doit apprendre à prévenir, rechercher et traiter des intertrigos interorteils (séchage soigneux après une douche, traitement antimycosique). Les soins de pédicurie sont aussi nécessaires pour l'entretien des ongles, souvent incarnés, ou pour la réduction des hyperkératoses responsables de fissures et en partie dues à des troubles de la statique du pied. En présence d'érysipèles récidivants (plus de trois épisodes), il est parfois nécessaire d'instaurer une antibioprophylaxie, qu'il existe un lymphœdème du membre inférieur ou supérieur. Les modalités précises et la durée du traitement ne sont pas clairement codifiées et l'effet est considéré comme suspensif. On peut proposer une pénicilline à libération prolongée en intramusculaire (Extencilline®) à la dose de 2,4 MUI toutes les 2-3 semaines (ou par pénicilline V orale), en l'absence d'allergie à la pénicilline [16]. Il est également utile de traiter la sécheresse de la peau par des crèmes hydratantes le soir.

Compression élastique

Le terme de compression élastique est plus approprié que le terme de contention. En effet, la pression s'exerce en permanence sur le membre à traiter en raison de la présence des fibres élastiques alors que l'on devrait réserver le terme de contention aux seuls bandages peu élastiques qui exercent une pression faible au repos mais élevée à l'effort. Après la réduction de volume du lymphœdème obtenue par les bandages peu élastiques, le port d'une compression élastique est obligatoire pour maintenir les résultats et éviter la reprise volumétrique [17]. En effet, seules, elles entraînent une diminution modeste et lente du volume du lymphœdème.

Il faut parfois être convaincant pour la faire accepter (et porter) quotidiennement par les patients qui leur reprochent leurs caractères inesthétiques, voyants, contraignants et coûteux. Il n'est généralement pas nécessaire de la garder la nuit. Le type de compression doit être adapté au lymphœdème :

- manchon avec ou sans mitaine attenante (couvrant la main) (figure 26.2), gantelet prenant les doigts pour les membres supérieurs,
- bas jarret, bas cuisse, collant, hémicollant ou panty pour les membres inférieurs.

Les forces de pressions sont définies, en France, en classe I (10-15 mmHg), II (15-20 mmHg), III (20-36 mmHg) et IV (>36 mmHg) ; à classes identiques, elles sont inférieures à celles des autres pays européens. Au membre supérieur, les compressions de classe II, III, IV peuvent être proposées alors qu'au membre inférieur, il faut privilégier une classe III ou IV avec la plupart du temps une

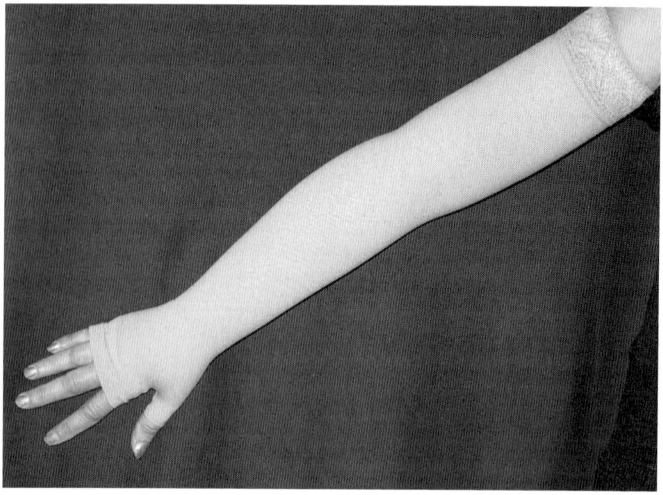

Figure 26.2
Manchon avec mitaine attenante pour lymphœdème secondaire du membre supérieur.

superposition. Les compressions sont habituellement réalisées sur mesure et sont changées tous les 3 à 4 mois en raison de leur perte d'efficacité.

Conseils pratiques et mesures de prévention

Les conseils pratiques pour « protéger » le membre atteint par le lymphœdème sont nombreux et consensuels mais empiriques car pas ou peu étayés par des études bibliographiques. Pour le membre supérieur, il est classique de proposer :

- de ne pas pratiquer d'activités répétitives (repassage, lavage de carreaux) ;
- d'éviter la prise de la pression artérielle, le port de charges lourdes, de vêtements serrés sur le membre atteint, de sac en bandoulières ou à dos [5] ;
- de ne pas faire de sports « violents » (squash, tennis) ou répétitifs (step, rameur, aviron) ;
- d'éviter toute effraction cutanée, même minime (griffures, morsures, brûlures, piqûres d'insecte ou d'aiguille à coudre, acupuncture) pouvant être responsable d'érysipèle ;
- de porter de gants dans les situations à risque de blessures : jardinage, prise de plats chauds.

Concernant les activités physiques (incluant le membre lymphœdémateux), un article de synthèse tend à montrer qu'elles apportent plus de bénéfices qu'elles n'entraînent de complications ou d'aggravation du lymphœdème [18]. Il semble donc souhaitable de ne pas diminuer l'activité physique après le traitement d'un cancer du sein mais de la personnaliser en sachant que des études ont montré qu'elles permettaient de diminuer les symptômes d'anxiété ou de dépression chez les femmes ayant eu un cancer du sein, améliorant aussi la qualité de vie [19].

Importance du poids

Le poids a une importance particulière dans les lymphœdèmes. Il a été particulièrement étudié dans les lymphœdèmes secondaires du membre supérieur après cancer du sein [20] :

- l'existence d'un surpoids en pré-opératoire est un facteur de risque pour l'apparition d'un lymphœdème [21] ;
- la prise de poids dans la période post-opératoire favorise aussi la survenue d'un lymphœdème [22] ;
- la fréquence des lymphœdèmes les plus volumineux est supérieure chez les obèses [20].

La prise en charge nutritionnelle, nécessaire pour favoriser un amaigrissement, est donc fondamentale dans la stratégie de traitement du lymphœdème. La perte de poids peut entraîner à elle seule une diminution importante du volume du lymphœdème indépendamment du reste du traitement [23].

Conclusion

Le traitement des lymphœdèmes est symptomatique et doit être considéré sur le long terme. Il repose sur une phase de réduction volumétrique intensive puis sur une phase d'entretien, dont les deux éléments majeurs sont représentés par les bandages peu élastiques et la compression élastique réguliers. Le suivi médical doit être régulier et prolongé pour ces pathologies chroniques afin de maintenir une indispensable motivation et implication des patients et avoir ainsi des résultats pérennes.

Bibliographie

[1] Meric F, Buchholz A, Mirza NQ, Vlastos G, Ames FC, Ross MI et al. Long-term complications associated with breast-conservation surgery and radiotherapy. Ann Surg Oncol 2002 ; 9 : 543-549.

[2] Clark B, Sitzia J, Harlow W. Incidence and risk of arm oedema following treatment for breast cancer : a three-year follow-up study. Q J Med 2005 ; 98 : 343-348.

[3] Langer I, Guller U, Berclaz G, Koechli OR, Schaer G, Fehr MK et al. Morbidity of sentinel lymph node biopsy (SLN) alone versus SLN and completion axillary lymph node dissection after breast cancer surgery : a prospective Swiss multicenter study on 659 patients. Ann Surg 2007 ; 245 : 452-461.

[4] Ridner SH. Quality of life and a symptom cluster associated with breast cancer treatment-related lymphedema. Support Care Cancer 2005 ; 13 : 904-911.

[5] Cohen SR, Payne DK, Tunkel RS. Lymphedema. Strategies for management. Cancer 2001 ; 92 : 980-987.

[6] Harris SR, Hugi MR, Olivotto IA, Levine M. Steering Committee for Clinical Practice Guidelines for the Care and Treatment of Breast Cancer. Clinical practice guidelines for the care and treatment of breast cancer : 11. Lymphedema. CMAJ 2001 ; 164 : 191-199.

[7] Lymphoedema Framework. Best practice for the management of lymphoedema. International consensus. Londres, 2006, MEP Ltd.

[8] Ko DS, Lerner R, Klose G, Cosimi AB. Effective treatment of lymphedema of the extremities. Arch Surg 1998 ; 133 : 452-458.

[9] Johansson K, Albertsson M, Ingvar C, Ekdahl C. Effects of compression bandaging with or without manual lymph drainage treatment in patients with postoperative arm lymphedema. Lymphology 1999 ; 32 : 103-110.

[10] Badger CM, Peacock JL, Mortimer PS. A randomized, controlled, parallel-group clinical trial comparing multilayer bandaging followed by hosiery versus hosiery alone in the treatment of patients with lymphedema of the limb. Cancer 2000 ; 88 : 2832-2837.
[11] McNeely ML, Magee DJ, Lees AW, Bagnall KM, Haykowsky M, Hanson J. The addition of manual lymph drainage to compression therapy for breast cancer related lymphedema : a randomized controlled trial. Breast Cancer Res Treat 2004 ; 86 : 95-106.
[12] Weiss JM, Spray BJ. The effect of complete decongestive therapy on the quality of life of patients with peripheral lymphedema. Lymphology 2002 ; 35 : 46-58.
[13] Vignes S, Porcher R, Arrault M, Dupuy A. Long-term management of breast cancer-related lymphedema after intensive decongestive physiotherapy. Breast Cancer Res Treat 2007 ; 101 : 285-290.
[14] Mirolo BR, Bunce IH, Chapman M, Olsen T, Eliadis P, Hennessy JM et al. Psychosocial benefits of postmastectomy lymphedema therapy. Cancer Nurs 1995 ; 18 : 197-205.
[15] Dupuy A, Benchikhi H, Roujeau JC, Bernard P, Vaillant L, Chosidow O et al. Risk factors for erysipelas of the leg (cellulitis) : case-control study. BMJ 1999 ; 318 : 1591-1594.
[16] Becq-Giraudon B. L'érysipèle : prévention primaire et secondaire. Ann Dermatol Venereol 2001 ; 128 : 368-375.
[17] Bertelli G, Venturini M, Forno G, Macchiavello F, Dini D. An analysis of prognostic factors in response to conservative treatment of postmastectomy lymphedema. Surg Gynecol Obstet 1992 ; 175 : 455-460.
[18] Bicego D, Brown K, Ruddick M, Storey D, Wong C, Harris SR. Exercise for women with or at risk for breast cancer-related lymphedema. Phys Ther 2006 ; 86 : 1398-1405.
[19] McKenzie DC, Kalda AL. Effect of upper extremity exercise on secondary lymphedema in breast cancer patients : a pilot study. J Clin Oncol 2003 ; 21 : 463-466.
[20] Werner RS, McCormick B, Petrek J, Cox L, Cirrincione C, Gray JR, Yahalom J. Arm edema in conservatively managed breast cancer : obesity is a major predictive factor. Radiology 1991 ; 180 : 177-184.
[21] Kocak Z, Overgaard J. Risk factors of arm lymphedema in breast cancer patients. Acta Oncologica 2000 ; 39 : 389-392.
[22] Petrek JA, Senie RT, Peters M, Rosen PP. Lymphedema in a cohort of breast carcinoma survivors 20 years after diagnosis. Cancer 2001 ; 92 : 1368-1377.
[23] Shaw C, Mortimer P, Judd PA. A randomized controlled trial of weight reduction as a treatment for breast cancer-related lymphedema. Cancer 2007 ; 110 : 1868-1874.

27 Réflexions pédagogiques sur l'émotion « à propos de l'automesure glycémique chez le diabétique de type 2 »

C. Sachon, M. Baudot

Objectif de l'éducation thérapeutique

L'éducation thérapeutique s'adresse prioritairement aux patients atteints de maladie chronique. Son objectif principal est de rendre le malade capable d'agir au mieux pour préserver sa santé. Il ne s'agit pas pour autant de rendre tout le monde coûte que coûte autonome et responsable de la prise en charge de la maladie, certains patients sont rassurés par l'autorité médicale, il faut bien sûr respecter cette position. Toutefois, même dans une telle situation, l'application des « règles de bonne conduite » s'avère facilitée par la formation pratique de l'éducation, et peut ultérieurement conduire à la responsabilisation : *faire en étant guidé favorise l'apprentissage, puis l'appropriation d'une nouvelle technique.*

Il n'est pas question de dire le maximum de choses, de ne rien oublier, ni d'être centré sur le savoir ou l'acquisition de connaissances. L'éducation thérapeutique doit s'adapter à chaque sujet en fonction de ses aptitudes, de ses souhaits, de ses émotions, de ses angoisses, de ses peurs… Il n'est pas possible de pratiquer l'éducation thérapeutique « entre deux portes », il faut un lieu, et, il est indispensable de connaître les personnes que l'on a en face de soi. Par conséquent, l'éducation thérapeutique doit être un suivi, un accompagnement des personnes en formation, par le ou la même équipe soignante, en individuel ou mieux en petits groupes de 6 à 8 sujets maximum. En effet, les groupes de pairs favorisent l'interactivité et la dynamique de groupe, on y observe une solidarité et une entraide remarquables.

Les soignants doivent être formés

Il est bien sûr nécessaire de connaître la maladie, ses modalités thérapeutiques, l'optimisation possible du traitement, les risques encourus par le patient s'il n'arrive pas à se soigner, les diverses causes des difficultés à se traiter (DAST), les moyens d'évaluation du traitement…

Il est tout aussi indispensable de connaître la personnalité du patient, son style relationnel (dominant, convivial, contrôlant, analysant), son style cognitif (lent, rapide, ultrarapide, ergoteur, hystérique, obsessionnel...), sa façon de réagir devant une difficulté à résoudre. Il est utile d'évaluer l'estime de soi du patient, sa confiance en lui, en les autres. Il faut cerner ses convictions par rapport à la maladie, savoir s'il est persuadé ou non qu'il peut éviter les complications, si les contraintes nécessaires à la prise en charge lui paraissent d'un coût moindre que le bénéfice à se soigner, s'il pense que son traitement est efficace...

Tous ces paramètres vont guider la façon dont l'éducation thérapeutique pourra être mise en place.

Reconnaître l'émotion du patient

Toute maladie engendre des émotions, celles du patient, celles de sa famille, de son entourage. Dans la maladie chronique où le patient est acteur de sa santé, l'émotion peut être « positive » et stimuler l'énergie pour se soigner, elle peut être « négative » et à l'opposé entraîner ce que l'on appelle communément la politique de l'autruche « Je n'y peux rien, je ne suis pas capable de lutter, autant ne pas y penser... » La conviction que les complications sont inéluctables peut renforcer cette attitude. Les désagréments de la prise en charge peuvent être ou paraître tellement importants, apporter tant de déplaisir que certains préféreront renoncer, privilégiant le plaisir à court terme, au risque des complications.

Quant à l'analyse d'un résultat biologique, d'une glycémie, cela peut devenir impossible quand l'émotion domine.

Par ailleurs, l'obtention régulière de mauvais résultats glycémiques peut engendrer d'authentiques dépressions, dissuader de toute surveillance glycémique et empêcher le patient de prendre toute décision thérapeutique.

Travailler sur les signifiants

Mesurer sa glycémie, n'a pas le même sens pour tous. Ce peut être une note, bonne ou mauvaise. Elle peut être destinée exclusivement au soignant qui a prescrit cette autosurveillance, il arrive même parfois que le diabétique, sans faire aucun test, remplisse son carnet de surveillance avec de bons résultats glycémiques, soit pour faire plaisir à son médecin, soit tout simplement pour échapper au regard désapprobateur du soignant. La glycémie est de temps en temps considérée comme une sanction, « Je l'ai bien cherché vu ce que j'ai mangé », ou « puisque j'ai un résultat tellement élevé, ce n'est même pas la peine de faire un effort », ou au contraire une récompense, ou une surprise, une liberté de faire ce que l'on a envie « Ce résultat m'autorise un écart alimentaire ». Elle peut agacer, s'assimiler à un « flicage », un jugement, une culpabilité, ce peut être une honte, une norme impossible à atteindre et engendrer une dévalorisation de soi. Elle peut aussi laisser indifférent « de toute façon, il n'y a rien à faire, c'est familial... » ou encore « Ma grand-mère était diabétique, elle est décédée à 85 ans sans complications ». Elle peut aussi se résumer à une douleur physique que l'on préfère éviter, à la confirmation de l'inefficacité du traitement, ou encore au risque inévitable des complications à long terme... Pour d'autres, c'est l'aversion de la vue du sang qui domine et s'oppose à la réalisation des tests.

Pour les soignants, c'est souvent le « symptôme manquant », la connaissance indispensable de l'état de santé. Grâce à l'autosurveillance, le diabétique va savoir que sa glycémie est trop haute, qu'il est malade. Il va pouvoir consulter plus rapidement son médecin...

En France, une étude récente révèle que 50 % des diabétiques de type 2 possèdent un matériel d'autosurveillance glycémique. L'ANAES ne recommande pourtant pas l'autosurveillance glycémique dans ce type de diabète, en dehors de situations particulières de maladie ou de passage à l'insuline. La question doit donc être posée : est-ce utile ? Plusieurs études ont démontré l'inefficacité de l'autosurveillance chez le diabétique de type 2. S'il s'agit seulement de prendre conscience d'un état, de savoir que la situation est à risque, probablement ce n'est pas utile. L'automesure glycémique ne deviendra utile que si le diabétique apprend « à en faire quelque chose, à agir » pour se mettre à l'abri des conséquences graves possibles de la maladie. Cet apprentissage doit être le but permanent de l'acte d'éducation thérapeutique.

Atelier pratique proposé pour la prise de conscience de nos propres émotions et de leur impact possible sur l'action de mesurer sa propre glycémie

Notre objectif a été de créer chez les soignants une situation source d'émotion. Après réflexion sur l'automesure glycémique et son utilité chez les diabétiques de type 2, nous avons offert un goûter convivial, café, gâteaux, chocolat aux soignants... Après cette collation, nous avons proposé aux participants de mesurer leur glycémie avec le matériel utilisé en pratique courante par les diabétiques. Les soignants avaient au préalable réfléchi aux qualités requises pour ce type de matériel. L'essentiel de leur réflexion avait porté sur la fiabilité, l'encombrement, le coût et le remboursement des lecteurs de glycémie. Au moment de passer à l'acte, les réactions ont été multiples. Deux items nouveaux sont apparus : la douleur et la peur. L'appréhension d'une douleur possible lors du prélèvement sanguin en a préoccupé plusieurs, alors que cette peur n'avait que très peu été prise en compte lors de la rédaction des recommandations pour améliorer le matériel d'autosurveillance. Certains ont refusé de faire le test. La peur du résultat glycémique était également très présente.

Parmi ceux qui ont fait le test, l'émotion s'est parfois traduite par une moiteur des mains, rendant l'obtention d'une goutte de sang plus difficile (piqûre du bout du doigt). L'attente du résultat était chargée d'émotion et a permis de souligner l'intérêt d'avoir un lecteur de glycémie rapide.

Après le goûter, de façon tout à fait physiologique, certaines glycémies ont frôlé les 1.50 g/l, et soulevé quelque inquiétude... Une jeune femme enceinte s'est précipitée sur son téléphone portable pour vérifier son résultat au laboratoire où elle avait fait le matin même les tests glycémiques dans le cadre du dépistage du diabète gestationnel...

Faire faire des glycémies à un diabétique dans un seul objectif de connaissance ne peut se concevoir.

Il n'est pas possible de prescrire la mesure de la glycémie en omettant l'émotion que cela peut engendrer et sans l'accompagner de la conduite à tenir pour ramener la glycémie dans la norme si elle est trop élevée.

Gestion des émotions

Faire émerger les émotions permet de reconnaître des difficultés, mais il est nécessaire ensuite de les canaliser, de les transformer, si possible en force, en ressources pour mieux-être capable de gérer soi-même son traitement.

Selon la personnalité de chacun, les émotions envahissent et empêchent toute action, sont responsables d'un repli sur soi, pour d'autres, elles sont calmées par la prise alimentaire, l'activité physique...

Il est donc important, après connaissance du résultat glycémique, de guider le patient pour analyser son résultat, et prendre la bonne décision pour être maître de la situation. Plusieurs types de réflexions peuvent alors être proposés :

- Vous avez l'air inquiet, vous pensez que votre glycémie n'est pas bonne ?
- Pensez-vous que votre glycémie est dangereuse, à court terme, à long terme ?
- Quelle glycémie auriez-vous aimé avoir ?
- Selon vous qu'est-ce qui a pu influencer votre glycémie ?
- Pensez-vous être capable d'agir vous-même sur votre glycémie ?
- Connaissez-vous un moyen pour modifier votre glycémie ?...

La gestion du stress, quant à elle, peut se faire grâce à la relaxation. L'expérimentation de l'activité physique et de son effet relaxant peut être utile dans la prise en charge d'un groupe, elle peut aider à créer de nouveaux comportements, et conduire à une réflexion sur leurs effets bénéfiques pour la santé...

Conclusion

L'éducation thérapeutique ne peut et ne doit pas se résumer à des savoirs. Son champ d'action est beaucoup plus large. Pour l'éducateur, elle nécessite de nombreuses connaissances sur la pathologie, ses complications, son traitement avec ses effets secondaires, les différents modes de prise en charge. Les soignants doivent être très disponibles pour s'adapter sans cesse aux patients, à leurs capacités et rythme d'apprentissage ; ils doivent repérer tout ce qui peut entraver l'acquisition de nouvelles compétences, en particulier ils doivent être sensibles à la charge émotionnelle que peut représenter la maladie chronique pour le patient. L'éducation thérapeutique doit en permanence se centrer sur ce que les patients seront capables de faire à l'issue de leur formation ; son efficacité doit être évaluée sur une amélioration de la qualité de vie ou sur des paramètres cliniques ou biologiques mesurant l'amélioration de l'état de santé, et pas seulement en testant des connaissances.

Bibliographie

Assal JP. Traitement des maladies de longue durée : de la phase aiguë au stade de la chronicité. Une autre gestion de la maladie, un autre processus de prise en charge. *Encycl Med Chir* (Paris-Elsevier), 1996 ; Thérapeutique : 25-005-A-10 ou 1997 ; 10-365-A-10.

Bloomgarten ZT, Karmally W, Metzger MJ *et al.* Randomised, controlled trial of diabetic education. Improved knowledged without improved metabolic status. *Diabetes Care* 1987 ; 10 : 263-272.

Lacroix A, Assal JP. L'Éducation thérapeutique des patients. Nouvelles approches de la maladie chronique. Paris, Vigot, 1998, 2e éd., 2003.

28

Formation pédagogique des soignants à l'éducation thérapeutique par mise en situation

S. Jacqueminet, F. Bodin

Les complications dégénératives du diabète sont graves. Dix pour cent des patients auront dans leur vie une amputation d'orteils de jambe ou de cuisse. La neuropathie et l'artérite des membres inférieurs sont responsables de ces amputations. Or il est possible de diminuer de 50 % les amputations des membres inférieurs par une éducation de ces patients. La prévention passe par l'acquisition, par les patients, d'un savoir faire leur permettant d'éviter les blessures conduisant aux amputations. Pour cela les soignants doivent être formés à l'éducation thérapeutique.

Réflexions sur nos pratiques d'éducation thérapeutique

Un film comme base de discussion entre soignants sur les attitudes pédagogiques

Vouloir transmettre un savoir-faire à un patient ne va pas de soi. Une remise en question de nos pratiques est souvent nécessaire. Il est toujours plus simple d'énumérer les bonnes et les mauvaises conduites (il faut faire… Il ne faut pas faire…) plutôt que de permettre aux patients d'acquérir un savoir-faire et de modifier leur comportement. Les patients doivent d'abord être convaincus de la nécessité de modifier leur comportement.

Avant de se lancer dans l'arène, il faut se poser, selon nous, deux questions : Quel message ou quelle attitude pratique est-ce que je souhaite transmettre aux patients et ma manière de faire est-elle adaptée à mon objectif ?

Le plus facile en apparence est de faire un « cours » avec tout ce que le patient doit savoir sans se demander ce que le patient sait déjà et attend. Pour aider les soignants à prendre conscience de ces erreurs, pour montrer quelques attitudes à éviter nous projetons un film qui caricature l'attitude d'un soignant voulant enseigner aux patients un sujet pratique. Nous décrivons quelques scènes.

Le médecin, en blouse blanche face aux patients, ou plutôt dos aux patients, est peu à l'écoute et donne son cours en écrivant sur un tableau noir à l'aide d'une craie rouge, le tableau devenant de plus en plus illisible.

Le médecin pose quelques questions mais sans faire attention aux réponses des patients. Ces derniers alignés devant le tableau sans pouvoir communiquer entre eux tentent dans un premier temps de répondre aux questions du soignant et même d'en poser. Vu sa réaction et son absence d'écoute, les patients ne l'écoutent plus (bâillement, discussion à voix basse…).

Cette expérience utilisant un film comme outil pédagogique a permis aux soignants de porter un regard critique tant sur le fond que sur la forme et de se rendre compte de l'insuffisance de réduire l'éducation thérapeutique à un cours magistral. Le tableau 28.1 synthétise les différences entre un cours magistral pour enseigner un savoir et l'éducation thérapeutique pour transmettre un savoir faire.

Une mise en situation : de la conception d'un atelier à son animation

La critique est souvent facile mais la mise en pratique est moins évidente. Après la critique du film et l'élaboration du tableau, une mise en situation est indispensable pour appréhender les difficultés de l'éducation thérapeutique.

Nous avons pris pour exemple la prévention podologique chez des patients diabétiques à risque. Les patients diabétiques présentant une neuropathie de membres inférieurs (diminution de la sensibilité des pieds) ou une artérite, ou ayant déjà eu une plaie, sont à risque d'amputation en cas de blessure même minime. Il est donc indispensable que les patients sachent s'occuper de leurs pieds, se chausser, éviter toute blessure.

Un enseignement classique n'est pas adapté à ce sujet où l'on veut transmettre un savoir faire.

Nous demandons aux participants (paramédicaux ou médicaux) de concevoir un atelier d'éducation thérapeutique. Plusieurs messages de prévention podologique chez les patients diabétiques à risque sont à transmettre et nous choisissons, comme objectif pédagogique, le message visant à acquérir les bons gestes lors de l'entretien des pieds, c'est-à-dire :

- savoir utiliser les bons ustensiles ;
- apprendre à éviter les gestes blessants ;
- savoir se couper les ongles ;
- savoir traiter les callosités ;
- éviter les bains de pied (qui favorisent la macération) ;
- savoir traiter une mycose interdigitale.

Les outils pédagogiques utilisés sont les matériels liés aux soins des pieds : pinces, ciseaux, coupe-ongles, crème sparadrap, des objets insolites (mais utilisés parfois par les patients : épluche-légumes, râpe à fromage…).

L'idée est de permettre aux patients de discuter de leur pratique à partir de ces outils, et de les amener à corriger leur erreur.

Pour la restitution de ce travail, nous utilisons une simulation. Un soignant joue le rôle de l'animateur pour diriger un atelier composé de patients joués par les autres soignants (devant représenter des profils de caractères différents).

Cet atelier se déroule de la manière suivante :

- installer le lieu : autour d'une table, permettant les échanges entre patients ;

Tableau 28.1
Différences pédagogiques selon le type de centration.

	Méthode centrée sur le soignant	Méthode centrée sur le patient
Méthode	Frontale, verticale	Constructive
Objectifs	Identiques quels que soient les groupes	Limités, adaptés à chaque individu
Rythme	Celui de l'enseignant	Celui de l'apprenant
Savoir	Celui de l'enseignant : savoir livresque « transmettre n'aide pas à apprendre »	Explore le savoir de l'apprenant, le prendre en compte. Apprentissage du savoir basé sur l'expérience : acquisition d'un savoir-faire
Langage	Celui de l'enseignant	Reprenant le langage de l'apprenant. Nécessité de confrontation sur le sens des mots « traduire pour être compris »
Contenu de l'enseignement	Le plus exhaustif possible	Adapté aux besoins individuels des apprenants. Doit être le plus concret possible, utiliser les métaphores
Rôle de l'enseignant	Apporte des connaissances, notion de hiérarchie	Guide l'apprenant. Stimuler sa capacité à savoir faire. « On apprend en faisant ». Échanger des savoirs. Aide à l'adoption d'une stratégie de résolution des problèmes. Évite les contre-attitudes médicales. Saisit le moment opportun pour le changement de comportement.
L'erreur	Est corrigée sans explication	Est utilisée, analysée pour élaborer un nouveau savoir. On apprend au travers de l'erreur « travailler la cause de l'erreur »
Qualité de l'enseignant	Connaissance du thème	Connaissance du thème et animateur
Rôle du patient	Passif	Actif. Recherche d'interactivité. Il prend les décisions d'action thérapeutique.
Rapport patient/enseignant	Adulte/enfant	Adulte/adulte.
Besoins de l'apprenant + ses difficultés	Non évalués	Évalués. Connaît les DAST*.
Personnalité de l'apprenant	Non prise en compte	Guider la méthode d'apprentissage selon la personnalité du patient.
Évaluation	Examen	Résultat d'un savoir-faire.

DAST : difficultés à suivre son traitement

- disposer le matériel : au centre, facilement accessible à tous ;
- rendre les patients actifs, l'animateur demande aux patients ce qu'ils utilisent et comment, si certains leur semblent adéquats ou non et pourquoi ;
- permettre l'échange entre les patients, cela permet souvent de renforcer les messages. Les patients répondent et échangent sur leur pratique ;
- répondre aux questions posées après le groupe ; si des questions sont posées à l'animateur, il les renvoie aux membres du groupe qui y répondent en premier ;
- connaître les pratiques des patients pour les corriger ;
- être à l'écoute des patients ;
- se servir des erreurs des patients et de leur histoire ; l'expérience de chacun amène une réflexion du groupe sur les gestes à faire ou à ne pas faire le groupe doit permettre aux patients d'avoir une réflexion sur leurs pratiques et de corriger leurs erreurs ;
- faire la synthèse.

Les difficultés du soignant rencontrées lors d'un atelier sont souvent :

- limiter le nombre de messages à transmettre. Il est classique de dire « un atelier, un message ». Nous sommes souvent tentés de vouloir transmettre trop au risque de noyer le message essentiel sous l'amoncellement des informations. Il faut également se méfier de ne pas s'éloigner du sujet en se laissant entraîner par les questions des patients. On pourra proposer au patient qui pose avec insistance des questions de pure connaissance de lui répondre après l'atelier ;
- ne pas reprendre un rôle « d'enseignant », en dissertant sous la forme d'un mini-cours. L'animateur doit parler beaucoup moins que les patients ;
- gérer le groupe : faire parler l'ensemble des participants, certains patients n'aiment pas s'exprimer en groupe, l'animateur doit aller vers eux, d'autres répondent toujours avant les autres et dominent le groupe, et pourront être mis en position d'experts (« je vous propose, si vous le voulez bien, de répondre après les autres »). L'animateur doit veiller à ce que le groupe ne s'éloigne pas de l'objectif pédagogique et à recentrer la discussion si nécessaire.

Conclusion

L'éducation thérapeutique est une démarche essentielle de la prise en charge des patients. Elle aide le patient dans son apprentissage nécessaire pour la gestion de sa maladie, de son traitement et des actions de prévention. Mais elle nécessite une formation pédagogique pour les soignants qui ont souvent comme modèle d'éducation celle qu'ils ont reçue lors de leurs études. La mise en situation de la conduite d'un atelier permet aux soignants de prendre conscience des difficultés que l'on peut rencontrer dans l'animation d'un groupe de patients.

29 Outils pédagogiques pour l'éducation des patients

Y. Magar, S. Jacquemet

Introduction

Les facteurs favorisant la réussite du processus d'éducation du patient sont multiples. Ils tiennent tout à la fois au patient, aux thèmes d'apprentissage proposés, au dispositif pédagogique mis en place et à la compétence des professionnels.

Les facteurs dépendant du patient sont essentiellement sa motivation, ses conceptions et ses représentations concernant la santé, son attitude à l'égard de lui-même (sentiment d'être capable ou non d'apprendre), ses habitudes culturelles, son environnement familial et social... Tous ces éléments sont explorés lors du diagnostic éducatif.

L'objet d'apprentissage constitue le deuxième facteur important : le patient s'impliquera d'autant plus qu'il éprouve de l'intérêt et de la curiosité à l'égard de l'apprentissage proposé ; s'il peut saisir ce qu'il peut en faire, si les nouveaux savoirs lui apportent un « plus » sur le plan de l'explication, de la prévision ou de l'action. Quant au dispositif éducatif, il est bien établi qu'il doit être structuré [1], centré sur le patient, que l'éducateur doit être formé à l'éducation et avoir développé des compétences en communication. Il doit également s'appuyer sur un programme et des outils adéquats.

Le manque d'outils validés sur lesquels s'appuyer pour animer les séances d'éducation thérapeutique constitue une des difficultés fréquemment mises en avant par les professionnels. La littérature scientifique n'est pas très contributive sur ce point. En effet, les articles consacrés à l'éducation du patient sont habituellement centrés sur l'évaluation et ne réservent qu'une faible place à la description des méthodes et des outils éducatifs utilisés. Ainsi, il est particulièrement difficile de savoir sur quelle base méthodologique la démarche éducative repose : information ? enseignement vertical ? ateliers interactifs ? Le statut des outils et la fonction des stratégies utilisées restent opaques tout comme les rôles attribués aux professionnels impliqués ou les compétences mobilisées au travers d'une éventuelle formation pédagogique. La crédibilité des résultats ainsi publiés peut être largement discutée [2].

Dans ce chapitre, nous avons choisi de parler des outils éducatifs au travers de quatre thématiques principales correspondant aux préoccupations des soignants telles qu'elles se dégagent de notre expérience de formateurs de terrain :

- le rôle et la fonction des outils ;
- la conception des outils ;

- le choix des outils ;
- les modalités d'utilisation des outils.

Rôle et fonction des outils éducatifs

Il existe une différence de nature et de fonction entre outils d'information et outils d'animation.

Outils d'information

Les outils d'information existent sous diverses formes : dépliants, guides, fiches de conseils alimentaires, brochures, documents vidéo... Ils apportent des informations médicales ou pratiques destinées à combler les manques de savoir des patients. Les études visant à évaluer la conception, l'application et l'efficacité des outils d'information sont peu nombreuses. On sait néanmoins que lorsqu'ils sont distribués seuls, sans autre forme d'interaction, leur impact est limité. Rappelons ici que les recherches en éducation ont montré que nous nous souvenons de [3] :

- 10 % de ce que nous lisons ;
- 20 % de ce que nous entendons ;
- 30 % de ce que nous voyons ;
- 50 % de ce que nous voyons et entendons à la fois ;
- 80 % de ce que nous disons ;
- 90 % de ce que nous disons et faisons à la fois.

Les outils d'information sont plus utiles, en revanche, lorsqu'ils sont intégrés dans un processus éducatif participatif. Ils gagnent alors à être proposés *a posteriori*, en complément ou en synthèse d'une activité ou d'un exercice de découverte. Cette chronologie est importante. En effet, si on a l'habitude de penser qu'il faut d'abord s'informer pour avoir des idées, il est en fait bien plus profitable de commencer par avoir des idées avant de s'informer, dans la mesure où « le questionnement est un moyen de formulation d'hypothèses facilitatrices de la construction personnelle d'un savoir » [4].

Outils d'animation

Utilisés pour soutenir la relation éducative et faciliter l'apprentissage, ces outils constituent un appui pour l'éducateur chargé d'animer des séquences éducatives individuelles ou en groupe. Ils lui permettent de mieux structurer son intervention, de faire participer les patients, susciter leur curiosité, les inciter à se questionner, les aider à remettre en cause certaines idées reçues, leur donner envie d'apprendre (« outils d'appel »).

Lorsqu'ils sont utilisés dans le cadre d'un programme structuré comportant un nombre défini de séances éducatives, les outils garantissent la mise en œuvre d'une approche reproductible dans ses grandes lignes, ce qui s'avère important lorsque l'on souhaite assurer une certaine homogénéité d'animation d'un éducateur à un autre, notamment si l'on souhaite évaluer le programme éducatif. Mais les outils peuvent également être utilisés de façon plus souple et modulaire. L'éducateur puise alors dans sa « boîte à outils » en fonction de la situation, pour animer une séquence éducative avec un groupe ou en face-à-face avec un patient.

Conception des outils éducatifs

Les professionnels sont confrontés en permanence au besoin de créer de nouveaux outils éducatifs de qualité pour soutenir leur démarche. Plusieurs impératifs doivent guider la conception des outils, mais deux pré-requis nous paraissent particulièrement importants : les apprentissages envisagés doivent correspondre aux besoins prioritaires des patients d'une part, et l'outil doit procurer une réelle plus-value au regard des objectifs d'apprentissage proposés d'autre part.

Déterminer les apprentissages prioritaires

Les enjeux de santé et les répercussions sur la qualité de vie des patients diffèrent en fonction de chaque maladie. Lorsque l'on souhaite élaborer un programme et des outils éducatifs, il est important de cerner au préalable les préoccupations centrales des patients concernés : quelles sont les questions qu'ils se posent, les motifs d'inquiétude, les difficultés rencontrées au quotidien, les besoins d'information... Le niveau d'analyse se situe ici non pas à l'échelle de l'individu, comme dans le diagnostic éducatif, mais à l'échelle « macro » portant sur un ensemble de patients souffrant de la même maladie ou de la même forme de maladie. L'objectif est ici de révéler les grandes tendances caractérisant le vécu des patients, qu'elles soient manifestes, latentes, voire inavouées.

Les méthodes habituellement utilisées pour mener cette investigation sont les enquêtes qualitatives et les *focus group*. Les premières reposent sur des entretiens individuels approfondis, dits « semi-directifs », permettant de centrer le discours des personnes interrogées autour de différents thèmes et d'aboutir à une exploration en profondeur. Les entretiens sont généralement enregistrés puis retranscrits ; une analyse de contenu permet d'identifier les principaux thèmes émergents caractérisant la maladie [5].

Le *focus group* est une discussion de groupe structurée. Il permet de prendre en compte la multiplicité des points de vue et des sentiments, et de les confronter.

On recueillera également le point de vue des médecins et autres professionnels de santé intervenant auprès des patients pour enrichir les données obtenues auprès des patients. Différentes méthodes sont utilisées pour cela : *focus group*, méthode Delphi notamment [6]. L'analyse de la littérature complétera cette exploration.

Au terme de l'enquête, il est possible de repérer les principales caractéristiques constitutives du « vivre avec la maladie ». Ces orientations donneront sa tonalité particulière à l'approche éducative :

- dans certaines affections, le nœud du problème réside dans la difficulté de prise de conscience de l'état pathologique. C'est le cas notamment chez les patients présentant des facteurs de risque ou souffrant de maladies a- ou peu symptomatiques (HTA, dyslipidémie, obésité, diabète débutant...). Or sans une bonne appréhension par le patient de son problème de santé et de ses conséquences éventuelles, il y a peu de chances pour qu'il s'implique dans un programme éducatif et que les comportements souhaités soient adoptés. L'axe « prise de conscience » sera donc particulièrement important à considérer dans le programme éducatif chez ces patients.
- la difficulté d'adopter de nouvelles habitudes de vie s'avère également un point critique dans ces mêmes pathologies. Les approches motivationnelles visant à

l'élaboration d'un projet personnel seront ici essentielles. Il faudra savoir mettre en place une alliance avec le patient, négocier des objectifs adaptés. L'acquisition de compétences prendra tout son sens dans le cadre d'un tel projet.

- ailleurs, l'auto-surveillance, la gestion des symptômes ou des complications sont au premier plan des besoins. C'est le cas notamment dans les maladies respiratoires chroniques, l'insuffisance cardiaque, les rhumatismes chroniques, le diabète... Une part essentielle de l'éducation portera sur l'acquisition de compétences d'auto-soins.
- parfois, ce sont des difficultés d'ordre psychologique ou social qui émergent avec le plus de force : ainsi les patients souffrant de psoriasis expriment une grande souffrance en lien avec un déficit de l'image de soi et le regard des autres [7] ; les patients atteints de maladie de Parkinson et leurs aidants souffrent d'isolement, de dépression [8] ; chez le patient atteint de broncho-pneumopathie chronique obstructive (BPCO) on observe une baisse importante de l'estime de soi, une tendance à la dépression et au repli sur soi [9]... Le programme éducatif et les outils conçus dans le cadre de ces affections devront répondre à ces besoins.

Concevoir des outils facilitant les apprentissages

Les outils d'éducation thérapeutique doivent prendre appui sur les principes de l'apprentissage. Sans entrer dans les détails de ces principes bien connus [10], il paraît néanmoins important d'insister sur le fait que les adultes apprennent mieux lorsqu'ils sont actifs. Le recours à des modalités éducatives dites « verticales » ou « descendantes », comme les exposés ou cours traditionnels, devrait donc être limité. Il faut au contraire privilégier les méthodes impliquant la participation des patients. C'est pourquoi des outils sont utiles pour soutenir l'analyse, la mobilisation des idées, le questionnement, la réflexion.

Outre la construction pédagogique, l'outil doit être conçu pour être suffisamment attractif et pour soutenir l'attention des patients. Il doit faciliter la représentation mentale abstraite et doit être compréhensible par un large public. L'utilisation de photos, schémas, illustrations doit être privilégiée.

Par ailleurs, l'identification des patients aux exemples proposés doit être possible. Les outils proposant des situations réelles auxquelles la personne est confrontée seront plus attractifs et auront plus d'impact. La qualité des matériaux (solidité) est également un point important [11].

Quant aux messages éducatifs véhiculés, ils doivent s'appuyer sur les données de la littérature, les recommandations professionnelles et/ou les ouvrages de référence. Ils doivent faire l'objet d'une actualisation régulière. La validation par un comité scientifique constitue une garantie.

Choix des outils en fonction des objectifs

Les outils éducatifs sont choisis en fonction des buts recherchés, qu'il s'agisse de prise de conscience, motivation, développement de compétences d'auto-soin ou d'adaptation... Quelle que soit la qualité de l'outil, son efficacité est étroitement liée aux modalités d'utilisation et à la qualité de l'animation. Nous présenterons ici quelques grands types d'outils éducatifs ; le lecteur pourra trouver de nombreux exemples dans les différents chapitres de cet ouvrage.

Faciliter la prise de conscience

L'intégration du statut de malade chronique ou de « sujet à risque » et l'adoption de nouvelles habitudes de vie destinées à préserver sa santé est un processus qui demande du temps et qui passe par une série d'étapes successives décrites dans le modèle transthéorique de Proschaska et di Clemente (voir chapitre 10 page 80, figure 10.1).

La première étape du processus est la prise de conscience. Il importe de savoir si le patient se sent concerné par son problème de santé ou s'il s'agit pour lui d'une réalité abstraite. Cette question renvoie à des représentations personnelles, des croyances et des facteurs psychologiques intimes plus qu'à des connaissances.

Pour que le problème de santé prenne sens chez la personne, il faut qu'elle se sente concernée personnellement et impliquée émotionnellement. Faciliter cette appropriation représente une tâche difficile pour le soignant. Les limites d'une approche fondée principalement sur l'information ou la persuasion sont bien connues. Argumenter, démontrer, dire au patient ce qu'il devrait faire, effrayer, menacer… ne font que renforcer la résistance.

On peut obtenir de meilleurs résultats, en revanche, en aidant le patient à se projeter dans le futur, clarifier la perception de sa santé, faire émerger ses choix, ses valeurs et préciser son projet de vie. Un déclic peut alors se produire lorsqu'il mesure soudain le décalage qui existe entre son comportement actuel et son projet.

En pratique, pour soutenir ce travail d'élaboration, on s'appuie sur des outils stimulant les évocations et l'imagination. À titre d'exemple, citons :

- Le photolangage ou photoexpression : le principe consiste à demander au patient de choisir parmi une série de photos celle qui représente pour lui la bonne santé et celle qui représente un danger pour sa santé (par exemple un désordre métabolique ou des habitudes préjudiciables). L'expérience montre qu'ainsi confrontée au projet de vie, la notion de risque peut perdre son caractère virtuel pour devenir progressivement une menace tangible [12].
- D'autres outils permettent ce travail d'élaboration et d'anticipation, notamment l'outil « carte postale » ; on propose au patient de se projeter plusieurs années en avant et d'écrire à un ami qu'il n'a pas revu depuis longtemps en imaginant deux éventualités : dans l'une, il a bien suivi son traitement et les recommandations médicales, dans l'autre, au contraire, il a négligé ce traitement et ces recommandations… Cette confrontation de scénarios aide le patient à se représenter les conséquences à long terme de la maladie non traitée, ainsi que les bénéfices à attendre d'un comportement adéquat (Figure 29.1).

Soutenir la motivation

Dans le modèle de Proschaska, après la phase de sensibilisation, le processus de motivation passe par le stade dit de « réflexion », au cours duquel le patient se trouve confronté aux dilemmes suivants :

- Que pense-t-il gagner et que craint-il de perdre en changeant une habitude de vie, d'une part ?
- Que pense-t-il risquer et que souhaite-t-il préserver en ne changeant pas, d'autre part ?

Ma très chère cigarette,

Je pense à toi dès mon réveil.
Ma fidèle compagne, mon anti-stress,
tu es toujours là quand j 'ai besoin
de toi, dans la joie ou la tristesse.
En fait je ne peux me passer de toi.
Quand parfois, tu es absente, tu me
manques et me laisses dans le désarroi.
Tu es là pour me calmer, me détendre,
m 'aider à penser et à réfléchir, à
me concentrer.

Je t 'écris pour te dire adieu,
toi en qui j'ai eu si longtemps
confiance.
Mais je sais que tu m'as menti,
car, en fait, tu m'as peu à peu
détruite. Tu n 'étais qu 'un leurre
ā tous les instants, pensant
avoir trouvé en toi le courage,
la volonté ou bien d 'autres
choses encore.
Maintenant je vais essayer de
vivre sans toi, sans tentation,
et surtout sans regrets.

Figure 29.1
Lettre à la cigarette mon amie/ennemie.

Les supports auront ici pour fonction de l'aider à expliciter et à comparer ces différentes options sans le culpabiliser. On pourra s'appuyer notamment sur la « balance décisionnelle », un outil inspiré des entretiens motivationnels [13] chaque fois que l'on souhaite aider le patient à explorer les deux versants de cette ambivalence. Cet outil est utile notamment comme support d'une activité sur l'observance thérapeutique. Il permet de comparer les bénéfices et les inconvénients d'une prise médicamenteuse régulière (Figure 29.2).

Développer des compétences d'auto-soin ou d'auto-gestion

Les compétences d'auto-soin sont détaillées dans le guide méthodologique publié par l'HAS en 2007 [1]. Il s'agit pour l'essentiel de la capacité du patient à identifier et agir sur ses symptômes dans le cadre particulier du « génie de la maladie et du traitement » engageant le malade sur des voies différenciées selon le degré de complexité des actes ou la dimension invasive du traitement : interpréter les résultats d'une auto-surveillance ; surveiller son traitement, adapter éventuellement ses doses de médicaments en se fondant sur un « plan d'action » ; réaliser des gestes techniques et des soins ; mettre en œuvre des modifications de mode de vie (équilibre diététique, programme d'activité physique, etc.) ; prévenir des complications évitables ; faire face aux problèmes occasionnés par la maladie; impliquer son entourage dans la gestion de la maladie, des

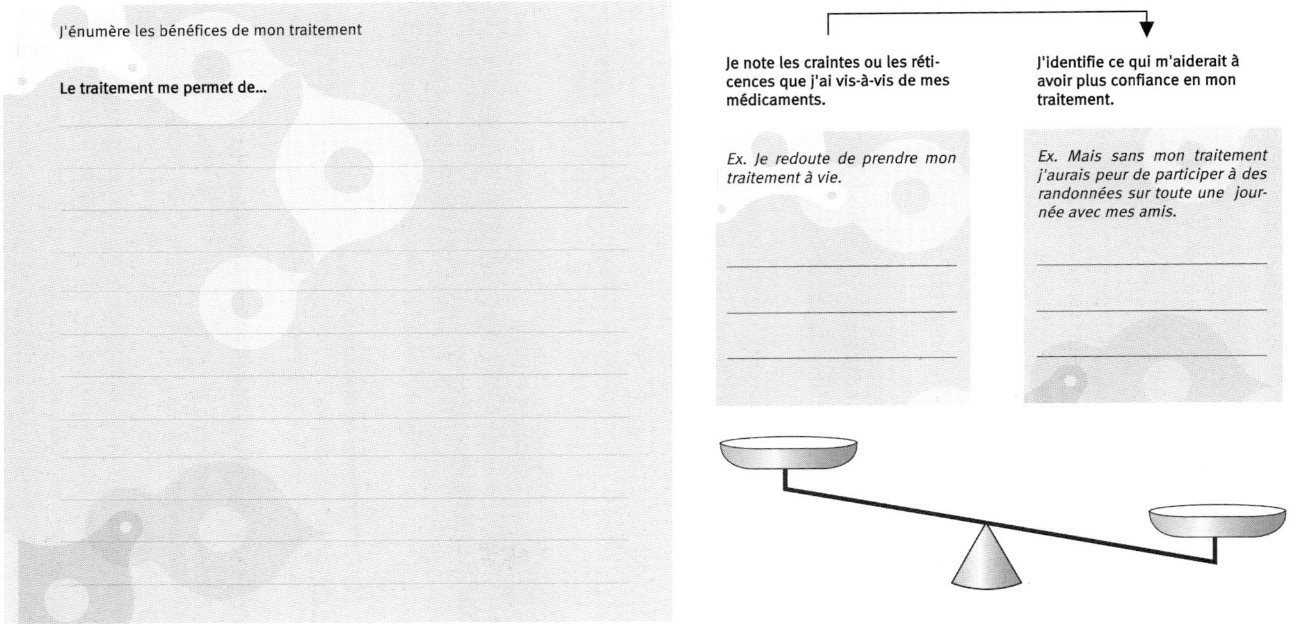

Figure 29.2
Programme ETP patients épileptiques (avec l'aimable autorisation de Eisai).

traitements et des répercussions qui en découlent. Par ailleurs, il devra être capable de maîtriser certaines tâches techniques : auto-mesure, injections, drainage bronchique, inhalations, sondage vésical, branchement d'un appareil de ventilation…

Bien qu'au cœur même du problème de santé, le « cahier des charges » du patient chronique est particulièrement lourd et complexe en raison des contingences liées à la surveillance et aux actions techniques de soins et de régulation. Ces stratégies imposent anticipation, compréhension logique, habileté et esprit rationnel. La construction progressive de ces « compétences » ou leur renforcement nécessite un temps et des outils particuliers visant à permettre au patient de découvrir l'état de ses ressources personnelles et d'identifier les composantes sur lesquelles progresser, le tout en regard d'un niveau d'autonomie qui doit être négocié en fonction du degré de contrôle que le malade souhaite avoir sur sa maladie. Plusieurs types d'outils peuvent être utilisés pour traiter ces objectifs. Aucun ne peut suffire à lui seul à garantir un apprentissage.

Outils fondés sur des représentations visuelles

Des jeux de cartes, d'une manipulation facile, sont utilisés pour des exercices de reconnaissance. Par exemple :

- reconnaître ses symptômes et préciser leur enchaînement en utilisant une série de cartes illustrées : classement en fonction de la chronologie d'apparition et/ou de la gravité ressentie ; cet exercice permet d'insister sur la variété et sur le fait que chaque personne a des manifestations différentes ;
- repérer son traitement parmi une série de cartes représentant les médicaments habituellement utilisés dans la maladie en question ; cet exercice permet d'insister sur la variété et d'opérer un regroupement par catégories pour faciliter la mémorisation ;
- discerner les facteurs aggravant ou déclenchant ses manifestations : une série de photographies illustrant des situations à risque permettent au patient de préciser celles qui le concernent, d'en découvrir d'autres qu'il ne soupçonnait pas et de clarifier les liens entre ces facteurs et le déclenchement des symptômes… De tels outils sont utilisés dans plusieurs maladies chroniques : épilepsie, BPCO, rhumatisme inflammatoire…

De façon générale, chaque outil offre plusieurs variantes d'utilisation. C'est à l'animateur d'élaborer des séquences pédagogiques adéquates et d'adapter le matériel en fonction des publics et des contextes d'intervention.

Outils fondés sur des mises en situation : études de cas

Le principe consiste à soumettre aux patients des cas-problèmes qui doivent lui permettre de s'entraîner à l'analyse et à l'interprétation des données (Figure 29.3). À partir d'une situation relativement complexe inspirée d'une situation réelle, les patients sont invités à confronter leurs idées, exercer leurs capacités d'analyse et de décision. Les problématiques traitées portent généralement sur :

- la reconnaissance des facteurs ayant déclenché une poussée ou une aggravation ;
- l'évaluation de la sévérité des situations ;
- le choix des mesures thérapeutiques à mettre en œuvre.

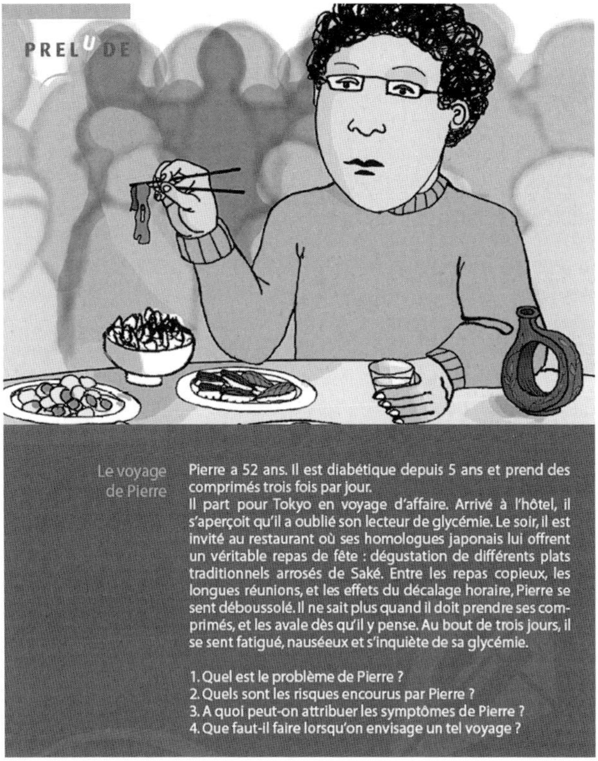

Figure 29.3
Cas clinique.

Des questions sont formulées pour :

- aider à l'analyse quand celle-ci est difficile ;
- ou reformuler de manière structurée ce qui a déjà été proposé dans l'analyse directe.

Les études de cas permettent d'impliquer indirectement les patients, car ils posent un œil critique sur l'expérience d'un autre. Cette posture favorise l'analyse et l'énoncé de conseils et d'alternatives.

Il existe bien d'autres variétés d'outils permettant d'animer des séquences éducatives de façon divertissante dans le registre cognitif : jeux de plateau, puzzle…

Par ailleurs, certains outils, comme le chevalet-imagier, composé de planches illustrées, sont utilisés comme supports visuels pour soutenir les explications de l'éducateur et faciliter la compréhension des patients.

Enfin, des carnets ou livrets peuvent être remis aux patients pour accompagner le programme éducatif. Ils apportent des compléments d'information et proposent des exercices ou des tests permettant au patient d'approfondir sa réflexion. On lui suggère, par exemple, d'analyser ses habitudes, de surveiller certains indicateurs de santé, de formaliser son projet personnel… Les livrets sont particulièrement utiles dans le cadre d'une démarche éducative menée par le médecin traitant (guidance individuelle). Ils servent alors de fil conducteur et d'outil de liaison dans un processus alternant des moments de travail personnel (auto-apprentissage) et des moments de dialogue en face à face au cabinet. Grâce au travail d'amont, le médecin peut consacrer davantage de temps pour mener une consultation éducative : revenir sur les questions en suspens, aborder les difficultés et chercher des solutions, associer le patient au projet thérapeutique, négocier avec lui des objectifs clairs et planifier des étapes pour atteindre les changements souhaités.

Concernant l'apprentissage de gestes ou techniques, la méthode habituelle consiste à avoir recours à la démonstration par une personne experte. Le patient est invité à reproduire le geste observé. Néanmoins, la portée des apprentissages manuels peut être renforcée si au préalable un travail de mentalisation des différentes étapes est proposé. Ainsi il est possible d'utiliser une série de photos ou d'illustrations représentant chacune l'un des gestes de la tâche à accomplir que le malade est invité à classer dans le bon ordre (Figure 29.4). Le rapport entre le geste et l'oralité est ici fondamental pour ancrer des habiletés qui sont souvent considérées, par les soignants, comme des « routines » pour lesquelles un entraînement répétitif reste trop simpliste.

Développer les compétences d'adaptation et de communication

Les compétences d'adaptation visent à susciter chez la personne une implication active dans la gestion de sa santé, grâce notamment au développement de la confiance en soi, de la capacité à prendre des décisions, à une meilleure gestion du stress et des émotions.

Les compétences de communication répondent, pour leur part, à une série de besoins fréquemment exprimés par les patients. Ils souhaitent notamment être en mesure d'expliquer la maladie et ses contraintes à leur entourage. La gestion du secret est également une question qui se pose fréquemment : faut-il dire ou bien cacher sa maladie à la maison, au travail, à ses amis… ? Ou bien comment exprimer ses besoins de compréhension et de soutien dans sa vie privée, comment faire valoir ses droits au travail…

On a fréquemment recours à des jeux de rôle et mises en situation pour aborder ces questions. Ces méthodes permettent de travailler sur les attitudes et comportements dans des situations de la vie courante, sources de souffrance ou de difficulté. Le support peut être un témoignage vidéo ou une vignette illustrée (Figure 29.5). Les patients peuvent alors proposer des stratégies, comparer entre eux, en débattre dans un contexte sécurisé… On estime que les attitudes ainsi expérimentées *in vitro* peuvent, dans une certaine mesure, être transférées *in vivo* ou tout au moins préparer le patient à affronter les situations difficiles. Le jeu de rôle n'est pas applicable dans tous les contextes. Tous les groupes et toutes les situations ne s'y prêtent pas et tous les formateurs ne maîtrisent pas cette technique d'animation. Une simple discussion ouverte au cours de laquelle l'ensemble des participants recherche des solutions constitue dans ces cas une bonne alternative.

Modalités d'utilisation des outils d'animation

Quelle que soit sa qualité, il ne faudrait pas laisser croire que l'outil peut se suffire, car en réalité son efficacité repose sur la compétence de l'éducateur et sur

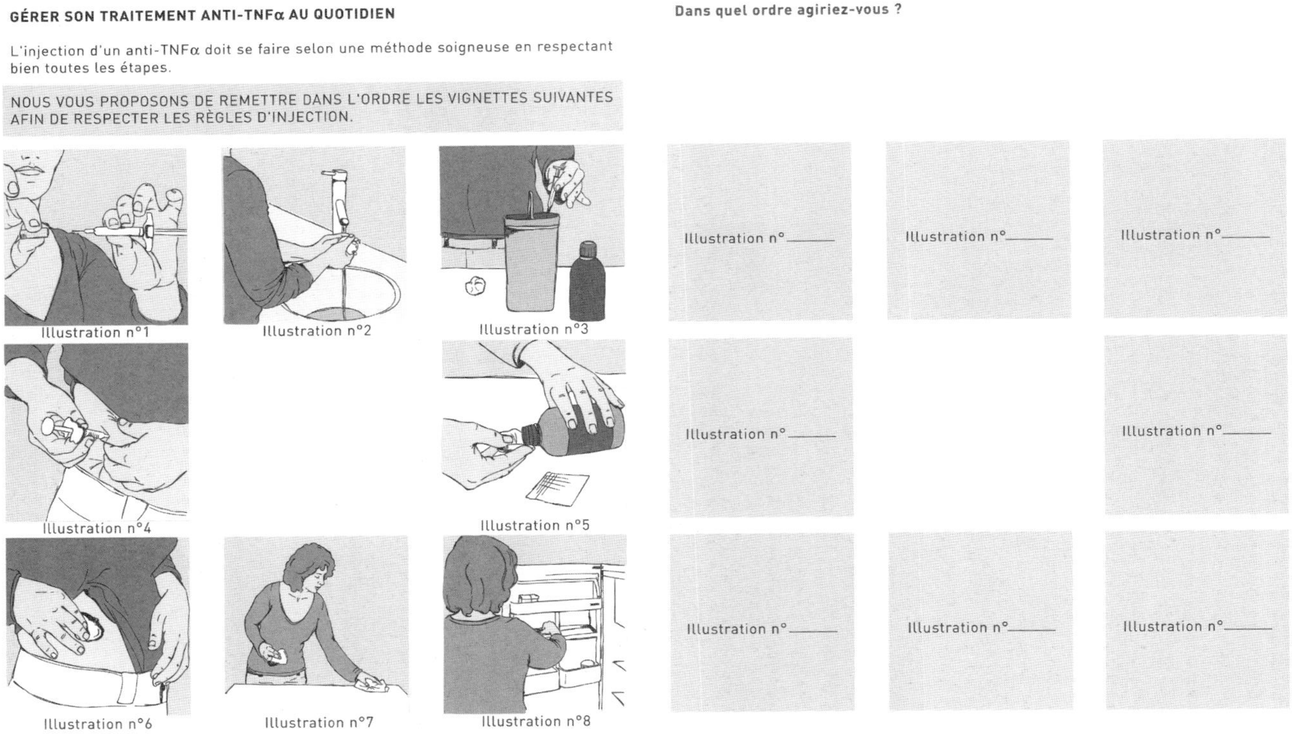

Figure 29.4
Programme ETP patients souffrant de polyarthrite rhumatoïde.

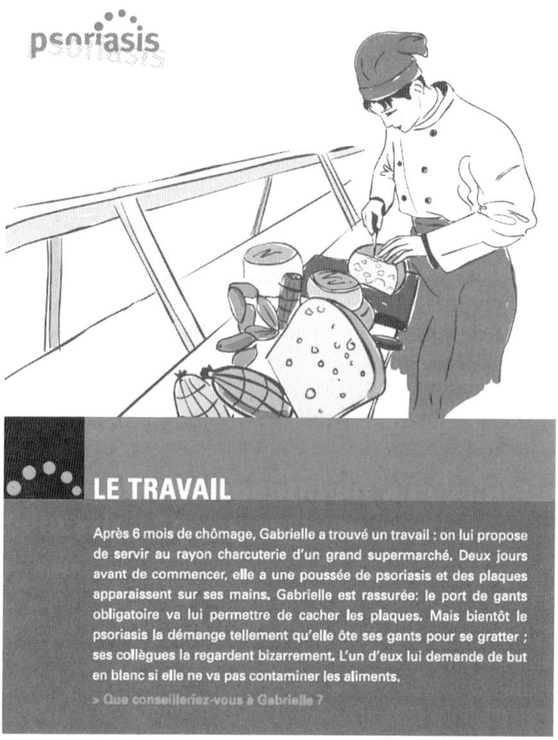

Figure 29.5
Mise en situation.

les modalités de l'animation mise en place. Une relation éducative ne s'improvise pas et ne se crée pas d'elle-même. Cette recherche d'alliance en vue d'aider le patient à progresser par lui-même n'est possible que si le soignant trouve sa place dans une relation sociale (dialogue) qui peut aboutir à une relation de soin (conseils). Le dialogue est d'ores et déjà établi entre le patient et sa maladie car il est en perpétuelle négociation avec son état (transactions). En revanche, la légitimité du soignant d'investir le domaine de la gestion au quotidien de la maladie et du traitement reste beaucoup plus délicate dans le sens où ce dernier n'est pas porteur d'une « expérience réelle » ni d'un vécu. Le récit d'événements et de situations permet au malade d'évoquer une réalité dans laquelle le soignant peut renforcer ou relativiser certaines options sans se positionner comme « expert ».

La maladie part du patient, son apprentissage aussi. Respectant ce paradigme éducatif, il est possible d'énoncer plusieurs stratégies pédagogiques concrètes soutenues par des outils pertinents, favorisant l'implication du patient, son raisonnement et l'acquisition de nouvelles habiletés, le tout prenant appui sur ses conceptions et son expérience.

En premier lieu, on peut demander au malade de choisir et de raconter une situation particulière, illustrant une difficulté importante ou une question actuelle. Le recours au récit permet de comprendre les mécanismes sous-jacents du fonctionnement personnel. Les outils viennent à la fois stimuler la prise de parole par rapport à une image ou une situation qui fait sens pour l'apprenant (« activateur »). En même temps, le support offre au soignant une opportunité de relance et de reformulation importante. Dans le cas d'un outil avec plusieurs propositions (cartes, vignettes, photos, pièces de puzzle, etc.), l'animation, individuelle ou en groupe, permet de valoriser les choix du patient tout en lui demandant aussi de réagir à des propositions qu'il n'a pas spontanément sélectionnées. Partant du récit, l'éducateur questionnera la personne en cherchant à renforcer des acquis et mettre en évidence des doutes, des contradictions. Les questions (fermées ou ouvertes) seront plus « acceptables » pour le patient et efficaces pour l'éducateur. Suivra une période de validation et de valorisation des acquis, intuitions, actions spontanées évoquées. Cette reformulation par l'éducateur est importante car elle offre un miroir au patient de ses propres actions lui permettant, par la suite, d'analyser par lui-même. Les outils rendent concrets et intelligibles les échanges et les enjeux.

Ils représentent aussi une aide fort appréciable dans le cas où le malade développe des idées incorrectes, des comportements inadéquats. Plutôt que de « corriger » le patient, le soignant confrontera cette réalité à de nouveaux éléments, à partir d'un autre point de vue. Cet élargissement est rendu possible par l'étendue de la boîte à outils. Il s'agit ici de créer un déséquilibre, d'apporter un doute, d'aider le patient à reconsidérer ce qu'il était prêt à tenir pour juste quelques instants auparavant. Reste alors à l'éducateur à synthétiser en mettant en évidence les aspects pragmatiques retenus au cours de l'exercice.

Les outils servent très souvent à reparcourir les étapes de l'exercice (« trace ») tout en développant des messages univoques à l'adresse du patient qui, à ce stade du travail, a très souvent besoin de confirmation, voire de conseils. Au sein de cette relation, le soignant joue le rôle de médiateur cherchant d'abord à éveiller une curiosité et une volonté d'apprendre, puis à rendre les concepts du traitement accessibles. Dans cette perspective, les stratégies pédagogiques prennent en compte l'influence des facteurs psycho-sociaux, culturels et économiques sur les croyances, les attitudes et les prises de décision des patients. Les outils, de leur côté, privilégient l'interactivité, les partages d'expérience, le recours systématique à des applications concrètes et à la résolution de problèmes.

En pratique

L'animation d'une séquence éducative comporte plusieurs étapes :

- énoncer le type d'activité et l'objectif
- décrire le déroulement, préciser la consigne, les règles du jeu
- lancer l'activité en veillant à favoriser l'expression individuelle de chaque participant
- effectuer une synthèse et reformuler les idées du groupe. L'animateur prend en compte toutes les propositions émises par les participants.

Conclure l'activité en apportant les messages-clés correspondant aux connaissances scientifiques ou pratiques à retenir.

Reprendre la question du questionnement…

Conclusion

En résumé, une logique d'apprentissage centrée sur l'expérience nécessite le recours à des outils de médiation et d'animation car ils permettent au patient de :

- décrire ce qu'il vit et rencontre comme situation ;
- stimuler la réflexion et l'analyse sans recourir à des connaissances scientifiques ;
- formuler des questions précises faisant du sens pour lui et l'aidant dans sa démarche ;
- ébaucher des hypothèses de manière à expliquer ou intégrer des phénomènes plus ou moins complexes ;
- formuler un objectif de changement en termes de comportement ou d'attitude (projet) ;
- conserver un fil rouge entre les différentes séances ainsi qu'entre les différents intervenants dans le cadre d'un programme éducatif partagé au sein d'un réseau.

Bibliographie

[1] Structuration d'un programme d'éducation thérapeutique du patient dans le champ des maladies chroniques. HAS/INPES, juin 2007, téléchargeables sur www.has.sante.fr

[2] Albano MG, Jacquemet S, Assal JP. Patient education and diabetes research : a failure ! Going beyond the empirical approaches. Acta Diabetologica 1998 ; 35 : 207-214.

[3] Hagan. In LP Boulet (dir.), L'Asthme. Montréal, Presses de l'université de Laval, 1997.

[4] G. Di Lorenzo G. Questions de savoir. Paris, ESF Editeur, 1992.

[5] Deslauriers JP. Qualitative Research. Practical Guide. Montreal, McGraw-Hill, 1991.

[6] Baron-Epel O, Levin-Zamir D, Satran-Argamana C et al. A participatory process for developing quality assurance tools for health education programs. Patient Education and Counseling 2004 ; 54 : 213-219.

[7] Ortonne JP, Magar Y, Boumedien D, Bagot M. Besoins éducatifs des patients atteints de psoriasis : une étude qualitative. Éducation du patient et enjeux de santé 2007 ; 25 : 90-96.

[8] Dressen C, Brandel JP, Schneider A, Magar Y, Renon D, Ziegler M. Impact de la maladie de Parkinson sur la qualité de vie des conjoints de patients. Une étude qualitative. Rev Neurol 2007 ; 163(8-9) : 801-807.

[9] Magar Y, Sanmiguel M, Roche N. Analyse des besoins éducatifs des patients atteints de BPCO. Abstract. Congrès de pneumologie de langue française, janvier 2006.

[10] d'Ivernois JF, Gagnayre R. Apprendre à éduquer le patient. Paris, Vigot, 1998.

[11] Lemonnier F, Bottéro J, Vincent I, Ferron C. Outils d'intervention en éducation pour la santé : critères de qualité. Inpes, « Référentiels », 2006.

[12] Durack-Bown I, Giral P, d'Ivernois JF et al. Patients and physicians' perceptions and experience of hypercholesterolaemia : a qualitative study. Br J Gen Practice 2003 ; 53 : 851-857.

[13] Miller W, Rollnick S. L'Entretien motivationnel. Aider la personne à engager le changement. Paris, InterÉditions, 2006.

V

Santé publique, éducation thérapeutique et évaluation

30 Gestion d'équipes à des fins de performance

D. Costantini

La métaphore sportive

La victoire des footballeurs français, lors de la Coupe du monde de 1998, a fourni, à ce que nous pourrions appeler « la métaphore sportive », des éléments de pertinence.

Souvenons-nous du slogan décliné par leur partenaire principal : « La Victoire est en nous »...

Comment mieux aborder la compétition ou le challenge qu'en étant persuadé, dès le début, que la seule perspective envisageable est le succès garanti !

Cette confiance en la réussite fut, on s'en souvient, dans le cas évoqué, difficile à faire partager par le grand public et les médias dans un premier temps, puis, de laborieuses victoires initiales en « but en or », elle devint de plus en plus probable, jusqu'au couronnement final au stade de France, avec les effets secondaires que nul n'a oubliés : « Zidane Président » ! S'ensuivit une période faste où chaque Français se sentit meilleur et où les « artisans » de cette victoire incarneront la fin de nos complexes et notre honneur retrouvé.

Personnellement, sans être insensible à cette ambiance régénératrice, je n'osais signaler à tous les admirateurs d'Aimé Jacquet que 3 ans auparavant, l'équipe de France masculine de handball avait obtenu le même résultat lors du Mondial de 1995, disputé en Islande, sans que pour autant notre emblématique Richardson n'ait eu son effigie sur l'Arc de Triomphe ou que moi-même je ne reçoive des propositions de canonisation.

Bref nous ne sommes pas tous égaux devant le succès mais il serait peut-être temps d'analyser les processus qui nous y mènent.

« Répéter n'est pas recommencer »

La première condition, celle que les experts en sciences de l'éducation appelleraient « pré-requis », concerne l'indispensable construction d'automatismes permettant de réaliser le « prévisible » grâce à des mécanismes sous-corticaux. Il faut, par un entraînement soutenu, quasi permanent, se doter, par la répétition, des réponses aux sollicitations basiques, chroniques, systématiques. Ces opérations maîtrisées sans contrôle cortical vont permettre d'économiser le capital adaptatif pour les circonstances particulières où le pilotage automatique ne sera plus suffisant.

L'athlète qui doit, en permanence, diriger sa technique finira « épuisé » avant un adversaire qui, puisant dans son bagage de savoir-faire automatisé repoussera le moment de sa gestion « réfléchie ».

La capacité de création, d'invention, la responsabilisation dans les moments intenses sera réservée à ceux qui auront, au préalable, le plus investi dans la répétition.

Celui qui envisage de maîtriser le « possible » doit avoir acquis toutes les compétences pour s'adapter au « probable ».

À propos de « motivation »

À cette question posée, un jour, à un expert en sciences humaines, il me fut répondu par une simple formule mathématique : « motivation = confiance en soi x valeur de la tâche... » Il me fut aussitôt ajouté : sans oublier l'incontournable « préservation de l'estime de soi ».

Depuis lors, et même avant, préoccupé par ce facteur essentiel de la performance, je m'efforce de développer, chez chacun de mes collaborateurs, les composants de ce produit sans oublier de tenir compte de « l'incontournable... ».

La confiance en soi est subjective. Elle est constituée des « croyances en ses capacités personnelles » face à une attente ou une tâche à accomplir. Le meilleur moyen de la développer était contenu dans le chapitre précédent. Répéter pour acquérir les savoir-faire suffisants permettant d'envisager l'action avec... optimisme.

Le problème c'est que deux individus, parce qu'ils sont différents, n'atteindront pas le même niveau de confiance en eux à partir du même investissement dans le développement des facteurs d'exécution.

La valeur de la tâche est plus objective. De ce fait, son amélioration sera directement proportionnelle au niveau motivationnel constaté. Une mission ressentie comme gratifiante ou valorisante sera abordée avec beaucoup plus de conviction qu'une autre qualifiée de moins « intéressante ». Il est donc indispensable de « manager » cet aspect des choses.

Quand la déclinaison d'une tâche laisse à penser qu'elle pourrait être perçue négativement, il faut, obligatoirement, la renforcer par des compléments d'objectif : « Je sais, c'est pas marrant, mais si tu le fais bien... », « Certes, ce n'est pas bien rémunéré, mais c'est un passage obligé vers plus de reconnaissance... » La préservation de l'estime de soi que nous avons qualifiée « d'incontournable » va jouer un rôle majeur dans toutes les sollicitations aux limites de la compétence.

À l'opposé de la tâche peu valorisante, il y a la mission « écrasante », celle pour laquelle les chances de succès sont loin d'être évidentes. Confronté à la commande d'une telle exigence, l'individu « normal » peut, avant tout, redouter les conséquences d'un échec qu'il perçoit comme probable ! Dans ce cas de figure, il pourrait refuser la confrontation directe avec le challenge imposé, et se contenter, au lieu d'essayer de réussir, d'accumuler des bonnes raisons pour ne pas être tenu pour « responsable » du fiasco qui lui paraît « inéluctable ». Nous faisons ici référence aux « conduites d'auto-handicap » qui caractérisent souvent le sujet en proie au doute initial. Cette propension à se protéger par l'invention d'obstacles est une façon commune de préserver l'estime de soi. Il faut donc se garder de ce côté-là.

L'éminent Guy Roux, entraîneur de football de son état, propose de pratiquer le « pessimisme défensif ». Il s'agit tout simplement pour la Direction, de ne jamais exprimer d'attentes ou d'objectifs qui pourraient être perçus comme

« difficiles à atteindre ». S'exprimant au nom de l'entreprise *AJ Auxerre*, club de football de ligue 1, il dit toujours : « Notre objectif est le maintien, rien que le maintien... » Donnant, par ailleurs, à sa troupe des atouts majeurs : recrutement judicieux, entraînement forcené, jeu ambitieux. Il ne met, volontairement, aucune pression quant aux éventuels résultats. Ce faisant, quand l'acteur de la performance est directement interrogé, il lui arrive de formaliser des attentes de succès nettement supérieures à celles exprimées par sa propre hiérarchie, s'affectant à lui-même une obligation de performance supérieure !

Nous devons cependant constater que dans le monde de « l'entreprise » ce type de management n'a pas cours, la détermination d'objectifs systématiquement élevés semblant être le moyen le plus utilisé pour stimuler la motivation des acteurs de la performance. Pour contourner la tentation de « l'auto-handicap » il faut procéder autrement. Préconisons donc la solution du « progrès personnel permanent ». La démarche consiste de la part de l'entreprise, par l'intermédiaire du manager, à mettre chaque intervenant en situation de se promouvoir. Imaginons qu'au-delà de la tâche à accomplir, le manager s'efforce, pour chacun de ses collaborateurs, de discerner les espaces de progrès, d'organiser la démarche de promotion, tout en veillant à l'exécution basique. Il est probable que l'individu, ainsi placé en situation d'amélioration de ses compétences, sera beaucoup plus concerné et susceptible d'accepter, *a priori*, des challenges élevés. Parce qu'il progresse de jour en jour, parce qu'il a, de ce fait, de plus en plus confiance en lui, ce partenaire-là acceptera l'idée même du défi professionnel, étant en harmonie avec lui-même.

Le sport, à cet effet, est exemplaire. Il propose, certes, des challenges permanents : « *Citius, altius...* », mais il donne à ses athlètes le temps sacré de la préparation et de la prise en compte du progrès de chacun.

Il reste à « l'Entreprise » à choisir entre ces alternatives sachant que l'idéal serait qu'elle puisse tenir compte des deux.

Faire ensemble

Inviter un ancien entraîneur de sport collectif vous prédispose à recevoir, à un moment ou à un autre, un discours centré sur la gestion du groupe. À ce sujet, avant d'évoquer quelques souvenirs personnels, je souhaiterais vous faire partager quelques convictions validées, je l'espère, par quelques années de pratique.

La synergie pourra être envisagée s'il y a :

- collaboration par allocation précise des tâches ;
- coopération par acceptation du contrôle horizontal des tâches respectives ;
- synchronisation des actions.

La collaboration consiste en la prescription des contours de l'acte à accomplir, avec vérification de la manière dont cette commande a été reçue. Il est capital de réduire au maximum les différences d'interprétation pouvant toujours exister, entre le prescripteur hiérarchiquement placé au-dessus et l'exécutant.

Cette validation suppose un échange. L'idée d'une négociation de la mission pouvant même être avancée quand le contexte social le permet.

La coopération ou l'acceptation du contrôle horizontal des tâches respectives suppose de demander à chacun de « s'intéresser » à des phases ou des actes qui ne sont pas les siens, de façon à mieux appréhender l'ensemble de la production. Porter un regard de plus en plus éclairé sur ce que fait celui qui opère avant ou après permet de mieux s'inscrire dans le processus de compréhension de ce que l'on fait. Dans une équipe de sport collectif, on n'arrivera à la « connivence » qu'à partir du moment où chaque joueur, à chaque poste, aura compris la finalité de l'action de l'autre.

La synchronisation des actions suppose un respect strict, de la part de chaque individu, du moment de son intervention. Ce signal doit être entendu ou lu de la même manière et au même moment par chacun des membres de l'équipe. La pédagogie du Rugby nous offre, à ce sujet, un exemple intéressant : apprendre au porteur de balle à faire « plutôt un pas de moins qu'un pas de trop » ! Faire comprendre à un athlète, en pleine possession de ses moyens, qu'après avoir percé le rideau défensif de l'adversaire, il vaut mieux privilégier la communication avec ses partenaires situés derrière, plutôt que pousser son action personnelle trop loin au risque de s'isoler.

Se plier au rythme imposé par le collectif c'est contrôler ses émotions dans le sens de l'intérêt général. Cette règle n'est pas un frein à l'initiative individuelle, elle est une limite à la prise en compte de ses seules aspirations.

Communiquer en interne

Les principes ou processus précédents devraient vous permettre d'atteindre à « l'excellence », mais je ne suis pas sûr qu'ils vous permettent d'y rester indéfiniment !

Il reste à respecter d'autres règles, de celles auxquelles on ne pense pas de prime abord, que l'on néglige quand elles ne sont pas « vitales ». Je veux parler de tout ce qui touche à la « communication interne ». Le plus important dans un groupe recherchant la performance c'est de vérifier, en permanence, l'adéquation de chacun au projet collectif. Tant que le rêve mobilisateur n'est pas atteint il transcende, rassemble, solidarise… Quand il le sera, seules de très bonnes habitudes internes permettront de rebondir sans subir ce contrecoup qui atteint ceux qui viennent de réussir sans avoir prévu ce qui advient… après !

Veiller à l'implication permanente de chacun est une exigence de tous les instants. À certains moments cette précaution peut paraître superfétatoire, à d'autres, elle sera essentielle. Pour être sûr d'y parvenir, quel que soit le moment, il faut vérifier, par verbalisations régulières des attentes et des engagements de chacun, que la direction des motivations individuelles est compatible avec le sens de « l'intérêt général ».

Procéder, également, par débriefing systématique en répondant, collectivement, à la question essentielle : « Qu'avons-nous vécu ensemble et que nous ne devrions jamais oublier ? »

Construire, à partir de là, les éléments d'un référentiel collectif utilisable, fondé sur les leçons du passé, à partir du principe selon lequel « la mémoire est le meilleur outil de prédiction ».

Cette importance donnée à la « prise de parole » suppose un déplacement de l'action du manager. Traditionnellement enclin à incarner le projet, prompt à se « mettre au centre » pour mieux montrer son sens des responsabilités, ayant, par vocation, « réponse à tout », versant, volontiers, dans l'exemplarité, il est celui par lequel tout passe ou converge.

Ce modus vivendi présente deux limites :

- il est directement indexé sur le potentiel du manager en question ;
- il est fort peu impliquant pour le collaborateur qui se trouve « assisté » en permanence.

Le manager qui donne la parole se doit de « l'écouter », d'en « tenir compte », d'en « tirer des enseignements » qui ne seront plus, uniquement, le fait de sa propre réflexion. Aussi, stratégiquement parlant, sa position doit changer. Il ne peut plus être « le centre » ou même « au centre », puisque cette position revient à l'entité représentée par son équipe.

Cette façon de faire ne doit, en aucun cas, être assimilée à une diminution de ses responsabilités. Le manager reste le pilote du projet. S'il ne décide plus seul, il devra, quoi qu'il en soit, valider les positions prises collectivement.

Cette « attitude » pourrait également se caractériser par une ouverture vers plus « d'empathie ».

Manager en se mettant « à la place » du managé, être ressource à partir des besoins de l'autre, se servir de son expérience, de sa compétence pour se mettre à la portée de celui ou celle qui en a moins, voilà une manière de diriger sans imposer, de contrôler sans étouffer, d'accompagner en impliquant.

Contraint par la force des choses à modifier « ma technique managériale » dans ce sens, j'eus le plaisir de voir, 6 ans après notre premier titre mondial, l'équipe de France masculine de handball en conquérir un second en appliquant, tout au long de cette compétition, une gestion des ressources humaines fondée sur la « participation » et la « responsabilisation » de chacun des membres du groupe.

Tout au long de cette expérience, j'eus parfois l'impression d'avoir concédé une partie de mon pouvoir, mais quelle ne fut pas ma surprise de voir, à la fin, notre capitaine m'inviter à les accompagner sur le podium, ce qui ne m'était jamais arrivé auparavant.

La plus belle des reconnaissances m'étant ainsi offerte au moment où je pensais ne plus la mériter.

31

Équipes gagnantes : phénomènes de pouvoir et de dynamique de la hiérarchie

Y. Enrègle

Lorsque je fis ma première expérience, il y a de nombreuses années, dans le cadre de l'Institut de gestion sociale, de reprise d'entreprise en difficulté, je me suis rapidement heurté à de multiples difficultés qui m'ont démontré qu'il est plus facile d'enseigner le management d'équipe que de mettre en pratique des notions théoriques. Ceci m'a incité à tenter de décortiquer le fonctionnement « d'équipes gagnantes » en se penchant sur un échantillon représentatif de ce type d'équipes.

En 1978 ont débuté mes premiers balbutiements dans ce domaine, par observations, utilisation de travaux existants, amélioration des outils de collecte et d'analyse de données, en faisant les liens nécessaires avec d'autres secteurs et concepts d'analyse complémentaires. En actualisant les résultats, nous avons obtenu quelques premières conclusions en termes de pouvoirs, styles de direction, gestion des conflits, motivation. Bref, autour de la question « comment animer une équipe gagnante ».

Depuis presque 30 ans, nous avons observé 2 141 de ces équipes et, entre autres, en avons tiré une grille de lecture des phénomènes de pouvoir et de dynamique de la hiérarchie. Cette grille de lecture évoque cinq grands types de pouvoir possibles. Dans un précédent travail, nous avions donné les grandes lignes de cette grille de lecture. Mais nos observations étaient alors peu nombreuses (500 environ) et nous avions été très influencés par des travaux extérieurs sur le même thème, et notamment, pour trois des cinq styles déjà identifiés à l'époque, par les travaux classiques et anciens de Blake et Mouton, et ceux, plus récents, dirigés à l'époque à l'University of California in Los Angeles (UCLA) par le professeur Ichaak Adizes, travaux que Jean-Louis Barsacq, alors directeur de l'Essec, avait, à l'issue d'un an de travail dans le laboratoire d'Adizes, fait connaître, adapté et développé en France en rejoignant pour ce faire l'Institut de gestion sociale. Nos grilles de lecture d'alors étaient trop peu éloignées de ce modèle dit « PEAI », dont nous avions d'ailleurs gardé les appellations et une partie – une partie seulement – du contenu des définitions.

Quatre fois plus d'observations maintenant : plus de précisions, plus d'adaptation à la culture managériale française, voire européenne. De nouvelles définitions, plus précises, plus complètes, de nouvelles appellations. Une nouvelle étape. Merci à Blake et Mouton et à Adizes pour la première. Nouvelle étape et en même temps plus de rapprochements, très curieusement avec l'imagerie célèbre du village gaulois de Goscinny et Uderzo. Ce qui pour nous, dans le travail précédent, avait été tout au plus une facilité de présentation, devient maintenant symbole, tellement la proximité d'avec ces 2 141 observations est manifeste. Reprenons donc Astérix pour aboutir à ces définitions que nous tirons, on l'a compris, non de la bande dessinée, bien sûr, mais de nos observations.

« Nous sommes donc en cinquante avant Jésus-Christ. Toute la Gaule est occupée. Toute ? Non. Un petit village peuplé d'irréductibles Gaulois résiste toujours à l'envahisseur romain et la vie n'est pas facile pour les garnisons romaines des camps retranchés de légionnaires de Babaorum, Laudanum, Aquarium et Petibonum. » Pourquoi la vie est-elle à ce point difficile ? À cause de la présence, au sein du village gaulois, de cinq grandes formes de pouvoir, chacune d'entre elles incarnée par un « leader » et par le fait que ces cinq leaders sont présents et sur un pied d'égalité dans le village.

Le premier d'entre eux, c'est le camarade Obélix, livreur de menhirs de son état. On peut tout demander à Obélix, il sait tout faire, cent fois mieux que les autres Gaulois : transporter allègrement plusieurs menhirs en même temps alors que les autres Gaulois doivent s'y mettre à une vingtaine pour en tirer péniblement un petit malheureux. La chasse au sanglier ? Une « baffe » et trois sangliers sont par terre. Des Romains ? « Mon Dieu – par Toutatis – envoyez-moi des Romains ; tant plus qu'y en a, tant plus que j'suis content. » Obélix tire son pouvoir sur les autres Gaulois de sa capacité d'action. Expression-clé de ce premier type de pouvoir que nous nommons le pouvoir du *réalisateur* et que l'on désignera dans ce qui suit par la lettre R. Les mots-clés avec lesquels nous pouvons décliner et définir cette capacité d'action sont les mots expertise, compétence, savoir-faire, technicité, expérience, connaissance, énergie, dynamisme.

Dans notre modèle de 1985, nous avions réduit ce pouvoir au seul pouvoir de l'expertise. Suivant Adizes, nous parlions alors du pouvoir du producteur, pouvoir lui-même très proche du style de direction dit 9/1 de Blake et Mouton. Cette première variable d'expertise et de compétence doit être complétée par la variable énergie, dynamisme (d'ailleurs, si nos observations ne nous y avaient pas conduits, Obélix aurait dû nous le rappeler) pour arriver au véritable pouvoir de la capacité d'action. La force de ce premier type de pouvoir : l'imitation. Le désir qu'ont tous les Gaulois, non d'être comme Obélix, mais de faire comme lui ; il prend à l'évidence un tel plaisir dans l'excellence de l'exercice de sa capacité d'action que l'on voudrait faire comme lui pour prendre le même plaisir. Alors on va demander au druide de nous donner « magiquement » (nous allons développer cette fonction dans quelques pages) cette énergie. Lui, Obélix, n'en a pas besoin. Il incarne cette énergie (qui malgré tout provient à l'origine, tout de même du druide : simplement, Obélix a une fois pour toutes introjecté cette force en tombant dans la potion quand il était petit).

Expertise, compétence d'un côté. Énergie, dynamisme de l'autre. Au total, la capacité d'action du R et une telle envie de faire comme lui font que lorsqu'il se lance dans l'action tous les Gaulois veulent le suivre et même le précéder. Il faut qu'en permanence Obélix soit vigilant, sinon les autres lui passeraient devant, feraient le travail à sa place, tellement il les a enthousiasmés par le plaisir de cette excellence dans la capacité d'action. Et ça, que d'autres fassent le travail à sa place, Obélix n'aime pas.

Un Romain assommé par quelqu'un d'autre que lui, c'est un peu de plaisir qui s'en va et Obélix est un boulimique du plaisir de l'action. D'où la première grosse limite que rencontrent les leaders de type R : leur inertie au changement. Cette boulimie de plaisir les amène à s'investir totalement dans l'action pour l'action, le travail pour le travail, la débauche d'énergie pour la débauche d'énergie. Et quand il faut leur dire « Stop, arrête, ce que tu fais ne sert plus à rien, il faut maintenant faire autre chose », R n'aime pas. C'est, dans la bande dessinée, le symbole d'Astérix qui tire Obélix par le fond du pantalon en disant « Arrête de taper sur tes Romains, ça ne sert plus à rien. » Ce à quoi Obélix répond « Oui... mais il y en a encore. » Obélix, le R dans sa caricature, ne tient pas compte des finalités de l'action. Il est tout entier dans son plaisir de l'action pour l'action. Se soucier des finalités, ce serait diminuer son plaisir. Ce qu'il fait, au moment où il le fait, sans vouloir en changer, telle est l'idée fixe (ou plutôt l'Idéfix) d'Obélix. L'idée fixe des R : continuer éternellement la même chose et ignorer les finalités de l'action. Outre l'ami Idéfix, une autre façon de mémoriser l'inertie au changement de R est bien le nom et l'aspect physique du héros qui tous deux évoquent bien quelque chose de très massif, de très gros (enfin « d'un peu enveloppé »), donc à très forte inertie.

L'ignorance, finalement volontaire, des finalités de l'action dans laquelle se cantonne soigneusement R ouvre immédiatement la porte à un deuxième type de pouvoir, parfaitement et nécessairement complémentaire au premier, mais dans le même temps, diamétralement opposé, symétrique, antagoniste même, à ce premier pouvoir R.

Astérix entre en scène. Astérix est par essence celui des guerriers gaulois qui sait le mieux, à un moment donné, ce qu'il convient de faire pour assurer la survie, voire le développement du village. Astérix tire son pouvoir sur les autres Gaulois de sa capacité à les guider. Guider, mot-clé de ce deuxième type de pouvoir, le pouvoir du *guide* qu'on désignera par la lettre G dans ce qui suit. Il consiste à savoir analyser l'environnement et les tendances de cet environnement, à classer ces tendances en menaces et opportunités et à déduire de cette étude des menaces et opportunités les objectifs que l'unité que l'on guide doit atteindre. Astérix G, c'est monsieur environnement, monsieur cible, monsieur objectif. Celui qui sait ce qu'il faut faire.

Seule difficulté d'Astérix et du G en général, c'est que, s'il sait en permanence ce qu'il faut faire, il ne sait pas le faire, sauf si par un coup de potion magique il devient Obélix. Mais dans leurs états normaux (si tant est qu'ils en aient un) Obélix, le réalisateur R, sait tout faire mais ne sait pas ce qu'il faut faire, alors qu'Astérix, le guide G, sait ce qu'il faut faire mais ne sait pas le faire.

Astérix et Obélix sont donc inséparables, ils sont du reste présentés comme tels dans la bande dessinée. Dans la réalité des équipes que nous avons observées, R et G sont indissociables. À tel point que dans l'échantillon dit de « contre-épreuve » (des équipes systématiquement perdantes) on a pu tracer la cause de cet échec comme étant, dans 82 % des cas, une mauvaise coordination entre les forces de type R et les forces de type G. C'est donc, selon n'importe quelle règle de type « 80-20 », la toute première cause des difficultés que l'on peut rencontrer et ce sur quoi nous nous devons de porter notre attention tout particulièrement.

D'où viennent ces difficultés systématiques entre R et G ? De deux causes essentiellement. Tout d'abord, il n'y a pas plus différents, dans la réalité comme dans la bande dessinée, qu'un R et qu'un G. Ce qui caractérise le G, c'est d'abord et avant tout une certaine forme d'instabilité. Les G sont des personnes qui passent leur temps à observer les tendances de l'environnement, à scruter cet environnement et à se déterminer en fonction des menaces et opportunités qu'ils y trouvent. Or, un environnement, ça change tout le temps. Il y a toujours de nouvelles opportunités qui apparaissent ou de nouvelles menaces qui se font jour. Si bien qu'en toute logique, le G va avoir en permanence envie de dire « Stop ! Il y a beaucoup mieux à faire que ce que nous sommes en train de faire. » De mieux, ou de plus urgent, ou de plus important… « On arrête tout et on part sur autre chose ; ça c'est du solide, de l'or en barre ; avec ça on va leur passer sur le ventre… ». Ce « solide », cet « or en barre », ça risque de ne durer que quelques semaines ; après quoi, d'autres opportunités, d'autres menaces étant là, en toute bonne foi le G veut se précipiter dans une autre action.

Nous avons tous connu de tels personnages. Ils sont parfois terrifiants à force de changement. Un collaborateur d'un tel G très caricatural me disait : « Ce que nous redoutons le plus, ce sont les lundis matin, car on sait bien que le meilleur plan d'action arraché non sans mal le vendredi soir va être remis en question ; le week-end lui aura "soufflé"une dizaine d'idées nouvelles toutes, à ses yeux, plus alléchantes les unes que les autres ; et en tout cas infiniment plus que celle pour laquelle on avait décidé de se battre. Alors nous voilà partis sur autre chose, ça dure ce que ça dure, 1 mois, 2 mois quand on a de la chance et puis ça repart de nouveau sur une autre idée et ainsi à l'infini. » Style quelque peu essoufflant pour ceux qui sont chargés de suivre, politique de terre brûlée lorsque ce guide s'installe.

Bref, G a une envie permanente de changement, son inertie au changement est très faible. Là encore, un clin d'œil en passant à Uderzo et Goscinny : le nom et le dessin d'Astérix évoquent bien une masse faible, donc une inertie très faible, le mot « Astérix » évoque bien l'impalpable et le dessin en fait un guerrier petit, mince, maigre, rebondissant. Tout le contraire d'Obélix. G veut tout le temps changer, R ne veut jamais, nous l'avons dit. Comment bien s'entendre avec une telle différence de caractère ? D'autant qu'une autre difficulté va compliquer dans la réalité les relations entre les G et les R : la répartition du travail entre les deux.

Certes, c'est une répartition très logique, mais R se demande parfois s'il a vraiment tiré la meilleure part du gâteau. Car dans une répartition, G dit à R : « Moi, mon travail consiste à te dire ce que tu dois faire. Moi je te dis, toi tu fais. » R peut vivre cela comme saumâtre, et cela complique les relations entre eux. Même Obélix dira parfois à Astérix : « Môssieur Astérix se prend pour un chef ; Môssieur Astérix croit qu'il peut donner des ordres ; Môssieur Astérix a toujours raison. » Différence de caractère en termes d'inertie, déséquilibre dans la répartition du travail. Il faut vraiment une solide amitié entre Astérix et Obélix pour que leur bonne relation continue à exister malgré ces deux grosses causes de discorde.

Cette solide amitié n'étant pas toujours le cas entre des G et des R dans la réalité, c'est cela qui va faire place dans nos observations à un troisième type de pouvoir que nous nommerons le pouvoir de l'*organisateur* O. Un mot avant de quitter, très provisoirement d'ailleurs, Astérix. Dans nos travaux publiés en 1985, nous parlions non pas du pouvoir type G, mais du pouvoir E, le pouvoir de l'*entrepreneur*, non seulement pour rester proche des appellations d'Adizes, mais surtout parce qu'il nous apparaissait alors que ce rôle d'orientation constituait le rôle-clé dans l'animation d'une équipe (d'ailleurs, symboliquement, cela s'appelle bien les aventures d'Astérix). Les nombreuses observations que nous avons faites depuis, soulignant le danger et les graves échecs rencontrés par des équipes dominées quasi exclusivement par ce type de leader, nous amènent à en modifier et l'appellation et le contenu précis de sa définition détaillée.

Troisième type de pouvoir, disions-nous, le pouvoir de l'organisateur O pour, coûte que coûte, maintenir les bonnes relations entre R et G, ces deux indissociables, malgré leur déséquilibre et malgré leurs divergences. En un mot, O a pour but de recréer une synergie possible entre ces deux antagonistes.

Là entre en jeu le chef du village. Le vieux guerrier, ombrageux et vénéré, a un seul rôle symbolique : coordonner R et G, organiser leurs relations malgré leur déséquilibre et leurs différences. Les mots-clés du pouvoir de l'organisateur O : procédures, structures, systèmes de prise de décision, de planification, de contrôle ; tout ce qui organise et coordonne, toutes ces mécaniques impersonnelles qui permettent aux R et aux G de s'articuler entre eux. O n'a pas une technicité, une expertise, une compétence particulière, il n'a pas non plus une vision précise de l'environnement. Il coordonne. Un point c'est tout.

Mais ça lui donne bien du mal, R et G étant en permanence trop différents et déséquilibrés, c'est-à-dire symboliquement trop loin l'un de l'autre. Comment faire le lien entre Astérix, déjà parti à l'autre bout du village pour envisager une nouvelle action, et Obélix, toujours, lui, au premier bout en train de taper sur ses Romains ? C'est un métier dans lequel, pour faire ce lien, le chef aura toujours les bras trop courts, raccourcis. Il est d'ailleurs à bras raccourcis. (Abraracourcix pour les beautés phonétiques du genre.)

Retenons-en deux choses, de ce O à bras raccourcis. C'est, dans les observations que nous avons faites de ces équipes gagnantes, toujours celui des trois (R, G et O) dont le statut est le plus élevé : il est au-dessus des deux autres puisqu'il les coordonne. Mais c'est dans le même temps celui des trois dont le pouvoir est le plus vulnérable : il n'a de pouvoir que dans la limite où les deux autres veulent bien qu'il les coordonne. R et G, eux, tiraient leur pouvoir d'une caractéristique personnelle que personne ne pouvait retirer : qu'on aime ou non Obélix, on est suffisamment impressionné par sa capacité d'action, dont on a d'ailleurs le plus grand besoin, pour qu'on le suive. Et cette capacité d'action, il ne peut pas la perdre, c'est inscrit dans sa personnalité définitivement (il est tombé dedans quand il était petit). Cette seule caractéristique personnelle lui assure son pouvoir. Même chose pour G.

O, lui, a besoin de deux choses pour asseoir son pouvoir. Une caractéristique personnelle comme les deux premiers : ce n'est pas donné à tout le monde de savoir organiser, coordonner, articuler. Mais il lui faut de plus l'acceptation par les deux autres d'être coordonnés par lui. Si les deux autres ne le veulent plus, il aura beau être le meilleur organisateur qui soit, il perdra le pouvoir. Pour lui, le savoir ne suffit pas, il faut aussi le savoir-faire. En revanche tant que R et G acceptent d'être coordonnés par lui, il est au-dessus d'eux, puisqu'il les coordonne. Ce chef aux bras raccourcis est donc à la fois celui dont le statut est le plus important et dont le pouvoir est le plus vulnérable. Symboliquement, Abraracourcix sera porté par deux Gaulois sur un bouclier. Signe, certes, de son statut supérieur de chef, mais signe dans le même temps de sa très grande vulnérabilité : il n'y a pas un épisode, sans qu'un des deux Gaulois sous le bouclier en ait « ras le bol » et qu'il laisse tomber. Et le chef, tout chef qu'il est, se ramasse. Des bras trop courts au bouclier, Uderzo et Goscinny une fois de plus nous font sentir les caractéristiques-clés de ce pouvoir O.

Le O, dans la réalité, essaiera de se défendre de cette dangereuse vulnérabilité, de manière parfois négative. Premier réflexe de défense : se draper dans sa dignité de chef, se réfugier dans son statut et de ce fait perdre le contact avec la réalité. Le O est alors trop au-dessus des choses et des gens, tellement haut placé que cela devient incompatible avec la réalité quotidienne sur laquelle il n'a plus prise et qui le bloque brutalement. Abraracourcix, dans ces moments-là, ne passe plus sous les portes des huttes du village, à commencer par la sienne ; seuls les porteurs passent, ce qui suffit d'ailleurs à refaire descendre (brutalement) le chef sur terre. Ou bien O se réfugie dans son rôle et écrase les autres de tout le poids de ce qui devient alors sa « bureaucratie ». Abraracourcix pesait déjà lourd sur le bouclier, mais s'il en rajoute en se prenant au sérieux excessivement, le O devient le bureaucrate dont le côté tatillon trop lourd tue peu à peu la dynamique de son équipe. Si Abraracourcix tombe dans ce travers-là, il faudra le ramener à la raison, l'arrêter dans le fait qu'il en rajoute, en lui montrant que quand il devient ainsi une caricature de lui-même, il est trop ridicule et, comme on dit familièrement, qu'il a « bonne mine ». Abraracourcix a d'ailleurs Bonnemine, son épouse, qui saura faire en sorte de limiter les dégâts de cette excessive prise au sérieux : une bonne vaisselle de temps en temps. La dose de O est donc de ce fait adéquate dans le village. La machine décision, coordination, action – G, O, R – tourne bien, et les Romains vont continuer à avoir de gros ennuis, le village à être invulnérable, l'équipe « gagnante ».

Malgré tout, il reste l'instabilité du bouclier « Fluctuat » et bien souvent « Mergitur ». Lorsqu'ainsi le chef est tombé, symboliquement, c'est-à-dire dans la réalité quand O échoue dans son difficile travail qui consiste à retrouver de la synergie à partir de deux pouvoirs antagonistes complémentaires, alors R et G sont livrés à eux-mêmes. Et quand bien même la solide amitié Obélix-Astérix existerait, ils sont, dans la réalité, trop différents et trop déséquilibrés dans le partage de l'action pour que des heurts n'apparaissent pas très vite. Heurts qui peuvent parfois être particulièrement violents. Et on connaît bien les Gaulois : s'ils ont deux chefs « là-haut » qui ne s'entendent pas, ils choisissent leur camp ; généralement moitié d'un côté, moitié de l'autre (très exactement dans l'actualité du jour où nous écrivons ces lignes 49,2 % contre 50,8 %). On va donc dire moitié-moitié. Et une fois le village ainsi scindé en deux, les Gaulois commencent à en découdre. Et quand ils en décousent, ils ne font pas dans la nuance : à coups de « poisson pourri ». (« Pourri ? Mon poisson ? Il vient de Lutèce tous les matins – en char à bœufs il est vrai. ») Bref, c'est la grosse « zizanie » qui s'installe. Zizanie tellement forte et qui fait tant de bruit que naturellement les Romains vont l'entendre, constater que les Gaulois sont affaiblis par leur division, s'en réjouir (« À vaincre sans péril, on triomphe peut-être sans gloire mais surtout sans risque »). Et le général romain, ses centurions et décurions forment les légions en triangle, en carré, en tortue… À l'attaque. Et alors ? Alors, une quatrième forme de pouvoir va sauver le village gaulois en la personne du druide. Nous allons, nous, parler du pouvoir *mobilisateur* M.

Définissons-le ainsi : le mobilisateur M est le pouvoir de celui qui sait rassembler un groupe autour de lui par un effet de séduction et, par ce même effet de séduction, lui insuffler une énergie exceptionnelle. Mobiliser : créer une cohésion très forte autour de soi et insuffler l'énergie. C'est le charisme, le pouvoir charismatique avec tout ce qu'il peut avoir en apparence de magique. Le druide ne fonctionne d'ailleurs qu'à coups de potion magique. Apparence magique dans le fait que ces M sont des personnes qui, semble-t-il, par le simple fait d'être ce qu'elles sont, parviennent à souder en un bloc d'une cohésion impressionnante les groupes les plus conflictuels, les plus divisés, les plus en proie aux luttes intestines. Et à donner à ces groupes ainsi ressoudés et à chacun de leurs membres une telle envie de se surpasser, de pulvériser ses limites, qu'il en résulte une énergie proprement hors du commun, véritablement exceptionnelle. Potion magique vraiment. D'autant plus magique d'ailleurs que pour qu'une potion devienne magique, il suffit peut-être de croire qu'elle l'est : dans un épisode de la même bande dessinée, à défaut de « vraie potion », le thé deviendra potion magique - pour les Bretons il est vrai.

Quoi qu'il en soit, tous nos Gaulois peuvent être en train de se « crêper le chignon », il suffit que le druide arrive sur la place du village, et simplement parce que c'est lui, notre druide, vénérable et vénéré, voilà les Gaulois qui se mettent à oublier leurs tensions et leurs conflits - au besoin, un coup d'une quelconque potion les y aidera - à se serrer les coudes à nouveau, à redevenir unanimes et unis autour de leur druide. Du coup, par cette unité retrouvée, par cette nouvelle cohésion, les « vagues se calment », le bouclier se stabilise, O, le chef, peut remonter dessus, la machine R, G, O peut repartir. Quant au druide, M, dès qu'il a ainsi redonné son unité au groupe, le village gaulois a la sagesse de le renvoyer dans sa hutte ; à moins que ce ne soit ce druide lui-même qui ait la sagesse d'y retourner tout seul. En tout cas, qu'il y fasse ce qu'il veut, ou qu'il parte à la cueillette du gui mais, surtout, qu'il ne reste pas sur la place du village, il risquerait de confisquer le pouvoir, et nous savons – nous le verrons au travers de nombreux cas dans cet ouvrage – les catastrophes qui peuvent survenir lorsqu'un leader charismatique confisque le pouvoir dans un groupe, quelle qu'en soit la taille d'ailleurs.

Utilisation ponctuelle du M : telle devrait être la règle. Utilisation seulement au moment où O échoue dans son parfois trop difficile travail de rendre compatibles les antagonismes. Utilisation pour remettre O en selle. Nous verrons que la difficulté est, qu'à ce moment, M se trouve malgré lui parfois, investi d'un tel pouvoir que lui seul peut-être, par une sage autolimitation, peut éviter une confiscation de la liberté des autres, confiscation qui lui est offerte sur un plateau. Il n'aurait qu'à se servir pour prendre le commandement s'il le voulait. Faisons confiance à notre druide. « Pourquoi voudriez-vous qu'à son âge, il entame une carrière de dictateur ? », pour parodier une réponse célèbre. De multiples exemples démontrent la dangereuse nécessité de ce pouvoir M, véritable moteur d'un groupe, mais, comme tout moteur, celui-ci ne doit pas s'emballer. Son origine, son développement, son maniement, sa force, sa nécessité, son danger, sa place, sa limitation, etc., tout cela est traité dans les ouvrages cités en référence ; contentons-nous pour l'instant de trois indications rapides, dont une clé, pour bien comprendre le fonctionnement de M.

D'abord, on le voit bien, un M capte tellement l'attention de chacun des membres du groupe qu'on pense un peu moins à son voisin ou à sa voisine, donc aux conflits qu'on pouvait avoir avec eux : on ne pense plus qu'au « chef ». Première diminution des conflits qui en fait parfois apparaître d'autres, sous forme de rivalités : pourvu que le chef me préfère à mon voisin. Nous verrons plus loin comment un druide sait traiter ces conflits induits par lui-même. Et puis on l'admire tellement, ce chef charismatique, qu'on veut lui ressembler. Et si chacun dans un groupe s'identifie au même modèle, cela lamine les différences interpersonnelles. Là aussi diminution des tensions et conflits précédents avec, peut-être, la même induction de rivalité.

Mais surtout, l'indication-clé, centre du dispositif et qui, en elle-même, constitue une première réponse à cette rivalité, c'est la capacité de ces leaders charismatiques à prendre de la distance, à prendre du recul, et à induire une prise de distance et de recul identique chez tous les membres de leur groupe. Alors si tous, lui en tête, se mettent à regarder « les choses et les gens » dans leur ensemble de loin, de haut, à distance et à se regarder comme cela eux-mêmes, les difficultés qui nous séparaient, on ne les perçoit même plus : à une telle distance il faudrait des jumelles pour les apercevoir. Ayant pris de la hauteur, on se demande comment on a pu se noyer dans des conflits qui, vus de si haut, semblent être de tout petits verres d'eau. La prise de distance fait que le groupe oublie ce qui le divise, d'où la cohésion, et réduit à la dimension de ridicules petits obstacles les énormes difficultés qui restent à résoudre, d'où l'énergie. Si on participe à un regard qui amène à dire « la France vient des profondeurs », que reste-t-il de nos difficultés, des obstacles (« et de nos amours ») antérieurs ? Il n'y a plus que le chef qui compte. Des cas réels d'entreprise nous ont confirmé tout cela. Quant au druide, censé symboliser la prise de distance, le fait de voir les choses de loin, de haut, dans leur ensemble, il est baptisé Panoramix : c'est bien ce point de vue panoramique qu'effectivement il incarne. On croit rêver.

Quoi qu'il en soit, le village gaulois semble être désormais invulnérable : Astérix G guide l'action, Obélix R la réalise, le chef O Abraracourcix fait le lien entre G et R et si ces bras trop courts l'amenaient à échouer, le druide M prendrait la relève en mobilisant la cohésion du groupe et en lui insufflant l'énergie nécessaire, sans pour autant confisquer le pouvoir. Un modèle d'organisation sociale, non ? Eh bien, le village va néanmoins faire un pas de plus pour se prémunir d'une éventuelle défaillance du montage précédent. Le village repose sur le montage rationnel RGO et sur la capacité du druide, sans confiscation, à faire redémarrer la mécanique RGO lorsqu'elle s'est bloquée par ratés de la transmission que constitue O.

Encore faut-il que le druide n'ait pas de ratés lui-même. Le risque d'un raté vaut presque parfois le danger de la confiscation. Or le raté fondamental du druide, c'est de devoir, de temps en temps, faire des traversées du désert. Tout leader charismatique a besoin de ces traversées. La meilleure façon de consolider un pouvoir fondé sur la séduction n'est-elle pas de faire sentir aux autres qu'ils sont en état de manque quand on n'est pas là ? Dès lors notre retour sera tellement attendu qu'on pourra « revenir dans la gloire », plus charismatique que jamais. À condition qu'on ne se lasse pas d'attendre et qu'on ne se tourne pas alors vers d'autres idoles. Et lorsque Panoramix quitte le village pour aller assister à une réunion de druides dans la forêt des Carnutes, est-ce que les Gaulois attendront son retour, auquel cas il sera renforcé, ou bien, dans leur impatience, iront-ils voir ailleurs quitte à s'autopersuader que c'est aussi bien, voire mieux – il suffit de croire que la potion est magique pour qu'elle le devienne. Et puis de toute façon, si en l'absence de M, O tombe du bouclier et que malgré leur amitié R et G n'arrivent plus à trouver la complémentarité de leur antagonisme, que va-t-il se passer ? À nouveau la zizanie ?

Curieusement toujours, plusieurs épisodes d'Astérix tournent autour de cette difficulté, « le Devin » notamment, où, en l'absence de Panoramix, un autre druide arrive au village gaulois dont on dit bien qu'il est un druide charlatan. Mais il est bien difficile de faire la différence entre un « vrai druide » et un « faux druide », puisqu'il s'agit de relation irrationnelle et plus d'un Gaulois s'y laisse prendre. Ce « devin » dès lors devient très gênant : il a d'autres potions que celles de Panoramix que des Gaulois commencent à essayer, à trouver, pour certains, aussi bonnes, voire meilleures, que celles de Panoramix qui tendrait à apparaître un peu « vieux jeu » au regard du nouveau. Et puis ce devin fait des « prédictions » qui s'opposent à celles de Panoramix. Dès lors, qui croire ?

Et lorsqu'ainsi on commence à s'interroger rationnellement sur un charisme qui, lui, est tout sauf rationnel, ledit charisme en souffre vite beaucoup. En un mot, ce nouveau druide « neutralise » le premier, et le pouvoir mobilisateur disparaît de ce fait dans l'organisation. Rien ne va mal tant que O tient le coup mais, dès la première crise, il sera à nouveau mis « hors jeu » et les tensions inévitables entre R et G ne pouvant plus être régulées, la zizanie s'installera dans le village qui deviendra à nouveau vulnérable aux attaques de l'environnement. Tout semble alors perdu. Et déjà le général romain se frotte les mains : « César me nommera Préfet pour cette action d'éclat : je vais raser le village dissident. » Les Gaulois se battent entre eux, O est par terre, M est parti et neutralisé. Le village est perdu. Est-ce la fin du village gaulois ? Non, bien sûr, pas d'inquiétudes. Ne vous en faites pas. Un dernier type de pouvoir va intervenir dans ces moments-là pour remettre les pendules à l'heure et les Romains à leur place.

Nous voulons parler de notre ami le barde. Dans les cas réels que nous avons rencontrés, nous pouvons qualifier son rôle comme étant celui du pouvoir du mobilisateur négatif M^-. La chance du village gaulois en l'occurrence va être que ce barde est bel et bien le plus mauvais des bardes. Dès lors ça va marcher à tous les coups ; même si O est par terre, même si M est parti ou neutralisé ou les deux, même si le village est dans une des plus grosses zizanies de son histoire, il suffira que le barde veuille prendre sa lyre pour commencer un tout petit début de tout petit chant de n'importe quoi pour que d'un seul coup il y ait un mouvement de panique dans le village gaulois. Et voilà tous nos Gaulois qui se mettent à oublier leurs tensions, leurs conflits, leurs dissensions et qui se serrent les coudes pour faire face, unanimement et d'un seul bloc, à cette première urgence : nom de Toutatis, le « faire taire » car, encore une fois, c'est, de très loin, le plus mauvais des bardes.

Le barde fait immédiatement l'unanimité ; non pas autour de lui, mais contre lui. Mais même si c'est contre lui, il fait tout de même l'unanimité ; et de façon particulièrement forte, puisque c'est irréfléchi, instinctif, réflexe. C'est automatique. (Cétautomatix : nom du forgeron qui au nom du village assomme toujours le barde… les curieuses « coïncidences » se poursuivent.) Dès lors, si ainsi l'unanimité forte est retrouvée grâce au barde et contre lui, les vagues sont à nouveau calmées, O peut remonter sur le bouclier, la machine RGO repartir. Quant au barde, il est beaucoup plus pratique que le druide : il ne risque pas de confisquer le pouvoir, on l'a assommé, il est KO jusqu'au prochain coup, quand on aura à nouveau besoin de lui.

M^- : forme de pouvoir bizarre qui doit intervenir quand toutes les autres formes de pouvoir ont échoué. R et G n'ont pas réussi à surmonter leurs antagonismes pour trouver la synergie de leur complémentarité : premier échec. O a raté sa coordination, son articulation : deuxième échec. M a lui aussi raté sa mobilisation : troisième échec. Alors là seulement M^- intervient comme un tout dernier recours. Il n'y a plus rien après. Mais peu importe qu'il n'y ait plus rien après : le barde est tellement mauvais que « ça marchera » systématiquement à tous les coups, sans ratés possibles cette fois. De ce fait, le barde nous apparaît comme la garantie absolue que, quoi qu'il se passe, le village gaulois restera invulnérable et qu'il résistera toujours et encore. Le barde, c'est la garantie contre tous les dangers, contre les risques de blocage, de ratés, d'accidents. Garantie totale contre tout. Véritable « Assurance tout risque » : Assurancetourix : on ne s'étonne plus de rien !

À croire même que Goscinny et Uderzo avaient eu connaissance de ces travaux bien avant qu'ils n'existent. Constatons plutôt qu'une fois de plus, le talent d'artiste leur permet d'exprimer ce que bien après, avec leurs lourds moyens, les sociologues tant bien que mal démontreront. Leur sensibilité à la chose sociale leur avait depuis longtemps permis, en l'occurrence, de mettre le doigt sur ces types de pouvoir qui, si on y réfléchit bien, du « fou du roi » à l'« idiot du village », ont de tout temps contribué à structurer les groupes humains. La réalité n'a peut-être pas à se méfier de la poésie.

Bibliographie

Enrègle Y. Du conflit à la motivation : la gestion sociale. Paris, Éditions d'organisation, 1985.
Enrègle Y, Thiétart R. A. Précis de direction et de gestion. Paris, Éditions d'organisation, 1978.
Enrègle Y. Précis de gestion sociale ou le pouvoir de la manipulation à l'autorité. Paris, Éditions d'organisation, 2000[1]
Enrègle Y. Du pouvoir à la motivation. Paris, Éditions d'organisation, 1999.
Enrègle Y. Le Management revisité. Paris, Éditions d'organisation, 2004.

1 Cet ouvrage contient le test RGOM permettant à chacun de connaître son profil.

32 Éducation thérapeutique : intérêt d'une équipe multidisciplinaire

H. Mosnier-Pudar

Le terme d'équipe est associé à celui de l'action et sous-entend un travail en commun. Étymologiquement c'est le mot « esquif », du vieux français, qui est à l'origine du terme équipe. Esquif désignait une suite de chalands attachés les uns aux autres et tirés par des hommes (ex : les bateliers de la Volga) pour avancer sur le cours d'eau. On retrouve ici la notion d'équipe de travailleurs unis pour la réalisation d'une œuvre commune. Cette notion est reprise dans la définition du mot « équipe » dans le Petit Larousse : « Groupe de personnes travaillant à une même tâche en unissant leurs efforts dans le même dessein. » Très rapidement, le concept d'équipe est passé du monde du travail à celui du sport : équipe de football, de rugby…

Dans le mot « équipe » on retrouve la notion d'un lien, d'un but commun, d'une organisation, d'un double dynamisme (celui d'un chef et d'un groupe), d'une victoire à gagner ensemble. Malgré cela le degré de coopération entre les membres d'une équipe peut être très divers. Prenons l'exemple d'une équipe de tennis de la coupe Davis. Il s'agit bien d'un groupe de personnes unissant leurs efforts pour un but commun. Mais plus qu'un travail de groupe, c'est l'addition des résultats individuels qui permettra d'atteindre l'objectif fixé, la victoire, même si indéniablement il existe un état d'esprit commun uni vers ce but. Si l'on regarde maintenant une équipe de rugby ou d'un autre sport collectif, il apparaît évident que l'interaction entre les différents joueurs est primordiale pour le résultat final. Ce résultat va dépendre beaucoup plus de la cohésion de l'équipe et de sa capacité à faire intervenir la bonne personne au bon moment, et non pas de la jouer « perso ».

En santé la multidisciplinarité concerne le regroupement de professionnels de spécialité et de métiers différents travaillant ensemble, car poursuivant le même objectif. L'interaction entre les différents membres de ce groupe est primordiale, et d'ailleurs on pourrait parler plus d'interdisciplinarité que de multidisciplinarité. Mais cette coopération peut être problématique car :

- il faut apprendre à travailler ensemble ;
- on fait intervenir des personnes de statuts très différents avec des logiques d'intérêts parfois divergents, ce qui peut conduire à des luttes d'influence ;
- le fonctionnement reste encore dans nos habitudes très hiérarchisé : « le médecin décide, l'infirmière applique » ;
- il peut exister un manque de considération pour le travail accompli, avec risque d'échec.

Il faut donc, pour travailler en interdisciplinarité en tant que soignants, dépasser les fonctionnements usuels des équipes médicales où les rôles sont définis et déterminés par un ordre bien établi. Il existe un besoin de cohérence pour définir les objectifs thérapeutiques, et, plus particulièrement en éducation, pour déterminer les approches pédagogiques et psychosociales. Pour cela il faut accroître la communication entre les différents intervenants auprès du patient, et dépasser le simple système de transmission au profit d'une véritable concertation.

Une équipe multidisciplinaire va permettre de réunir les compétences et l'expérience de plusieurs professionnels de santé pour atteindre un objectif commun. Elle augmente la qualité des soins proposés et a permis, dans plusieurs études, d'atteindre et de maintenir sur le long terme les objectifs thérapeutiques et cela à un moindre coût.

Dans la maladie chronique, l'approche multidisciplinaire est certainement une composante primordiale du soin. Elle permet de faciliter la réalisation des multiples interventions dont à besoin le patient, de répondre à la complexité des traitements, mais aussi permet de renforcer le rôle du patient, au centre de ce système de soins, elle facilite l'action éducative et la prise en charge psychosociale. Elle va surtout permettre de s'inscrire dans un cadre de soin :

- continu et non épisodique ;
- proactif et non réactif ;
- planifié et non sporadique ;
- centré sur le patient et, moins, sur le soignant ;
- intégrant la composante santé publique en plus de la relation individuelle.

Pour que le discours et les actes des différents membres de l'équipe soient cohérents, une formation est nécessaire, au mieux la formation se fera dans un même temps pour l'ensemble de l'équipe.

Enfin comme tout mode de prise en charge, l'évaluation est nécessaire, aussi bien pour l'atteinte des objectifs thérapeutiques fixés, que pour le fonctionnement de l'équipe avec une analyse critique des pratiques individuelles et collectives.

Un peu d'histoire

La notion de travail d'équipe n'a intégré le langage médical qu'au xxe siècle. Il a été introduit par un professeur de médecine à Harvard qui s'intéressait à l'amélioration de la relation médecin-patient grâce à l'intervention des travailleurs sociaux.

Ce sont les chirurgiens anglais qui, lors de la Première Guerre mondiale, mettent en place les premières équipes multidisciplinaires, les *surgical unit*, qui améliorent la prise en charge des blessés. Dans les années 1930, ce concept bien que mis en avant par des politiques qui cherchent à hiérarchiser le parcours de soin, en déterminant, déjà, le rôle des soignants de proximité et des spécialistes, ne s'impose pas car de nombreux médecins sont encore très attachés à leurs privilèges et acquis. Ce n'est que vers 1950, devant un certain degré d'inefficacité médicale et en réponse à des soins non coordonnés, que l'intérêt des équipes multidisciplinaires est reconnu. Depuis la notion d'équipe et de réseau est largement répandu et aujourd'hui défendu dans un souci d'une meilleure qualité de soins avec meilleure utilisation des ressources humaines et économiques.

En éducation thérapeutique les précurseurs sont les diabétologues de la Mayo Clinic. Dès 1893 Elliot P. Joslin, sans la nommer, démontre l'intérêt d'une équipe multidisciplinaire dans l'acquisition de l'autonomie des patients diabétiques. Avant même l'ère de l'insuline, il réalise la nécessité de travailler en collaboration avec des infirmières. Celles-ci se déplacent au domicile des patients, où elles les aident à la préparation de l'alimentation, la mise en place d'une surveillance du diabète grâce aux urines, puis avec la découverte de l'insuline, à faire les injections. Sous l'impulsion d'E. Joslin, le docteur Priscilla White, organise le premier camp pour enfants diabétiques en 1925. À la fin des années 1970, de nombreux médecins comprennent l'intérêt d'une équipe de soignants avec infirmières, diététiciennes, pharmaciens, podologues... au service du patient diabétique. Car c'est bien de cela qu'il s'agit le patient, avec ses besoins, doit être au centre de l'organisation et des préoccupations de l'équipe multidisciplinaire. Il est au cœur du système.

Qu'est-ce qu'une équipe soignante ?

L'équipe soignante est formée par des professionnels de santé, de professions et de spécialités différentes, qui communiquent régulièrement sur les soins apportés à un groupe de patients bénéficiaires. Le patient est l'élément central de cette équipe.

Le premier pas vers la création d'une équipe soignante est la définition des objectifs communs. L'équipe va alors intéresser toutes les personnes qui partagent ces objectifs. La taille de l'équipe est un élément critique, trop petite elle est peu efficace, trop grande, elle peut être source de dilution des objectifs et de conflits. La taille idéale se situe autour de 12 personnes. Le patient a besoin de bien connaître les différents membres de l'équipe, leur rôle et leur attribution. On peut imaginer qu'il soit principalement en contact avec un noyau dur, composé, par exemple dans le diabète, d'un médecin, d'un infirmier et d'une diététicienne. Les autres membres de l'équipe, podologue, travailleur social..., interviendront plus ponctuellement en fonction des besoins du patient.

La définition des objectifs communs est donc l'étape initiale et fondamentale à la création d'une équipe. En leur absence, le système (l'équipe) n'a plus lieu d'être, car l'interaction entre les membres n'a plus de sens. Ils redeviennent des éléments isolés. Poser la question « *Que voulons nous accomplir ?* » permet de formuler les objectifs et donne l'impulsion de départ.

Pour que l'équipe puisse prendre forme il est nécessaire de créer un espace d'expression ouvert et protégé où tout un chacun sera encouragé à s'exprimer. Dans le monde médical, la hiérarchisation des tâches, les statuts différents sont souvent à l'origine de blocage. Les médecins peuvent inspirer parfois des craintes qui limitent l'expression des autres catégories de soignants. De leur côté les non-médecins sous-estiment souvent leur capacité créative, et n'osent pas toujours exprimer leurs idées devant le médecin, considéré comme un supérieur hiérarchique.

La désignation d'un leader, qui n'est pas obligatoirement un médecin, est une étape importante. Son rôle sera organisationnel : mise en place de l'équipe, recherche des ressources et infrastructures nécessaires au fonctionnement. C'est lui aussi qui donnera les impulsions nécessaires à la mise en place de l'équipe, au recrutement des soignants intéressés. Il servira aussi de catalyseur, en particulier lors d'éventuels conflits.

L'équipe ne se conçoit pas sans règles de fonctionnement et définition précise du rôle de chacun. Chaque membre de l'équipe doit garder son identité professionnelle, mais travailler en interdépendance. Les domaines de compétence et les limites de chacun doivent être clairement définis. Le patient doit pouvoir identifier le rôle et les compétences de tous les membres de l'équipe qui interviennent auprès de lui, et savoir à qui s'adresser à chaque instant.

Les règles de fonctionnement reposent sur les objectifs de l'équipe et les moyens mis en œuvre pour les atteindre. Cette organisation nécessite négociations et mise en place de contrats, car elle peut être source de conflits. Les négociations doivent toujours porter sur les buts et jamais sur les personnes. Elles doivent tenir compte des objectifs fixés et des points de vue de tous les membres.

Une fois les règles et les rôles définis, leur application doit être rigoureuse et équitable. Si des difficultés sont rencontrées, elles doivent être renégociées. Les conflits doivent être résolus, le plus souvent possible, par des « win-win » solution. Les difficultés rencontrées sont multiples.

L'existence d'une équipe ne peut se concevoir, aussi, que par la définition de la population de patients à qui elle s'adresse. Cette définition, au départ, peut se fonder uniquement sur des caractéristiques démographiques. Par la suite ces caractéristiques vont s'affiner : présence de complications, de comorbidités, de particularités cliniques… Ceci va permettre de mieux stratifier la population bénéficiaire, et de définir le degré d'intervention pour chaque catégorie de patients.

Il est aussi nécessaire d'identifier les ressources nécessaires au fonctionnement de l'équipe :

- identifier les points forts et les points faibles de tout ce qui est nécessaire au fonctionnement (matériel d'éducation, équipement, services d'aide à domicile…) ;
- avoir à disposition les espaces, équipements et matériels nécessaires ;
- s'approprier les recommandations de bonne pratique clinique pour assurer une bonne qualité de soins, d'éducation thérapeutique.

Il est important de développer un système de suivi de qualité qui répond aux objectifs fixés. L'identification des patients, la collation des données, le mode de traitement mis en place doivent être rentrés dans un système d'information sécurisé. La continuité de la qualité des soins ne pourra être maintenue que grâce à la mise en place de réunions régulières des différents membres de l'équipe, la recherche et mise à disposition des informations pertinentes nécessaire à la prise en charge des patients.

La formation des personnels est un élément clé de la réussite. Au mieux elle sera faite dans un même temps pour l'ensemble des membres de l'équipe. Elle concerne les objectifs, le contenu et la forme.

L'évaluation est une étape incontournable de la vie d'une équipe. Elle est réalisée régulièrement, concerne les aspects cliniques et économiques. Elle permet l'adaptation de l'équipe et de ses objectifs à l'évolution des besoins des patients.

Une équipe multidisciplinaire offre de nombreux avantages. Le premier d'entre eux est d'associer des professionnels de santé de compétences et d'expériences complémentaires au profit du suivi du patient. Grâce à cela, on peut obtenir une haute qualité de soin, le plus souvent à un moindre coût, et ce pour une longue période de traitement. À court terme, on peut assister à une réduction du nombre et de la longueur des hospitalisations. De manière générale le recours à une équipe multidisciplinaire améliore :

- l'adhérence aux recommandations ;
- la satisfaction des patients ;
- l'état de santé ;
- l'utilisation appropriée des services de soins.

Multidisciplinarité et éducation

L'éducation thérapeutique est certainement l'un des domaines où l'intérêt d'une équipe de soignants semble évident.

Comme pour toute équipe soignante l'équipe en éducation se définit autour de projets et d'objectifs communs (tableau 32.1). Elle a besoin de moyens humains, de matériels et locaux, d'une organisation et planification des tâches et des buts.

Tableau 32.1
Exemples des objectifs éducationnels pour des patients diabétiques type 2, fixés pour une équipe soignante de soins primaires (d'après Trento).

Atteindre le poids désiré.
Apprendre à acheter des produits alimentaires (lecture d'étiquettes, valeur calorique...).
Choisir de façon correcte la quantité et la qualité des aliments ingérés à la maison ou au restaurant.
Augmenter l'activité physique, quand c'est réalisable.
Prendre correctement et régulièrement ses traitements.
Connaître la signification et les objectifs des principaux paramètres de laboratoire indicateurs de l'équilibre métabolique.
Reconnaître les symptômes et corriger une hypoglycémie.
Prendre les mesures appropriées en cas de maladie intercurrente.
Prendre soins de ses pieds.
Revenir régulièrement en consultation, faire régulièrement les examens de dépistage pour les complications.

La motivation des personnes est ici aussi un élément déterminant. Elle passe par le respect et la reconnaissance du travail de chacun, le partage des connaissances, la mutualisation des expériences et des informations. La formation en éducation thérapeutique, en communication est indispensable.

L'équipe en éducation va permettre de potentialiser les compétences, d'avoir une vision homogène et « multifacette » du patient qui va permettre de déterminer les axes d'intervention et de les hiérarchiser. Elle passe par un diagnostic éducatif permettant l'observation et la détermination des besoins en éducation du patient (ex : niveau de connaissance sur la maladie et ses traitements, mode de vie, croyances de santé, auto-efficacité, locus de contrôle...). Cette première étape permet de définir les objectifs spécifiques, de développer le programme et les approches pédagogiques. Seront mises en place d'emblée les procédures d'évaluation concernant le processus d'apprentissage, mais aussi l'impact sur les paramètres cliniques prédéfinis et le niveau général d'efficacité. Forme et contenu seront évalués.

Les buts à atteindre par les patients sont ainsi clairement et précisément définis, et un plan détaillé des messages à délivrer et des méthodes à utiliser est mis en place.

S'il n'existe pas, le matériel nécessaire aux objectifs éducationnels fixés doit être créé et tester. Il est primordial d'avoir un langage commun à tous les intervenants et à la portée de tous les patients. Il est essentiel de délivrer des messages et des informations concordantes et d'éviter toute contradiction entre les membres de l'équipe.

Équipe multidisciplinaire dans la maladie chronique : pour une prise en charge globale des patients

Ainsi l'approche d'une équipe multidisciplinaire qui intègre la composante éducative va dans un même temps s'intéresser à la dimension médicale, et aux aspects psychosociaux des patients. La prise en compte simultanée de tous ces aspects nécessite l'intervention de plusieurs soignants.

La prise en charge de tous ces aspects doit, elle aussi, se faire en même temps. Cela permet en plus aux patients de faire le lien entre les aspects somatiques (symptomatologie et traitements), et son propre vécu personnel et social de la maladie.

Pour les soignants il s'agit de partager les informations et de pouvoir formuler des objectifs thérapeutiques pertinents pour les patients.

Ainsi l'équipe en éducation permet de répondre au besoin de cohérence entre les décisions thérapeutiques et les approches pédagogiques et psychosociales. Elle passe par une véritable coopération entre les soignants avec augmentation de la communication et de la concertation.

Bibliographie

Clemmer T, Spuhler VJ, Berwick D, Nolan TW. Cooperation : the foundation of improvement. Ann Int Med 1998 ; 128 : 1004-1009.

Lacroix A, Assal JP . Éducation thérapeutique du patient. Paris, Maloine, 2e éd., 2003.

Trento M, Passera P, Tomalino M, Bajardi M, Pomero F, Allione A, Vaccari P, Molinati GM, Porta M. Group visits improve metabolic control in type 2 diabetes : A 2-year follow-up. Diabetes Care 2001 ; 24 : 995-1000.

Von Korff M, Gruman J, Scaefer , Curry SJ, Wagner EH. Collaborative management of chronic illness. Am Int Med 1997 ; 127 : 1097-1112.

Wagner EH. The role of patient care team in chronic disease management. BMJ 2000 ; 320 : 569-572.

Wolpert HA, Anderson BJ. Mangement of diabetes : are doctors framing the benefits from rong perspective ?. BMJ 2001 ; 323 : 994-996.

33 Réseaux de santé diabète et éducation

M. Varroud-Vial

Une solution pour développer l'éducation des patients diabétiques

Un des paradoxes du système de soins français est l'absence de remboursement de l'éducation thérapeutique aux sujets diabétiques, alors même que son efficacité est reconnue : une revue publiée en 2001 soulignait que l'éducation des patients et la coopération avec les paramédicaux étaient des interventions décisives à retenir pour tout programme de soins du diabète de type 2, parce qu'elles améliorent le pronostic des patients et pas seulement les pratiques professionnelles [1].

L'éducation des diabétiques de type 2 par une diététicienne permet d'améliorer le contrôle métabolique et ceci d'autant plus que le diabète est récent : baisse de l'HbA_{1C} de 2 % au début du diabète, baisse de 1 % après 4 ans d'évolution. Il a été montré aux États-Unis que cette éducation réduisait les hospitalisations de 9,5 % et le recours aux médecins de 23 % [2]. Une étude de modélisation publiée à l'initiative de l'URCAM Ile-de-France estime qu'elle peut avoir un excellent rapport coût/efficacité grâce à la réduction du surpoids, et même en remboursant les consultations de diététiciennes [3]. De nombreuses études aux Pays-Bas et aux États-Unis ont montré que le suivi éducatif des diabétiques en médecine de ville par des infirmières spécialisées permet une nette amélioration du contrôle glycémique et tensionnel et parfois même une réduction des complications par comparaison aux soins dispensés par un médecin généraliste ou même par un spécialiste seul [4, 5]. Ce suivi paraît avoir un excellent rapport coût/efficacité, surtout pour les patients cumulant les difficultés médicales ou socio-économiques.

Pourtant, 25 % seulement des sujets ayant répondu au questionnaire Entreddéclaraient avoir consulté une diététicienne en 2001. L'éducation en elle-même reste pour l'essentiel l'apanage des services hospitaliers spécialisés en diabétologie. Une enquête menée en 1999 par la Direction Générale de la Santé [6] a recensé 199 services hospitaliers déclarant avoir mis en place un programme d'éducation aux patients diabétiques hospitalisés, dans deux tiers des cas en groupe et dans 47 % en hospitalisation de jour. Une autre enquête menée en 2001 par la DHOS auprès de 14 services particulièrement impliqués dans l'éducation thérapeutique de groupe des patients diabétiques montrait une capacité d'accueil moyenne de 12 ± 9 patients par semaine, dont les deux tiers atteints d'un diabète de type 2 (communication personnelle). Ceci souligne l'accès limité à l'éducation en milieu hospitalier. De plus, il est probable que cet accès est principalement lié à l'échec du traitement hypoglycémiant et à la prise en charge des complications, c'est-à-dire à des événements tardifs dans le cours de la maladie.

Dans ce contexte, un rôle essentiel des réseaux de santé diabète (encadré 33.1) est de développer l'accès des patients à une éducation thérapeutique de proximité, et ceci dès le début de leur maladie.

Encadré 33.1

Les réseaux de santé diabète

Les premiers réseaux diabète ont été créés en 2001 dans le contexte des « réseaux expérimentaux Soubie ». Mais ils se sont surtout développés grâce au FAQSV puis, depuis 2003, à la création de la Dotation Nationale de Développement des Réseaux, et à la parution de deux décrets définissant leur fonctionnement et leur financement. Ces décrets ont consacré le concept de réseau de santé qui met en œuvre *dans une aire géographique définie* des actions « de prévention, d'éducation, de soin et de suivi sanitaire et social ».
Les réseaux sont financés pour 3 ans, sur décision conjointe des directeurs de l'ARH et de l'URCAM. Ils peuvent être refinancés au vu des résultats de leur évaluation triennale. Pour y adhérer les professionnels de santé doivent signer une charte dont le principal engagement est de fournir les renseignements nécessaires à l'évaluation du réseau. Les réseaux peuvent leur verser des prestations « dérogatoires » rémunérant des actions de soins et d'éducation non inscrites à la nomenclature de l'Assurance Maladie. Les patients peuvent adhérer de leur propre initiative ou à celle de leur médecin, en signant un document d'information.
L'adhésion est gratuite. Environ 80 réseaux sont actuellement consacrés au diabète de type 2. Leurs activités sont concentrées sur l'amélioration des pratiques, l'éducation thérapeutique et la prise en charge des patients en difficulté, dont le risque podologique. L'unité territoriale est en général le département, parfois la région ou le bassin de vie. Mi-2005, ils prenaient en charge 35 000 usagers et ils regroupaient 10 000 professionnels de santé dans presque toutes les régions[1], avec une composition multidisciplinaire : environ 45 % de médecins généralistes, 15 % de médecins spécialistes, 35 % de paramédicaux (infirmiers et podologues essentiellement), 5 % de pharmaciens d'officine et de biologistes.

Modèle éducatif des réseaux diabète

Bien qu'ils aient une pratique diversifiée de l'éducation thérapeutique, les réseaux ont construit des programmes d'éducation qui ont des caractéristiques communes.

Sensibilisation des médecins à inclure l'éducation dans le projet thérapeutique des patients diabétiques

Initialement les réseaux ont proposé aux médecins traitants et aux diabétologues de participer eux-mêmes à la délivrance de l'éducation en groupe, et de bénéficier d'une formation pour cela, en s'inspirant du modèle développé

1 Alsace, Antilles, Aquitaine, Auvergne, Bourgogne, Bretagne, Centre, Champagne Ardennes, Franche-Comté, Ile de France, Haute et Basse Normandie, Languedoc-Roussillon, Lorraine, Midi-Pyrénées, Nord Pas de Calais, PACA, Pays de Loire, Picardie, Réunion, Rhône-Alpes.

historiquement par les ASAVED. Progressivement, devant le manque de disponibilité des médecins, l'animation des ateliers d'éducation a été confiée aux paramédicaux. La tâche des médecins a été alors redéfinie vers la proposition aux patients de l'éducation, l'explication de ses modalités, puis l'orientation vers les ressources du réseau en communiquant les renseignements nécessaires à la personnalisation de l'éducation. Cette fonction d'initiation est très importante, car sans elle il n'y a pas d'éducation des patients [7]. Il est indispensable de former les médecins à cette proposition de l'éducation avec toute la dimension d'écoute nécessaire. Pour cela, les réseaux ont fréquemment coopéré avec les associations de Formation Médicale Continue, dans le cadre de la Formation Permanente Conventionnelle qui permet de réaliser des séminaires indemnisés de 1 à 2 jours (7 h 30 à 15 h de formation).

Réalisation d'un diagnostic éducatif

C'est l'étape suivante qui est essentielle car elle conditionne la personnalisation du programme d'éducation. La grande majorité des réseaux ont choisi de ne pas proposer aux patients un programme préétabli dans sa totalité, mais un programme personnalisé avec seulement les ateliers qui leur sont directement utiles à l'étape où ils en sont de leur maladie et de leur traitement. Comme cela a été développé au chapitre 2, les principes du diagnostic éducatif sont bien connus : Qu'a-t-il ? Que sait-il ? Ou en est-il ? Qui est-il ? Que veut-il ? Dans les faits, son mode de réalisation peut être très divers, du plus simple au plus complexe. Mais deux ingrédients aux moins sont nécessaires à sa réussite : la pluridisciplinarité et une synthèse des différents points de vue. Le médecin traitant doit apporter sa connaissance et sa vision du patient, mais n'a en général ni le temps ni la compétence pour réaliser la synthèse. Les paramédicaux délivrant l'éducation ne peuvent le faire seuls. Le réseau est donc bien le lieu idéal pour réaliser le diagnostic éducatif et en tirer les conséquences en termes de parcours d'éducation individualisé.

Réalisation d'une éducation structurée de groupe

Il n'existe pas de modèle éducatif unique. L'éducation est principalement délivrée *en groupe*, du fait d'un meilleur rapport coût-efficacité : plusieurs études ont montré que l'éducation de groupe était associée à une baisse significativement plus importante de l'HbA_{1c} tout en consommant moins de moyens [8,9]. Mais elle peut avoir lieu également sous forme de consultations individuelles répétées : éducation diététique, à raison de deux ou trois consultations par an, particulièrement au début de la maladie ; éducation par infirmière lors de l'ajout d'une injection d'insuline.

Éducation de groupe et individuelle sont en fait considérées comme complémentaires : l'éducation individuelle apporte surtout des connaissances et peut suffire lorsqu'il s'agit d'apprendre une tâche précise à des patients motivés, comme modifier son alimentation ou adapter ses doses d'insuline ; l'éducation de groupe apporte en plus de la motivation, grâce à la parole des autres patients, ce qui est souvent décisif : seulement un tiers des patients prennent leurs hypoglycémiants oraux sans aucune omission, et seulement deux tiers des diabétiques de type 2 sous insuline respectent les doses prescrites [10]. Lorsqu'elle a pu être comparée au suivi individuel, elle paraît favoriser la perte de poids [11]. De plus, certains groupes peuvent rassembler des patients de même culture, afin de faire plus facilement émerger les problèmes et les solutions propres à ces cultures.

Éducation de proximité

Les actions éducatives des réseaux ont lieu en dehors des établissements hospitaliers, dans des locaux municipaux, des centres de santé ou même des cabinets médicaux, au plus près du domicile des patients et de leurs lieux de soins habituels. C'est bien ce critère de proximité qui prédomine : lorsque l'hôpital est le centre géographique du dispositif de soins, comme dans le massif du Sundgau en Haute-Alsace, c'est lui qui accueille la cellule d'éducation.

Les acteurs de l'éducation dans les réseaux

L'éducation : une nouvelle tâche pour les paramédicaux

L'éducation est essentiellement délivrée par des paramédicaux : diététiciennes, infirmières, éducateurs sportifs, psychologues, psychomotriciens, podologues... De plus en plus souvent il s'agit de professionnels libéraux rémunérés dans le cadre des prestations dérogatoires des réseaux pour leur participation à l'éducation. À titre d'exemple, en 2007, une consultation individuelle de diététique pouvait être rémunérée entre 30 et 40 €, et l'animation par un médecin, une infirmière, un pharmacien... d'un cours réunissant au minimum 4 à 5 usagers pouvait être rémunérée entre 75 et 100 €.

Plusieurs centaines de paramédicaux libéraux ont été formées par les réseaux à l'animation de groupes d'éducation, constituant ainsi un maillage de ressources pour l'éducation thérapeutique des diabétiques à travers le territoire ; pour eux l'éducation ne représente pas un nouveau métier mais l'acquisition de compétences nouvelles qu'ils exercent à côté de leurs activités de soins habituelles. La formation reçue répond à la fois à des critères de qualité et de faisabilité : une formation de 40 à 50 heures, réalisée sur place, si possible indemnisée et centrée aux deux tiers sur la pédagogie. Les réseaux ont réalisé ces formations en recourant soit aux équipes hospitalières des établissements conventionnés avec le réseau, soit aux organismes de formation (IPCEM...), soit aux professionnels du réseau, eux-mêmes formés. Un point important est la rencontre, à au moins un moment de la formation, avec les médecins chargés de proposer l'éducation afin de favoriser l'adoption d'un langage et d'outils communs.

Une autre réalisation importante des réseaux de santé diabète est la mise en place de plusieurs dizaines d'équipes de paramédicaux, en premier lieu de diététiciennes et infirmières salariés des réseaux, qui consacrent leur temps à l'organisation de l'éducation des diabétiques en médecine de ville. Ces paramédicaux ont développé des compétences de gestion, de négociation et de dynamisation d'équipe et ils assurent une fonction d'encadrement des paramédicaux libéraux. Ils peuvent aussi participer ponctuellement à la réalisation de l'éducation dans les régions où exercent très peu de diététiciennes libérales ou bien lorsque les infirmières libérales sont en nombre insuffisant.

Ces équipes comprennent de trois à cinq personnes selon les réseaux. Elles assurent des tâches multiples :

- concevoir et organiser les programmes d'éducation sur le terrain ;
- produire les documents et les outils pour ces programmes ;
- acquérir et formaliser des expertises ;

- participer à la formation continue des autres professionnels de santé et paramédicaux ;
- coopérer avec les autres professionnels : les médecins mais aussi les pharmaciens qui investissent de plus en plus le champ de l'éducation à travers les réseaux [12] ;
- coopérer avec les équipes paramédicales des établissements hospitaliers et des centres de santé afin d'assurer la continuité de l'éducation ;
- planifier l'évaluation individuelle de l'éducation ;
- assurer le retour systématique d'information aux médecins traitants ;
- recueillir des données pour l'évaluation des réseaux.

En général ces équipes comprennent au moins une personne ayant validé une formation pédagogique de niveau OMS[2]. Tous les membres de l'équipe bénéficient d'une formation continue médicale et pédagogique à travers la participation à divers séminaires et congrès.

Les réseaux ont ainsi tenté de résoudre de façon pragmatique le problème de la formation des « éducateurs » : tous les acteurs de l'éducation n'ont pas besoin de la même formation.

... Et une fonction essentielle pour les médecins

La place importante prise par les paramédicaux ne veut pas dire que les médecins sont mis à l'écart des tâches d'éducation proprement dites : il leur revient d'assurer l'éducation dite de « sécurité » qui ne souffre aucun retard ; un exemple est celui de la prévention et du traitement des hypoglycémies lors de la prescription d'un insulinosecréteur ou d'insuline.

Les médecins libéraux sont aussi systématiquement associés à la réalisation de l'éducation. Ainsi, la co-animation des cours de groupe par le médecin généraliste ou le diabétologue prenant en charge les patients est encouragée : cette présence du médecin renforce l'efficacité de l'éducation [11]. Même lorsque les médecins traitants ne participent pas directement à l'éducation, une étroite coopération-partenariat est recherchée avec eux : dans le réseau REVESDIAB (Essonne, Seine-et-Marne, Val-de-Marne), les médecins reçoivent un diagnostic éducatif à l'issue de la première séance d'éducation, puis un bilan avec des propositions de suivi en fin de cycle éducatif (encadré 33.2).

Ceci leur permet d'assurer un autre rôle capital : entretenir les compétences acquises, proposer un rappel ou une reprise de l'éducation en cas de difficultés. Ceci est la condition de l'efficacité de l'éducation dans la durée.

Organisation de l'éducation dans les réseaux

Les points-clés des stratégies d'éducation déployées par les réseaux sont résumés dans l'encadré 33.3.

Les groupes d'éducation réunissent six à dix patients et sont animés pour l'essentiel par des paramédicaux. Dans ce rôle les salariés des réseaux ont peu à peu cédé la place à des paramédicaux libéraux formés : infirmières, diététiciennes,

2 Ces formations peuvent être celles du DESG, de l'IPCEM ou un DU d'éducation, plus exceptionnellement une formation de niveau Master.

Encadré 33.2

Bilan adressé au médecin traitant en fin d'éducation. Réseau REVESDIAB

Prestations d'éducation recommandées

Consultations individuelles de diététique
Groupes d'éducation nutritionnelle (4 séances de 1 h 30)
Groupe d'éducation à l'activité physique (1 séance de 1 h 30)
Groupes d'éducation infirmier (diabète et généralités-auto-surveillance glycémique-Insuline)
Groupe de paroles
Atelier d'éducation physique/marche
Éducation sur la prévention des lésions des pieds

Conclusion

La poursuite du suivi éducatif sur les objectifs personnalisés proposés permet d'envisager une amélioration de l'équilibre glycémique de votre patient.
L'absence d'erreurs significatives laisse présager que ce suivi ne permettra pas à lui seul de retrouver un équilibre glycémique satisfaisant. Une intensification du traitement pharmacologique paraît donc nécessaire.

Encadré 33. 3

Les dix points-clés des stratégies éducatives des réseaux

Former les médecins à la proposition et à l'explication de l'éducation
Définir des priorités éducatives pour chacun à travers un diagnostic éducatif
S'appuyer sur les paramédicaux formés pour la réalisation de l'éducation
Favoriser la participation des médecins traitants à la délivrance de l'éducation
Favoriser les ateliers de groupe et susciter l'interactivité entre patients
Procéder par étapes et par objectifs limités
Relier l'éducation aux traitements prescrits
Travailler en équipe multidisciplinaire avec les libéraux et les établissements hospitaliers
Échanger avec les autres structures et les professionnels
Répéter et assurer la continuité du suivi éducatif : rappel et reprise

podologues, éducateurs sportifs, kinésithérapeutes et de plus en plus souvent pharmaciens seuls ou en co-animation… Ceci facilite la réalisation de l'éducation à proximité du domicile des patients. En général le programme éducatif d'un réseau comprend entre cinq et dix ateliers thématiques : diététique, activité physique, auto-surveillance glycémique, insuline, connaissance de la maladie… Plusieurs réseaux, tels le pôle Santé du Douaisis (Douais) ou PREVART (Béthune) (encadré 33.4), étendent le champ de l'éducation à la prévention des maladies cardiovasculaires. Chaque atelier est construit selon des méthodes pédagogiques, des outils et un scénario pré-établis, avec des objectifs pour les participants et les animateurs. L'objectif est de favoriser l'expression des patients sur leur maladie

Encadré 33.4

Exemple de cursus éducatif. Réseau PREVART

Le réseau PREVART (Béthune) a mis en place un cycle d'éducation diététique sous forme d'ateliers de groupe animés par une diététicienne salariée du réseau et deux diététiciennes libérales. Les ateliers sont ouverts gratuitement à tous les patients présentant un facteur de risque cardio-vasculaire. Ils sont organisés dans des salles municipales, à proximité du domicile des patients. Les trois ateliers de base portent sur les lipides, les glucides et l'équilibre alimentaire. Ils sont complétés par d'autres portant sur les courses en supermarché, les index glycémiques, l'HTA et un atelier cuisine... Des ateliers spécifiques sont proposés pour les sujets en post-infarctus. Les patients sont adressés par les professionnels de santé adhérant au réseau. Ils peuvent être accompagnés par une personne de leur entourage considérée comme « personne-ressource ». 79 % des patients ont perdu du poids 6 mois après avoir suivi le cycle d'éducation.

et l'interactivité entre eux. Le recours à la participation de patients volontaires est fréquent, sous forme de témoignage individuel ou d'expression associative. La durée des ateliers varie de 45 minutes à 1 heure. Il est proposé à un même patient de suivre trois à quatre ateliers, puis une évaluation est réalisée : ses résultats sont communiqués aux médecins traitants avec éventuellement des propositions de complément ou de reprise à distance. En ce qui concerne la diététique, des possibilités d'éducation individuelle viennent très souvent compléter l'éducation de groupe.

La mise en place des stratégies et des programmes d'éducation s'appuie sur une mutualisation entre réseaux et, plus rarement, sur des centres de ressources régionaux plurithématiques comme en Franche-Comté. Les équipes des réseaux ont produit des méthodes pédagogiques adaptées aux patients de soins primaires : ainsi le réseau REUCARE (La Réunion) a développé une méthode par « points » permettant aux patients de prendre conscience de leur risque cardio-vasculaire, de maîtriser la consommation des graisses, de gérer leurs dépenses d'activité physique hebdomadaires... Le réseau REVESDIAB a adapté cette méthode à l'auto-évaluation des comportements en matière de diététique, d'activité physique, ainsi que du capital santé à partir d'un carnet de suivi tenu par les patients. À partir des points et du score obtenus, les possibilités d'amélioration sont explorées avec les patients et les médecins traitants.

Une dimension essentielle des réseaux est d'assurer la continuité de l'éducation au fil du temps, avec plusieurs moments :

- une séquence de plusieurs séances d'éducation rapprochées ;
- puis un suivi à travers un carnet de suivi ou des contacts téléphoniques, afin de renforcer l'éducation et de détecter les difficultés rencontrées ;
- enfin une séance de rappel ou de reprise systématique les années suivantes.

Cette continuité s'inscrit également dans le parcours de soins ville-hôpital : de plus en plus les réseaux s'orientent vers le pilotage partagé de programmes éducatifs avec les établissements hospitaliers. Ceci est concrétisé par des partenariats, permettant par exemple à des libéraux formés par les réseaux d'animer des ateliers d'éducation en milieu hospitalier lorsque l'établissement ne dispose pas d'une structure d'éducation et de continuer le suivi éducatif de groupe une fois les patients retournés à leur domicile.

Les réseaux : un atout pour l'avenir

À travers les réseaux de santé diabète, plusieurs dizaines de milliers de patients ont déjà bénéficié d'une éducation thérapeutique de proximité. Dans cette démarche, les réseaux n'ont pas fait que combler un manque du dispositif de soins : ils ont élaboré des stratégies et des méthodes d'éducation adaptées aux soins primaires. Surtout, en faisant de l'éducation une option accessible pour les médecins et les patients dés le début de la maladie, ils ont contribué à la réintégrer dans la stratégie thérapeutique.

Bibliographie

[1] Renders C, Valk GD, Griffin S *et al.* Interventions to improve the management of diabetes in Primary Care, Outpatients and Community settings. Diabetes Care 2001 ; 24 : 1821-1833.
[2] Varroud-Vial M, Riveline JP, Charpentier G. Diététique et Diabète de type 2. Nutritions 2003 ; 1 : 1-9.
[3] Marissal JP, Renard V, Varroud-Vial M et al. Enjeu médico-économique de l'application des recommandations de l'Anaes dans la prise en charge du diabète de type 2. Rev Prat Med Gen 2004 ; 18 : 157-162.
[4] Varroud-Vial M. The nurse connection. Réseaux Diabète 2003 ; 17 : 4-9.
[5] New JP et al. Specialist nurse-led intervention to treat and control hypertension and hyperlipidemia in diabetes (SPLINT) : A randomized controlled trial. Diabetes Care 2003 ; 26 : 2250-2255.
[6] Les pratiques en éducation des patients dans les établissements de santé français en 1999. www.gouv.sante.fr
[7] Traynard PY. Education du diabétique. Rev Prat MG 2008 ; 22 : 574-575.
[8] Rickeim PL, Weaver TW, Flader JL, Kendall DM. Assessment of group versus individual diabetes education. Diabetes Care 2002 ; 25 : 269-274.
[9] Trento M, Passera P, Borgo E, Tomalino M, Bajardi M, Cavallo F, Porta M. A 5-year randomized controlled study of learning, problem solving ability, and quality of life modifications in people with type 2 diabetes managed by group care. Diabetes Care 2004 ; 27 : 670-675.
[10] Cramer JA. A systematic review of adherence with medications for diabetes. Diabetes Care 2004 ; 27 : 1218-1224.
[11] Becchio M, Bocquet-Chabert A, Reuge P, Deilhes S. Réseau REVESDIAB, éducation des patients dyslipidémiques en médecine générale. Rev Prat MG 2008 ; 22 : 761-762.
[12] Varroud-Vial M. Les pharmaciens, des acteurs d'éducation méconnus. Réseaux Diabète 2005 ; 24 : 4-6.

Remerciements

L'auteur adresse des remerciements particuliers à Xavier Debbusche, Sylvie Deilhes, Christine Lemaire, Jean-Marie Wihlelm pour les documents consultés et cités dans ce chapitre.

34 Évaluation en éducation thérapeutique

D. Simon, L. du Pasquier, M. Duracinsky, O. Chassany, M. Vray

Évaluer les activités d'éducation thérapeutique ne semble pas toujours indispensable au premier abord mais c'est une nécessité qui apparaît assez rapidement à la réflexion. A ce sujet, on peut faire un parallèle avec les essais thérapeutiques où personne n'aurait l'idée aujourd'hui de contester le caractère incontournable de l'évaluation rigoureuse des nouveaux médicaments, selon des principes méthodologiques bien codifiés. Pourtant, lors de la découverte de l'insuline en 1921, voir survivre des patients condamnés précédemment à mourir à brève échéance de diabète de type 1 pouvait être considéré comme suffisant pour démontrer l'efficacité de l'insuline, sans nécessité d'évaluation sophistiquée. La mise au point de nouvelles molécules en diabétologie et dans les autres spécialités, ainsi que les exigences des instances administratives officielles chargées de valider les nouveaux produits et d'autoriser leur mise sur le marché, ont conduit à développer la méthodologie des essais thérapeutiques pour les médicaments. Il en va de même pour les activités d'éducation thérapeutique. Historiquement, celle-ci est partie de la volonté de quelques soignants dans le secteur de la diabétologie de donner davantage d'autonomie à leurs patients. L'évaluation de l'éducation reçue par un patient hospitalisé pour la découverte d'un diabète de type 1 (insulinodépendant) pouvait initialement se limiter à vérifier qu'il était capable d'effectuer ses injections quotidiennes d'insuline sans aide extérieure lors du retour à son domicile. Après une première phase assez artisanale, le développement de l'éducation thérapeutique impose aujourd'hui de l'évaluer. L'attribution de financements pour réaliser et pérenniser ces activités éducatives exige de démontrer leur efficacité, grâce à une évaluation rigoureuse.

L'évaluation en éducation thérapeutique s'applique à deux domaines : le fonctionnement d'un programme de prise en charge du patient et l'utilisation qui est faite par les patients de l'éducation thérapeutique reçue. Le premier volet vise essentiellement à évaluer les programmes d'éducation pour la santé en population ou l'organisation des soins et à vérifier la bonne adéquation entre les objectifs du programme et son fonctionnement. Cette évaluation fait appel habituellement à des personnes extérieures et utilise pour l'essentiel les techniques de l'audit, avec la prise en compte d'indicateurs globaux et descriptifs (nombre de réunions, taux de participation, indice de satisfaction…). Cette partie ne concerne qu'indirectement l'éducation du patient atteint de maladie chronique, qui fait l'objet de cet ouvrage. Nous nous attacherons donc essentiellement dans ce chapitre à développer le deuxième volet qui correspond à l'évaluation du bénéfice tiré par le patient de l'éducation thérapeutique qu'il a reçue, dans une optique d'optimisation de la qualité des soins. Il s'agira ici d'évaluation (faisant souvent appel à l'auto-évaluation) destinée à renseigner les intervenants sur les résultats du programme d'éducation thérapeutique par rapport aux objectifs, en termes d'acquisition de connaissances théoriques et pratiques, de mise en application de ces acquis par les patients, d'amélioration d'indicateurs cliniques et biologiques et de la qualité de vie, de la satisfaction des patients, de la satisfaction des soignants... L'objectif est de permettre à l'équipe de soignants responsable du programme d'éducation thérapeutique de prendre du recul par rapport au fonctionnement réel et d'ajuster l'action éducative pour l'améliorer.

Même s'il faut souligner que l'évaluation de l'éducation thérapeutique est différente de l'évaluation des médicaments qui se déroule dans des conditions quasi expérimentales, souvent un peu artificielles, nous rappellerons cependant brièvement les principes des essais thérapeutiques car il est utile de connaître les bases méthodologiques de ces essais avant d'aborder l'évaluation en éducation thérapeutique, où l'approche sera beaucoup plus pragmatique, sans perdre pour autant le souci de la rigueur.

Essais thérapeutiques

Pour évaluer l'efficacité d'un médicament, il est indispensable d'utiliser des méthodes expérimentales précises faisant largement appel aux biostatistiques. Contrairement à une pratique longtemps répandue, les statisticiens ne doivent pas intervenir seulement aux dernières étapes (celles du calcul et de l'analyse) mais être impliqués dans la conception, la construction et le déroulement de l'essai thérapeutique, en collaboration avec les cliniciens.

Après les deux premières phases de l'expérimentation des nouvelles molécules, menées sur des volontaires sains ou des malades « purs » sélectionnés, qui vont permettre d'identifier la dose maximale tolérée (phase I) puis la dose qui présente le meilleur rapport bénéfice/risque (phase II), la phase III va consister en des *essais comparatifs* entre le nouveau produit et un produit de référence ou un placebo[1], sur de plus larges échantillons ; elle comporte trois grandes étapes :

- la formulation et la préparation de l'étude qui conditionnent la valeur scientifique du travail et qui aboutissent à la rédaction d'un protocole détaillé et d'un cahier d'observation ;
- la réalisation de l'étude dont la qualité conditionne la validité des conclusions ;
- l'analyse des données qu'il faudra interpréter correctement pour déboucher sur les conclusions adéquates. On pourra ainsi préciser l'efficacité du nouveau traitement.

1 Un placebo est un produit dépourvu d'action pharmacologique qui imite parfaitement dans sa présentation et son mode d'administration le produit testé. Le placebo peut avoir un effet thérapeutique propre lié à des phénomènes d'auto-suggestion provenant du malade et/ou à des phénomènes d'hétéro-suggestion de la part de l'entourage, en particulier médical.

Pourquoi des essais comparatifs, dits « contrôlés » ?

Le terme « essai contrôlé » correspond à du franglais, le mot anglais « control » signifiant « témoin ». Cela veut dire que l'évaluation du nouveau traitement va être effectuée par comparaison avec un autre produit. Pour évaluer un nouveau traitement et apprécier correctement son efficacité, il est en effet rigoureusement indispensable de comparer les résultats obtenus dans un groupe recevant ce traitement avec ceux observés dans un *groupe témoin*. En effet, la guérison peut être liée à l'effet du traitement mais aussi, pour beaucoup d'affections, à une régression spontanée de la maladie ou à un effet placebo. Ainsi, si on veut étudier un décongestionnant nasal dans le traitement du coryza, il est nécessaire de constituer un groupe témoin recevant soit un placebo soit un autre médicament utilisé habituellement dans le rhume. C'est en comparant la durée (ou l'intensité) du rhume dans le groupe recevant le nouveau traitement et dans le groupe témoin que l'on pourra véritablement évaluer l'efficacité du nouveau décongestionnant, à condition que les deux groupes n'aient aucune différence systématique en dehors du traitement qui leur est attribué. La comparaison avec un groupe témoin reste indispensable lorsque le critère de jugement correspond à un paramètre biologique. Il ne faut pas se contenter de mesurer simplement la différence entre les valeurs avant et après traitement sans constituer de groupe de référence sinon, avec une simple comparaison avant-après sur l'ensemble des sujets tous traités avec le nouveau produit, on négligerait la variation biologique spontanée ou liée à tout événement intercurrent non connu : sans groupe témoin, la différence observée ne peut en aucun cas être attribuée à l'effet du traitement (ce que l'on appelle le lien de causalité). Dans un essai contrôlé, les mesures seront faites aux mêmes temps dans les deux groupes et la comparaison portera sur les différences « avant-après » observées dans chacun des deux groupes.

Cette notion fondamentale, indispensable, de former des groupes comparables implique nécessairement d'attribuer les traitements aux malades par *tirage au sort* (en franglais « randomisation »), malgré les difficultés pratiques, avec une composante éthique, souvent invoquée à tort, que ce procédé peut soulever. On sera ainsi à l'abri de biais, avec des erreurs grossières qui conduiraient par exemple à donner le nouveau médicament aux patients atteints des rhumes les plus sérieux (ou inversement) pour faire pencher (plus ou moins volontairement) les conclusions dans un sens ou dans l'autre. De même, si on décidait de donner le placebo aux sujets ayant une contre-indication au décongestionnant (allergie par exemple), il y aurait encore un biais systématique, d'autant plus gênant ici que les malades atteints d'allergie ont probablement des rhumes plus sévères : ainsi, on favoriserait le traitement à tester. Il faut donc prévoir des critères d'inclusion et des critères de non inclusion dans l'essai et ne retenir pour le tirage au sort que les malades définitivement reconnus « bons pour l'essai », qui peuvent indifféremment être affectés à un groupe ou à l'autre par le tirage au sort : c'est la *clause d'ambivalence*. Grâce au tirage au sort, on constituera des groupes comparables pour tous les caractères connus et inconnus, sans biais systématique.

Pourquoi des essais en insu ou en double insu ?

Dans l'essai en insu (encore appelé « *à l'aveugle* »), le malade seulement, et dans l'essai en double insu (« *double aveugle* »), le malade et le médecin ignorent le traitement reçu ; ce type d'essai est souvent souhaitable lorsqu'il s'agit de juger une efficacité d'après des éléments cliniques d'appréciation ; ainsi dans l'exemple du coryza, le double insu assure l'objectivité maximale dans l'appréciation du résultat par rapport aux deux traitements comparés, d'autant plus nécessaire que le jugement porté par le malade et le médecin sur l'évolution du rhume repose sur des données très subjectives. Mais il n'est pas toujours possible de procéder ainsi : si on désire comparer l'effet des hypoglycémiants oraux et de l'insulinothérapie chez des diabétiques de type 2 (non insulinodépendants), il ne peut être envisagé de simuler des injections d'insuline (tout au moins au long cours) en injectant du sérum physiologique ; il faut de plus souligner que, s'il s'agit d'évaluer l'intérêt d'un traitement dans le contexte de la routine (formulation pragmatique), l'utilisation de l'insu est inadaptée, et constitue même une erreur, car si une thérapeutique s'accompagne d'une modification du comportement, il faut pouvoir en tenir compte dans l'évaluation des coûts, avantages et risques par rapport au traitement de référence, dans les conditions d'emploi habituelles.

Des essais thérapeutiques à l'évaluation en éducation thérapeutique

La méthodologie de l'évaluation en éducation thérapeutique a un certain nombre de points communs avec la méthodologie des essais thérapeutiques :

- la même rigueur doit être déployée dans sa préparation et sa conduite ; pour cela, avant de commencer l'évaluation, un protocole détaillé sera rédigé, décrivant la nature, les objectifs et les modalités de l'activité d'éducation, le mode de recrutement et les critères d'inclusion et de non inclusion des patients, et les critères de jugement préalablement définis ; un cahier d'observation sera préparé, comportant des questions clairement rédigées, bien compréhensibles par tout patient, avec si possible des réponses fermées, éventuellement complétées par des réponses ouvertes ; avant d'adopter la version définitive du questionnaire, il sera testé sur quelques patients non sélectionnés afin de pouvoir procéder à quelques réajustements dans la formulation si nécessaire.
- surtout, il faudra toujours s'efforcer d'avoir un groupe témoin de référence, même si c'est souvent plus difficile que dans les essais thérapeutiques, comme nous le verrons plus loin. On séparera alors l'ensemble des sujets « bons pour l'essai » en deux groupes : le groupe « traité » recevra l'éducation thérapeutique étudiée ; le groupe témoin recevra selon les cas, soit aucune éducation, soit une autre modalité d'éducation utilisée jusqu'à présent dans cette affection. Là aussi, il faut veiller à respecter la clause d'ambivalence en ne procédant au tirage au sort qu'après avoir vérifié que le patient pouvait indifféremment être affecté à un groupe ou à un autre et était d'accord pour participer à l'étude après avoir été dûment informé. Une telle étude requiert à coup sûr le consentement éclairé du patient et ne peut être organisée qu'après avoir obtenu l'accord d'un Comité de protection des personnes (CPP).
- si les méthodes à l'insu ne sont habituellement pas utilisables en matière d'éducation thérapeutique, on devra cependant toujours s'efforcer d'obtenir une mesure du critère de jugement (d'évaluation) « à l'aveugle » par rapport au groupe d'affectation, lorsqu'on a pu mener une étude comparative « contrôlée ».

- les *conseils d'un statisticien*, si possible connaissant bien le thème éducatif étudié, seront utiles et il faut les solliciter non pas au moment de l'analyse des données, mais dès la réflexion sur les modalités de l'évaluation. Cette aide méthodologique permettra en particulier de déterminer le nombre de sujets nécessaire pour avoir une chance raisonnable de pouvoir conclure à l'efficacité de l'éducation entreprise. C'est la notion de puissance statistique sur laquelle nous ne nous étendrons pas, pas plus que sur les principes des tests statistiques, en renvoyant le lecteur à l'ouvrage de Daniel Schwartz cité en référence.

Spécificités de l'évaluation en éducation thérapeutique

Effets bénéfiques de l'évaluation sur l'éducation thérapeutique

L'évaluation des acquis pédagogiques fait partie intégrante de l'acte d'éducation et elle doit être conçue, formalisée et menée par les soignants. Elle concerne tous les acteurs du programme d'éducation thérapeutique, constituant une occasion d'échange et de dialogue entre les soignants et fournissant un retour de la part des patients. L'abord méthodologique, en particulier statistique et économique, de l'évaluation peut sembler complexe et il faudra savoir se faire aider par des spécialistes compétents en ces domaines, comme nous l'avons dit. Cependant, les soignants responsables de l'éducation thérapeutique doivent garder la main mise sur le choix des critères de jugement (d'évaluation) pour en garantir la pertinence. En effet, l'un des éléments importants de la démarche évaluative consiste à déterminer et à mesurer des *indicateurs* qui vont permettre d'apporter des réponses aux questions posées.

Critères d'efficacité

Pour prouver l'efficacité d'un programme d'éducation thérapeutique on peut montrer que :

- les connaissances des patients ont progressé (savoir, cognitif) ;
- les comportements de soins se sont améliorés (savoir-faire et savoir-être) ;
- les données médicales ont évolué favorablement ;
- la qualité de vie liée à l'état de santé s'est améliorée.

D'autres indicateurs peuvent être envisagés selon les caractéristiques du programme d'éducation thérapeutique : indicateurs de satisfaction, indicateurs dans le cadre d'une démarche qualité…

Il est important de rappeler quelques-unes des difficultés spécifiques à l'évaluation de l'efficacité en éducation thérapeutique.

L'expérience clinique, mais aussi de nombreuses études ont montré que le lien entre les connaissances concernant la maladie ainsi que son traitement, et l'adhésion des patients à ce traitement est faible. Une abondante littérature consacrée à l'adhésion au traitement et aux comportements de soins (termes préférés à celui de compliance au traitement) tente d'apporter des réponses à ce problème. Dans le cadre de l'évaluation de l'éducation thérapeutique, la conséquence pragmatique sera de ne jamais se contenter d'évaluer les seules connaissances.

Les problèmes méthodologiques liés à l'évaluation des comportements de soins sont nombreux et on peut considérer qu'il n'existe pas actuellement de mesure idéale. Ainsi, pour l'observance, l'évaluation objective (par pilulier électronique à titre d'exemple) est difficile voire impossible à mettre en œuvre et obligatoirement partielle. Le traitement d'une maladie chronique concerne le plus souvent de nombreux domaines faisant appel à des compétences distinctes qu'il faut s'efforcer de mesurer individuellement. À titre d'exemple dans le traitement du diabète de type 1, les principaux domaines individualisés sont l'insulinothérapie et l'adaptation des doses, la prévention et la gestion des hypoglycémies, l'auto-surveillance glycémique, l'alimentation. Chaque patient pourra avoir, selon sa personnalité et ses conditions de vie, des facilités ou des difficultés à adopter les comportements de soins souhaitables dans chacun de ces domaines. Il faut donc les évaluer de façon séparée. Il est important pour les soignants de réaliser que les difficultés à suivre le traitement dans un domaine donné n'impliquent pas pour le même patient une faible adhésion globale. Il est normal d'avoir des difficultés à suivre un traitement et l'un des points les plus importants de l'évaluation des comportements de soins est de ne pas donner au patient l'impression d'un jugement de valeur. Il est d'ailleurs conseillé lorsque l'évaluation a pour but de prouver l'efficacité d'un programme d'éducation thérapeutique de réaliser la mesure des comportements de santé de façon anonyme et en l'absence des soignants ce qui minimise le risque de voir le patient apporter une réponse qu'il juge socialement plus satisfaisante, ne correspondant pas à la réalité. L'auto-évaluation faite par les patients peut être subjective et utiliser des échelles visuelles analogiques ou des échelles de mesure de type Likert (accord total, accord partiel, désaccord partiel, désaccord total, sans opinion). Des échelles d'évaluation de l'adhésion au traitement ont également été construites. Les échelles d'évaluation ont été développées afin de disposer d'une méthode reproductible de mesure des phénomènes complexes comme la qualité de vie, l'anxiété… Cette méthodologie est adaptée à la mesure des comportements de soins et la construction d'échelles d'évaluation de l'adhésion a été menée avec succès (malheureusement ces outils ne sont le plus souvent pas disponibles en langue française, et leur adaptation nécessite une validation linguistique et statistique qui s'avère beaucoup plus complexe qu'une simple traduction). Un point important doit enfin être souligné. L'évaluation de l'adhésion au traitement faite intuitivement par les soignants peut être fausse du fait d'un amalgame entre adhésion au traitement et résultats médicaux : lorsque les résultats médicaux n'atteignent pas l'objectif fixé, l'adhésion au traitement est facilement jugée mauvaise sans tenir compte des autres facteurs susceptibles d'expliquer cette situation, tels qu'un traitement inadapté, une pathologie surajoutée… De plus, si le patient est bien le responsable de cet échec, il faut tenter d'analyser les comportements éventuellement en cause (dans le cas du diabète l'alimentation peut, par exemple, poser problème alors que la prise des médicaments est suivie scrupuleusement) et ne pas conclure globalement que le patient n'adhère pas au traitement.

En revanche, l'évaluation des données médicales pose en général peu de problèmes. Il peut s'agir aussi bien de paramètres cliniques que biologiques et de critères intermédiaires (hypercholestérolémie indiquant un risque accru de développer des complications cardiovasculaires par exemple) que de critères « durs » de morbi-mortalité dans certains cas. Ainsi, une campagne d'éducation à l'échelle d'une région ou d'un pays visant à prévenir le risque podologique chez les diabétiques pourra être évaluée assez facilement et à relativement court terme en suivant l'évolution du nombre des amputations chez les diabétiques dans cette zone géographique, à l'aide des enregistrements effectués par le PMSI ou la Caisse d'Assurance Maladie. Cependant, on saura éviter l'erreur qui consisterait à ne fonder l'évaluation du programme d'éducation thérapeutique que sur les paramètres de santé. En effet, il faut s'efforcer de rester centré sur l'objectif principal de l'éducation thérapeutique : permettre à un patient de mieux gérer sa maladie. Pour caricaturer, si les résultats médicaux obtenus par un programme d'éducation thérapeutique sont excellents au prix de contraintes incompatibles avec la vie sociale, devra-t-on conclure à un réel intérêt de ce programme ?

C'est là qu'intervient l'évaluation de la *qualité de vie* qui permet d'apprécier le bien-être ressenti par le patient. Elle utilise une méthodologie spécifique : les échelles de qualité de vie. De nombreux questionnaires standardisés existent. On distingue les questionnaires génériques (par exemple le Short Form SF-36) et les questionnaires spécifiques conçus pour une pathologie particulière [par exemple, le Diabetes Health Profile-1 (DHP-1) pour le diabète, l'Asthma Quality of Life Index (AQLQ) pour l'asthme]. De nombreuses études ont permis de comparer l'impact de différentes pathologies et conditions sur la qualité de vie, et de s'apercevoir que l'importance de l'impact sur la qualité de vie n'est pas toujours prévisible, et n'est pas forcément parallèle à la gravité de la maladie. Les questionnaires génériques sont par essence moins pertinents pour explorer la qualité de vie dans une pathologie spécifique et manquent de sensibilité pour détecter un changement minime pouvant cependant être pertinent. Or le plus souvent, le bénéfice attendu sur la qualité de vie après une éducation thérapeutique est relativement faible. C'est dire que l'on aura intérêt, pour évaluer les effets de l'éducation thérapeutique sur la qualité de vie, à utiliser des questionnaires spécifiques. Le questionnaire ou la batterie de questionnaires peuvent comporter beaucoup d'items, et cet aspect de la longueur du(es) questionnaire(s) est à prendre en compte pour la réalisation pratique d'une évaluation d'éducation thérapeutique. Il est conseillé de prendre le temps de lire attentivement les items du questionnaire pressenti avant de l'adopter définitivement pour s'assurer de la pertinence des questions par rapport aux objectifs de l'éducation thérapeutique et de son évaluation. La construction des échelles de qualité de vie répond à une méthodologie rigoureuse et la validité de ces instruments a permis de généraliser leur usage dans le cadre de projets de recherche ayant pour objectif d'évaluer des activités d'éducation thérapeutique.

Indicateurs de satisfaction

La satisfaction des patients explore une dimension différente et complexe. Dans le cadre de l'éducation thérapeutique on utilise classiquement des questionnaires d'opinion qui détaillent les dimensions à évaluer (organisation matérielle, durée de la formation, qualité de l'animation…). L'évaluation de la satisfaction des patients sort du cadre de l'évaluation de l'efficacité de l'éducation thérapeutique. Cependant, c'est l'un des éléments importants à prendre en compte pour améliorer la qualité de la formation proposée.

Indicateurs dans le cadre d'une démarche qualité

L'évaluation interne est un projet interactif nécessaire à la construction d'un système qualité dans le cadre d'un programme d'éducation thérapeutique. Une aide méthodologique extérieure est souhaitable afin de proposer un cadre d'analyse, des méthodes de recueil et de traitement des données, favoriser la réflexion et la prise de conscience vis-à-vis des écarts aux objectifs constatés… Selon le contexte, les critères évalués peuvent comporter certains des indicateurs de résultats, la satisfaction des patients mais également celle des soignants. C'est surtout dans ce cadre que seront choisis des indicateurs évaluant les moyens et les processus mis en œuvre, utiles à l'amélioration continue du programme. À titre d'exemple on peut évaluer les ressources matérielles mobilisées, la pertinence des techniques pédagogiques utilisées, la prise en compte des caractéristiques des patients… Ces données seront confrontées à des recommandations internes ou à un référentiel externe. Notons que la démarche qualité fait partie des critères standard identifiés dans le cadre d'un référentiel consacré à l'éducation thérapeutique du diabète publié en 2005 sous l'égide de l'American Diabetes Association. Cette démarche qui reste actuellement balbutiante dans notre pratique quotidienne tendra certainement à se généraliser sous l'impulsion institutionnelle.

Problèmes posés par la création d'un groupe témoin. Exemples de solutions proposées

En dehors des simples enquêtes de satisfaction où l'on peut se contenter d'interroger les patients ayant reçu l'éducation thérapeutique sans avoir réellement besoin d'avoir un groupe de référence, nous avons déjà souligné l'intérêt de ne pas se contenter d'une comparaison avant-après chez l'ensemble des patients, tous soumis à l'éducation thérapeutique, afin d'évaluer correctement l'efficacité de l'éducation proposée aux patients. Ce souci d'obtenir un groupe témoin de référence, joint à la préoccupation de respecter les règles éthiques, amène à proposer des solutions particulières. Celles-ci peuvent consister à différer pour une moitié des patients, désignés par tirage au sort, l'activité d'éducation. Ainsi, s'il s'agit d'évaluer l'efficacité d'une éducation intensive pour les asthmatiques en hôpital de semaine dans un service de pneumologie, plutôt que d'effectuer une comparaison avec un groupe soumis à aucune intervention ou à l'éducation délivrée dans le secteur d'hospitalisation classique de ce service, on peut proposer au groupe témoin de décaler simplement la période de l'éducation thérapeutique intensive. Cela permettra à l'ensemble des patients de bénéficier d'une formation présumée efficace tout en ayant la possibilité de vérifier cette efficacité par la comparaison de l'évolution avant-après dans le groupe soumis d'emblée à l'éducation thérapeutique et parallèlement, au même moment, dans le groupe témoin avant qu'il ne reçoive cette éducation. Ce processus pourra rendre la constitution d'un groupe témoin plus facilement acceptable, sans avoir besoin de mettre en avant le fait que l'on peut de toute façon prétendre qu'il n'y a pas véritablement de problème éthique à ne pas donner l'éducation thérapeutique intensive à tous les patients, tant que son efficacité n'est pas démontrée (« efficacité » au sens du mot anglais *effectiveness*, plus proche en fait d'« intérêt » en français, alors que l'efficacité s'applique plutôt à l'évaluation des médicaments, correspondant au mot anglais *efficacy*).

Une variante consiste à réaliser une étude dite « *ici-ailleurs* » où l'unité de randomisation ne sera pas le patient mais le médecin ou l'établissement hospitalier ou un secteur géographique. Dans ce cas, l'activité d'éducation thérapeutique sera déployée ou non auprès d'un patient donné suivant le résultat du tirage au sort concernant le médecin, l'établissement hospitalier ou le secteur géographique auquel ce patient est rattaché. Un tel tirage en « grappes » résout un certain nombre de problèmes d'organisation de l'évaluation, d'autant qu'on peut l'associer avec la méthode du décalage chronologique de l'éducation vue ci-dessus. Il faudra cependant veiller à éviter le phénomène dit de « contamination » qui consiste à ce que l'éducation délivrée à un patient, désigné par le sort pour la recevoir, diffuse jusqu'à un patient censé appartenir au groupe témoin. En cas de tirage en grappe au niveau du médecin, on pourra réduire ce risque en mettant dans le même groupe les praticiens appartenant à un même cabinet médical, pour prévenir les échanges dans la salle d'attente entre sujets appartenant à des groupes différents. De même, en cas de tirage au sort au niveau d'un secteur géographique, on évitera que deux zones contiguës soient affectées à des groupes différents.

Pour illustrer ces propositions de solutions et leurs difficultés, nous allons décrire brièvement une étude menée il y a quelques années chez des diabétiques de type 2, visant à évaluer si un programme associant formation de médecins généralistes et d'infirmières libérales et éducation des patients permettait d'améliorer les paramètres glycémiques mais aussi la qualité de vie de ces patients. Éduquer est souvent associé à un effet positif avec un avantage pour les personnes qui en bénéficient mais, comme nous l'avons dit précédemment, tout programme d'éducation doit être évalué pour estimer et quantifier le bénéfice apporté et aussi mesurer les effets délétères possibles. Dans le cas présent de patients diabétiques soumis à de fortes pressions pour maigrir, faire du sport, contrôler leur glycémie, les difficultés rencontrées pour satisfaire leurs médecins et les sentiments d'échec peuvent avoir un impact négatif sur leur qualité de vie. Dans cette étude, tous les médecins généralistes de trois départements métropolitains acceptant de participer à une étude sur deux ans ont été tirés au sort pour soit recevoir une formation immédiate soit une formation deux ans plus tard. Chaque binôme constitué par un médecin généraliste et une infirmière devait ensuite réaliser des séances d'éducation avec des patients diabétiques et sélectionner pour l'étude trois patients dans sa clientèle. Le critère d'évaluation principal s'est appuyé sur les recommandations d'Helsinki pour la prise en charge des diabétiques de type 2. À partir de cette liste de recommandations, il a été demandé au médecin généraliste d'établir un contrat avec chaque patient en identifiant trois objectifs à atteindre sur une période de temps donnée et en les quantifiant. Par exemple, perdre trois kilos sur une période de deux mois, mettre en place un auto-contrôle glycémique ou encore augmenter l'activité physique en doublant la durée de marche quotidienne. Les résultats observés n'ont pas permis de montrer un bénéfice dans le groupe éduqué, aussi bien au niveau des paramètres cliniques, biologiques ou encore sur la qualité de vie des patients diabétiques. Une différence significative a été observée en faveur du groupe éduqué uniquement sur le pourcentage de sujets ayant initié un autocontrôle glycémique. En revanche, des modifications positives de comportement des professionnels de santé et des diabétiques ont été observées à l'issue des séances d'éducation. Il est intéressant de noter les difficultés rencontrées dans cette étude : elles ont concerné tout d'abord le taux d'abandon des médecins et des patients malgré un tirage au sort postérieur à leur engagement formel de participer à l'étude, avec un taux d'abandon supérieur dans le groupe témoin, altérant la comparabilité des groupes malgré le recours au tirage au sort. Une autre difficulté a porté sur la participation dans cette étude, fondée sur le volontariat, de médecins généralistes et de patients à la fois motivés et sensibilisés à l'éducation. Pour preuve, avant l'intervention, le taux d'HbA1c (reflet du contrôle glycémique moyen d'un patient durant les trois derniers mois) était largement inférieur, pour l'ensemble de la population de l'étude, à celui observé habituellement chez les patients diabétiques. Ceci amène à s'interroger sur la représentativité des patients inclus dans l'étude. Malgré ses résultats modestes, pouvant amener à conclure que cet exemple illustre surtout les difficultés de l'utilisation de cette méthodologie avec tirage au sort pour évaluer des stratégies de prise en charge en routine dans un contexte de soins quotidiens, il nous est apparu utile de décrire cette étude. Son évaluation doit en effet amener à repositionner la stratégie d'éducation des diabétiques de type 2 pour tenter d'atteindre des patients plus proches de la réalité quotidienne, avec sans doute des approches pédagogiques un peu différentes, qu'il faudra à leur tour évaluer. Ainsi, comme dans tout effort de recherche, l'évaluation de l'éducation thérapeutique amène à se poser de nouvelles questions et à rebondir sur une nouvelle étude : c'est souvent ainsi que l'on progresse ! De plus, pour évaluer les actions d'éducation thérapeutique, le contexte sera souvent plus favorable que dans notre exemple qui ne doit pas faire renoncer à tout tenter pour constituer un groupe de référence.

Conclusion

L'évaluation doit faire partie intégrante de toute activité d'éducation thérapeutique. Sa mise en œuvre sera préparée dès que l'on ébauche tout projet d'éducation thérapeutique, en impliquant l'ensemble de l'équipe soignante. Pour être valide, l'évaluation doit en effet reposer sur des critères pertinents que les acteurs de l'éducation thérapeutique sont a priori les mieux placés pour définir. Des connaissances techniques, en statistiques par exemple, sont souvent nécessaires mais elles pourront être apportées par des personnes extérieures à l'équipe d'éducation. En revanche, une bonne maîtrise du thème et du bon sens sont nécessaires pour mener à bien l'évaluation d'une activité d'éducation thérapeutique, gage de progrès et de succès dans le soutien apporté aux patients par l'équipe soignante.

Bibliographie

Bouvenot G, Vray M (éd.). Essais cliniques : théorie, pratique et critique. Paris, Flammarion Médecine-Sciences, 2006.

Chassany O, Caulin C. Qualité de vie liée à l'état de santé : critères d'évaluation. Paris, Springer-Verlag, 2002.

Falissard B (éd.). Mesurer la subjectivité en santé. Perspective méthodologique et statistique. Paris, Masson, 2001.

Johnson JA, Eurich DT, Toth EL, Lewanczuk RZ, Lee TK, Majumdar SR. Generalizability and persistence of a multifaceted intervention for improving quality of care for rural patients with type 2 diabetes. Diabetes Care 2005 ; 28 : 783-788.

Majumdar SR, Guirguis LM, Toth EL, Lewanczuk RZ, Lee TK, Johnson JA. Controlled trial of a multifaceted intervention for improving quality of care for rural patients with type 2 diabetes. Diabetes Care 2003 ; 26 : 3061-3066.

Matillon Y, Durieux P (éd.). L'Évaluation médicale. Du concept à la pratique. Paris, Flammarion Médecine-Sciences, 1994.

Newman S, Steed L, Mulligan K. Self-management interventions for chronic illness. Lancet 2004 ; 364 : 1523 -1537.

Schwartz D, Flamant R, Lellouch J. L'Essai thérapeutique chez l'homme. Paris, Flammarion Médecine-Sciences, 1973.

Trébuchon F, Duracinsky M, Chassany O, Delaire C, Eydoux E, Longin J, Demoly P. Validation of a questionnaire for assessment of asthma patient knowledge and behaviour. Allergy 2009; 64 : 62-71.

Warsi A, Wang PS, LaValley MP, Avorn J, Solomon DH. Self-management education programs in chronic disease : a systematic review and methodological critique of the literature. Arch Int Med 2004 ; 164 : 1641-1649.

35

Aspects institutionnels de l'éducation thérapeutique. Émergence d'une volonté politique

F. Bourdillon, B. Sandrin-Berthon, F. Tissot

La prévention est peu développée en France. Plusieurs éléments peuvent expliquer le retard de notre pays dans ce domaine : d'une part, il existe une vraie tradition réglementaire et hygiéniste de la santé publique qui a laissé peu de place aux initiatives locales ou régionales de prévention et, d'autre part, la formation initiale des médecins est traditionnellement centrée sur les soins curatifs, accordant peu de place à la dimension préventive et éducative de leur activité.

Par ailleurs la richesse de notre pays lui a permis de consacrer des budgets importants aux nouvelles technologies médicales et aux médicaments les plus performants, entretenant l'illusion que ceux-ci permettraient de vaincre toutes les maladies sans qu'il soit nécessaire d'éviter leur apparition. C'est ainsi que l'assurance-maladie ne consacre que 2 % de son budget à la prévention. Les « gestionnaires » du système de santé, notamment ceux en charge des finances du pays, habitués à une approche quantitative et à court terme des questions de santé, ne perçoivent pas toujours les bénéfices à long terme d'une politique de prévention.

Enfin, les responsables politiques et institutionnels de la santé s'entourent le plus souvent de conseillers médicaux issus du monde hospitalier universitaire, certes très qualifiés dans le domaine des soins curatifs, mais qui ont souvent tendance à réduire la santé et la prévention à leur seule dimension médicale. L'abord des questions de santé n'est donc pas transversal : bien que la prévention relève d'un nombre important de secteurs de la vie publique – la santé, l'éducation, l'agriculture, les transports, l'environnement, l'aménagement du territoire, le travail, etc. – il n'existe pas, au plan national, de politique concertée et cohérente associant l'ensemble des ministères concernés.

Dans ce contexte, l'éducation pour la santé, élément essentiel de la prévention, a bien du mal à se développer, y compris quand elle a une visée thérapeutique, comme c'est le cas de l'éducation pour la santé des personnes atteintes de maladie chronique. Nous sommes dans le domaine de la prévention tertiaire qui a pour but d'éviter ou de retarder l'apparition des complications et, plus largement, d'aider les personnes à vivre au mieux avec leur maladie. Cette forme de prévention a été longtemps ignorée en France, seulement portée par des équipes soignantes et des médecins quotidiennement confrontés à la maladie chronique, en particulier au diabète et aux maladies respiratoires. Leurs actions sont longtemps restées de l'ordre du militantisme, sans reconnaissance institutionnelle ni valorisation financière.

Depuis une dizaine d'années, les responsables politiques et institutionnels portent un intérêt croissant à l'éducation pour la santé en général et à l'éducation thérapeutique en particulier. Cela s'explique sans doute par le nombre de plus en plus important de personnes atteintes de maladie chronique, par la montée en puissance des associations d'usagers et par la crise profonde du système de protection sociale. Ce texte, selon une présentation chronologique, évoque les principaux événements qui témoignent de cette prise de conscience progressive.

Avant 1998 : des initiatives multiples qui reposent le plus souvent sur un engagement militant

Qu'ils appartiennent au monde hospitalier, associatif ou universitaire, de nombreux acteurs se sont mobilisés au cours des dernières décennies pour pratiquer puis pour faire connaître et reconnaître l'éducation du patient.

Des associations de patients, telles que l'Aide aux jeunes diabétiques dès 1956 ou les Maisons du diabète à partir de 1987, et des associations de professionnels, telles que le Diabetes Education Study Group (DESG) de langue française, dès 1989 ou, plus récemment, l'association Asthme et allergies participent à ce mouvement.

En 1977, un laboratoire de recherche en pédagogie de la santé est créé à l'université Paris 13. Il deviendra centre collaborateur de l'Organisation mondiale de la santé (OMS) dans le domaine de l'éducation du patient. Des formations universitaires sont mises en place : maîtrise en 1994 puis DESS en 1998. La même équipe avait créé en 1989 l'Ipcem (Institut de perfectionnement en communication et éducation médicales), organisme privé qui a formé de très nombreux professionnels de santé à l'éducation du patient, en particulier des infirmières hospitalières.

Certains professionnels de santé, particulièrement motivés, parviennent à mettre en place au sein d'établissements hospitaliers des structures dédiées à la prévention et à l'éducation : par exemple le Centre d'éducation pour le traitement du diabète et des maladies de la nutrition à Roubaix (Cetradimn, 1981), le Comité hospitalier d'éducation pour la santé et de prévention à Montpellier (Chesp, 1994) ou l'Unité de prévention et d'éducation à Dreux (UPE, 1995). D'autres obtiennent des financements auprès de l'assurance maladie (programme Asaved) ou de l'industrie pharmaceutique (Écoles de l'asthme) pour mener à bien des expérimentations. On peut citer aussi la caisse régionale d'assurance maladie de Nord-Picardie qui crée le Centre régional de ressources et de formation à l'éducation du patient (Cerfep).

À partir de 1995, le Comité français d'éducation pour la santé (CFES) encourage et soutient l'implication des professionnels de santé, notamment des médecins généralistes et des pharmaciens d'officine, dans l'éducation des patients. Cette mission est inscrite dans la Convention d'objectifs et de moyens signée en 1997 avec la Direction générale de la santé (DGS). Elle s'exerce en lien avec plusieurs comités régionaux et départementaux d'éducation pour la santé.

Des séminaires et des colloques sont organisés, des formations sont mises en place et des outils pédagogiques sont produits. La revue *La Santé de l'homme* consacre un dossier à *L'Hôpital, espace de prévention*, en 1996, puis une rubrique régulière et un numéro spécial à l'éducation du patient.

Nombre de professionnels qui participent ainsi au développement de l'éducation du patient dans les lieux de soins se réfèrent alors à la Charte d'Ottawa, publiée en 1986 par l'Organisation mondiale de la santé [1]. Celle-ci recommande en effet aux États d'« [...] œuvrer ensemble à la création d'un système de soins servant les intérêts de la santé. Par-delà son mandat qui consiste à offrir des services cliniques et curatifs, le secteur de la santé doit s'orienter de plus en plus dans le sens de la promotion de la santé. Il faut que cela fasse évoluer l'attitude et l'organisation des services de santé, en les recentrant sur la totalité des besoins de l'individu considéré dans son intégralité. »

À partir de 1998 : le début d'implication des institutions de santé publique

Déjà en 1994, le Haut Comité de la Santé Publique mentionnait dans son rapport sur la santé en France [2] : « La situation en matière de surmortalité prématurée est préoccupante. Les ennemis sont connus : alcool, tabac, vitesse. Il est impératif et possible d'agir : la prévention est une priorité. » Il donnait aussi l'alerte sur l'importance croissante des maladies chroniques : « Les années qui viennent seront dominées par les maladies chroniques et les handicaps. La spécialisation et la technique ne permettront ni de les réduire de manière significative ni de les prendre en charge correctement. C'est dans le mode d'organisation des soins, dans le rôle des généralistes et dans la place faite à l'usager partenaire que l'on trouvera les réponses. » Dès leur création en 1995, les Conférences régionales de santé réclament le développement des actions de prévention et d'éducation pour la santé et, en 1996, la première Conférence nationale recommande à l'État de « donner des moyens à la promotion de la santé et à son évaluation ».

C'est ainsi qu'en 1998 une impulsion nationale est donnée au développement de l'éducation du patient qui devient l'un des objectifs prioritaires de la DGS. Le contexte international est d'ailleurs favorable à cette évolution. C'est en effet l'année où l'OMS (bureau régional pour l'Europe) publie des recommandations relatives à la formation des professionnels de soins dans le domaine de l'éducation thérapeutique [3]. Les auteurs précisent que « l'éducation thérapeutique doit être réalisée par des soignants formés à l'éducation du patient ». Elle est « conçue pour permettre aux patients et aux familles de gérer le traitement de leur maladie et de prévenir les complications, tout en maintenant ou en améliorant leur qualité de vie ».

La DGS met alors en place un groupe de travail multidisciplinaire sur l'éducation du patient dans le domaine des maladies chroniques, en lien avec la Direction des hôpitaux et la Direction de la sécurité sociale. En 1999 elle lance une enquête sur les pratiques éducatives dans les établissements de santé français. La même année elle organise, en partenariat avec l'Université catholique de Louvain et la revue *Patient Education and Counseling* [4], un séminaire européen sur le développement des politiques et pratiques en éducation du patient.

En 1999, le manuel d'accréditation des établissements de santé publié par l'ANAES intègre l'éducation pour la santé à son référentiel OPC (organisation et prise en charge). La référence OPC 5 mentionne que « les besoins spécifiques du patient sont identifiés et pris en charge », l'un des critères étant ainsi formulé : « Le patient bénéficie des actions d'éducation pour la santé correspondant à ses besoins. » Ce point est important car dorénavant chaque établissement de santé doit faire, tous les quatre ans, le point sur ses actions d'éducation du patient et s'engager dans une démarche continue d'amélioration de la qualité dans ce domaine.

Enfin le 4 mai 1999, l'éducation du patient est inscrite dans un texte réglementaire : la circulaire relative à la prise en charge du diabète [5] définit les principes d'organisation des soins pour la prise en charge du diabète de type 2, non insulino-dépendant. Elle fait une large place aux actions individuelles et collectives d'éducation pour la santé. L'éducation du patient est présente à chaque niveau de la prise en charge : soins de proximité, sites orientés vers la diabétologie et pôles fonctionnels de référence. Elle prévoit l'implication de l'ensemble des acteurs : établissements publics et privés, médecins, infirmiers, diététiciens, psychologues, assistants sociaux.

Cette même année, les références de pratique clinique sur le diabète de type 2 de l'ANAES intègrent l'éducation thérapeutique comme un élément à part entière de la prise en charge.

À partir de 2000 : l'émergence d'une volonté politique

En mars 2000, Dominique Gillot fonde la politique du Ministère de la santé en matière d'éducation pour la santé par un discours prononcé à Montpellier dans le cadre des Rencontres hospitalières en éducation pour la santé et en prévention. « Parce que je suis convaincue que dans une perspective de promotion de la santé, l'éducation pour la santé peut et doit devenir l'un des éléments structurants de notre politique de santé. » Elle annonce une série de mesures visant notamment à favoriser la formation des soignants et la valorisation financière de l'éducation des patients. Cette volonté se concrétise, dans les mois et les années qui suivent, par l'annonce de plusieurs plans nationaux et par la promulgation de lois successives.

Plan national d'éducation pour la santé

Ce plan, présenté par Bernard Kouchner en février 2001 au Conseil des ministres, a pour objectif général « que chaque citoyen ait accès à une éducation pour la santé de qualité, quel que soit son statut social et professionnel, quel que soit l'endroit où il habite, quelle que soit l'école qu'il fréquente, quel que soit le professionnel de santé qu'il consulte ». Il précise que l'éducation pour la santé « a pour but que chaque citoyen acquière tout au long de sa vie les compétences et les moyens qui lui permettront de promouvoir sa santé et sa qualité de vie ainsi que celle de la collectivité. [...] L'éducation thérapeutique, ou éducation du patient, fait partie de l'éducation pour la santé. Elle s'adresse aux personnes engagées dans une relation de soins et à leur entourage. Elle est intégrée aux soins et mise en œuvre par les différents professionnels exerçant en ville ou à l'hôpital. »

Ce plan national s'articule autour de trois axes :

- le développement des formations et des recherches en éducation pour la santé, y compris en éducation thérapeutique ;
- la généralisation de l'éducation pour la santé de proximité, véritable mission de service publique ;
- la valorisation de l'éducation thérapeutique.

En matière d'éducation thérapeutique, plusieurs mesures sont proposées parmi lesquelles : « créer des modalités spécifiques de financement » de cette activité, développer la formation initiale et continue des professionnels de santé, « tenir compte, pour la nomination des enseignants-chercheurs en médecine et en chirurgie, de leurs travaux et publications portant sur l'éducation thérapeutique », donner plus de poids à l'éducation thérapeutique dans la procédure d'accréditation des établissements de santé.

Dans l'année qui suivit la présentation de ce plan, des travaux furent menés dans chacun des trois axes :

- un état des lieux des formations en éducation pour la santé et en éducation thérapeutique a été établi, assorti de recommandations [6] ; ce rapport s'intéresse aux formations initiales et continues des différents professionnels ainsi qu'aux formations spécialisées ;
- une circulaire de la DGS a lancé le processus d'élaboration des schémas régionaux d'éducation pour la santé [7] ;
- des experts de la CNAMTS, du PERNNS et de la DHOS ont établi, avec des spécialistes de l'éducation du patient, une typologie descriptive de l'activité d'éducation thérapeutique en groupe dans le cadre de la prise en charge de l'asthme et du diabète [8], ce qui constituait un préalable indispensable à la prise en charge financière de cette activité.

Plans de santé publique relatifs aux maladies chroniques

L'annexe de la loi de financement de la sécurité sociale pour 2001 [9] traite des orientations de la politique de santé et de la sécurité sociale. Une place particulière est faite à la prévention : « La prévention sera inscrite dans chacun des programmes de santé publique (cancer, nutrition, asthme, sida, diabète…) par des actions de dépistage, d'éducation pour la santé, mais aussi d'éducation thérapeutique. Elle sera définie de façon globale, ce qui permettra d'en déterminer les priorités et d'en assurer le financement. La coordination nationale des actions de prévention sera assurée dans le cadre d'un comité technique de prévention. ».

Bernard Kouchner, ministre délégué à la Santé de l'époque, souhaite donner corps à une politique qui prenne en compte à la fois les déterminants de la santé, le repérage ou le dépistage des maladies, les soins aux malades et leur qualité de vie. Le choix des priorités de santé est débattu. Il s'appuie sur des considérations épidémiologiques (incidence et prévalence), de gravité (incapacité et mortalité), de l'existence de mesures préventives (prévention primaire, secondaire telle que le dépistage, tertiaire telle que la réduction du nombre des complications ou des incapacités, notamment par l'éducation thérapeutique) et de faisabilité des actions (impact des mesures curatives ou préventives). Il tient compte également d'un critère de perception sociale : il s'agit d'apprécier si la population française en général et les professionnels de santé en particulier sont susceptibles d'adhérer à ces priorités et de se mobiliser pour elles.

Plusieurs plans de santé publique sont ainsi formalisés et annoncés en 2001 et 2002. Au Plan national d'éducation pour la santé viennent s'ajouter le Programme national nutrition santé (PNSS) et différents programmes de prévention et de prise en charge des maladies chroniques : diabète de type 2, asthme, maladies cardiovasculaires, insuffisance rénale chronique, maladie d'Alzheimer… Chacun de ces plans comporte un volet relatif à l'éducation thérapeutique.

Le plan diabète comprend par exemple un axe intitulé : « Aider les diabétiques à être acteurs de leur santé » et se donne pour objectifs de « développer l'éducation thérapeutique en ville et à l'hôpital » (les services de diabétologie se voient attribuer des moyens en personnel ; une dotation financière est octroyée aux réseaux de santé) et de « proposer aux professionnels de la santé une typologie de l'éducation thérapeutique ».

Le plan asthme sollicite l'ANAES pour élaborer des recommandations de bonne pratique en éducation thérapeutique. Ce sera fait en 2001 pour les adultes et les adolescents asthmatiques puis en 2002 pour les enfants.

Le Programme national de réduction des risques cardiovasculaires retient lui aussi un axe intitulé : « Encourager les patients à être acteurs de leur santé » et annonce le développement de l'éducation thérapeutique par l'élaboration de recommandations, la valorisation de l'acte d'éducation, le financement des réseaux et la création d'outils.

Une définition de la prévention inscrite dans le droit français

La loi relative aux droits des malades et à la qualité du système de santé donne, pour la première fois dans le droit français, une définition de la prévention. L'article L 1417-1 du code de la Santé publique précise ainsi que « La politique de prévention a pour but d'améliorer l'état de santé de la population en évitant l'apparition, le développement ou l'aggravation des maladies ou accidents et en favorisant les comportements individuels et collectifs pouvant contribuer à réduire le risque de maladie et d'accident. À travers la promotion de la santé, cette politique donne à chacun les moyens de protéger et d'améliorer sa propre santé. La politique de prévention tend notamment […] à développer des actions d'information et d'éducation pour la santé, à développer également des actions d'éducation thérapeutique. »

Cette loi crée un établissement public de l'État dénommé Institut national de prévention et d'éducation pour la santé (Inpes) qui vient se substituer au Comité français d'éducation pour la santé (CFES), de statut associatif.

Enfin, la loi définit les réseaux de santé (article L 6321-1) qui « assurent une prise en charge adaptée aux besoins de la personne tant sur le plan de l'éducation à la santé, de la prévention, du diagnostic que des soins ». Parallèlement, la loi de financement de la sécurité sociale pour 2002 crée une Dotation nationale de développement des réseaux (DNDR).

Un mois après la sortie de la loi du 4 mars 2002 et dans la logique de celle-ci, une circulaire du ministère de la Santé encourage le développement de l'éducation thérapeutique dans les établissements de santé [10] en lançant un appel à projets sur l'asthme, le diabète et les maladies cardiovasculaires. C'est le premier texte officiel qui définit l'éducation thérapeutique et propose un cahier des charges. La circulaire précise que « [...] l'éducation thérapeutique vise à aider le patient (et son entourage) à comprendre sa maladie, les prescriptions qui lui sont faites, y compris en matière d'hygiène de vie, et à faciliter la coopération avec les soignants. Cette acquisition de compétences a pour objectif principal de favoriser un changement de comportement des patients. Elle est capitale pour l'observance thérapeutique et permet de diminuer l'incidence des complications à court, moyen et long terme. » Le texte mentionne plusieurs critères de qualité pour la mise en œuvre de l'éducation thérapeutique : équipe pluridisciplinaire, professionnels formés, articulation avec la ville, personnalisation du programme d'éducation, évaluation permanente des compétences acquises par le patient.

Un rapport sur la démographie médicale... qui parle d'éducation thérapeutique

Le professeur Yvon Berland, doyen de la faculté de médecine de Marseille, s'est vu confier en juin 2002 par le ministre de la Santé, de la Famille et des Personnes handicapées une mission d'études et de propositions sur la démographie des professions de santé. Ce rapport, remis en novembre 2002, consacre un chapitre au « développement de l'éducation sanitaire » dans lequel est notamment abordée la question de l'éducation thérapeutique. Il fait le constat d'une « information sanitaire en direction des malades » insuffisante. Il considère que « l'éducation thérapeutique des patients atteints de pathologie chronique doit être une priorité pour optimiser notre système de santé ». Il précise que « l'éducation thérapeutique des patients doit être structurée, organisée, et faite par des professionnels de santé, formés et évalués. Des formations universitaires diplomantes doivent impérativement et rapidement se développer dans ce domaine, tant en formation initiale qu'en formation continue, et ce autant à l'attention des professions médicales que paramédicales. Le rôle des facultés de médecine est à cet égard essentiel. Il apparaît ainsi clairement que l'éducation thérapeutique des patients va s'imposer dans les années à venir comme une part intégrante de la thérapeutique, au même titre que les traitements d'origine médicamenteuse ou technologique. De ce fait, il sera nécessaire de doter les établissements de santé, privés ou publics, en fonction de cette exigence de santé publique, de structures dédiées à l'éducation thérapeutique. »

Une loi de santé publique qui conforte les missions de l'INPES[11]

Parmi ses missions, l'INPES doit exercer une fonction d'expertise et de conseil en matière de prévention et de promotion de la santé, assurer le développement de l'éducation pour la santé sur l'ensemble du territoire et établir les programmes de formation à l'éducation pour la santé. Il doit par exemple :

- établir, en lien avec les professionnels concernés, les critères de qualité pour les actions, les outils pédagogiques et les formations d'éducation thérapeutique et d'éducation pour la santé ;

- concevoir et produire les différents supports des programmes nationaux de prévention, d'éducation thérapeutique et d'éducation pour la santé ;
- participer à l'action européenne et internationale de la France, notamment au sein des organismes et réseaux internationaux chargés de développer l'éducation thérapeutique, l'éducation pour la santé, la prévention et la promotion de la santé.

Plan pour l'amélioration de la qualité de vie des personnes atteintes de maladies chroniques dont l'éducation thérapeutique constitue un axe majeur

Ce plan 2007-2011 s'intéresse aux 15 millions de personnes atteintes de maladies chroniques en France. Il pose pour principe qu'il est possible de réduire les effets négatifs des maladies chroniques sur la vie des patients, les incapacités qu'elles engendrent, les contraintes qu'occasionne leur traitement en favorisant l'implication des patients dans les soins et la gestion de leur maladie. De nombreuses mesures de ce plan concernent l'éducation thérapeutique du patient : l'élaboration de recommandations en matière d'éducation du patient, l'intégration de l'éducation thérapeutique dans la formation initiale et continue des professionnels de santé, la rémunération de cette activité à l'hôpital et en ville, le développement d'une coordination régionale des ressources.

La HAS et l'INPES ont publié en juin 2007 un guide méthodologique intitulé « Structuration d'un programme d'éducation thérapeutique du patient dans le champ des maladies chroniques », assorti de trois fiches de recommandations professionnelles. Cela marque une étape importante dans le processus en cours d'institutionnalisation de l'éducation thérapeutique.

L'INPES a réalisé plusieurs enquêtes : sur l'éducation thérapeutique du patient dans les schémas régionaux d'organisation sanitaire [12], sur l'éducation du patient dans les établissements de santé français [13], sur l'enseignement de l'éducation du patient dans la formation initiale des professionnels de santé [14].

L'Assurance Maladie met l'accent sur le développement de programmes personnalisés de prévention, intégrant l'éducation thérapeutique du patient. Pour le régime général, trois initiatives ont été prises : le financement, à travers le Fonds national de prévention, d'éducation et d'information sanitaires, de programmes d'éducation thérapeutique organisés autour du médecin traitant, sur la base d'un cahier des charges en cohérence avec les recommandations nationales ; l'expérimentation d'une démarche d'éducation thérapeutique auprès des personnes diabétiques dans les centres d'examens de santé ; le programme Sophia, inspiré du *disease management*, proposé à toutes les personnes diabétiques de dix départements français [15]. La Mutualité Sociale Agricole (MSA) oriente également ses actions vers l'éducation thérapeutique en menant des expérimentations à l'échelle régionale, notamment dans le domaine des maladies cardiovasculaires.

Perspectives

L'un des enjeux est de passer de l'expérimentation à la généralisation des programmes : selon l'OMS en effet, l'éducation thérapeutique devrait être systématiquement intégrée dans les soins délivrés aux personnes souffrant de maladie chronique. La Société Française de Santé Publique a formulé, en juin 2008, dix recommandations [16]. Le rapport « Pour une politique nationale d'éducation thérapeutique du patient » [17], présenté en septembre 2008, en a établi vingt-quatre. La prochaine loi de santé publique « Patients, santé et territoires » devrait reprendre une partie de ces propositions.

L'évolution politique et institutionnelle paraît donc irréversible. Trois étapes seront déterminantes pour l'avenir : la définition d'une politique garantissant l'accès de tous à une éducation thérapeutique de qualité, l'inscription de l'éducation pour la santé et de l'éducation du patient dans la formation initiale des professionnels de santé et, enfin, sa valorisation financière.

Bibliographie

[1] Organisation mondiale de la santé. La Charte d'Ottawa. Vers une nouvelle santé publique. 1986.

[2] Haut Comité de la Santé Publique. La santé en France. Rapport général. La Documentation française, Paris, 1994.

[3] Organisation mondiale de la santé. Éducation thérapeutique du patient. Programmes de formation continue pour professionnels de soins dans le domaine de la prévention des maladies chroniques. Copenhague, 1998.

[4] Patient education and counselling. Patient Education in Europe, 2001, vol. 44, n° 1, p 1-94.

[5] Circulaire DGS/SQ2/DH n° 99-264 du 4 mai 1999 relative à l'organisation des soins pour la prise en charge du diabète de type 2, non insulinodépendant.

[6] Sandrin-Berthon B., Éducation pour la santé, éducation thérapeutique : quelles formations en France ? État des lieux et recommandations. Rapport remis au ministre délégué à la Santé, mars 2002.

[7] Circulaire DGS n° 2001/504 du 22 octobre 2001 relative à l'élaboration des schémas régionaux d'éducation pour la santé.

[8] PERNNS. Typologie descriptive de l'activité d'éducation thérapeutique en groupe dans le cadre de la prise en charge de l'asthme et du diabète. Rapport de synthèse, 2002.

[9] Loi n° 2000-06 du 23 décembre 2000 portant loi de finances pour 2001.

[10] Circulaire DHOS/DGS n° 2002-215 du 12 avril 2002 relative à l'éducation thérapeutique au sein des établissements de santé.

[11] Définies par l'article L1417-1 (loi n° 2002-303 du 4 mars 2002, art. 79 I, Journal officiel du 5 mars 2002 et loi n° 2004-806 du 9 août 2004, art. 7 I, II, Journal officiel du 11 août 2004).

[12] Labalette C, Buttet P, Marchand A-C. L'éducation thérapeutique du patient dans les schémas régionaux d'organisation sanitaire de troisième génération 2006-2011.

[13] Fournier C., Buttet P. L'éducation du patient dans les établissements de santé français (enquête EDUPEF) . http://www.inpes.sante.fr/evolutions/pdf/evolutions9.pdf

[14] Foucaud J., Rostan F, Moquet M-J, Fayard A. État des lieux de la formation initiale en éducation thérapeutique du patient en France. http://www.inpes.sante.fr/FormationsEpS/pdf/Enquete_formation_ETP.pdf

[15] Bismuth C. Un projet d'accompagnement des diabétiques pour apporter des conseils en santé et aider à orienter dans le système de soins. Réseaux Diabète, juin 2007 ; 14-15.

[16] Bourdillon F, Collin J-F. « Dix recommandations pour le développement de programmes d'éducation thérapeutique du patient en France ». Note de la Société Française de Santé Publique, juin 2008. http://www.sfsp.fr/manifestations/pdf/RecoETP.pdf

[17] Saout C, Charbonnel B, Bertrand D. Pour une politique nationale d'éducation thérapeutique du patient. Rapport à l'attention de Madame la Ministre de la Santé, de la Jeunesse, des Sports et de la Vie associative, août 2008. http://www.sante.gouv.fr

406906 - (I) - (2) - CSB 90° - MPS Books

ELSEVIER MASSON SAS
62, rue Camille-Desmoulins
92442 Issy-les-Moulineaux Cedex
Dépôt légal : avril 2009

Achevé d'imprimer sur les presses de
Snel
Z.I. des Hauts-Sarts - Zone 3
Rue Fond des Fourches 21 – B-4041 Vottem (Herstal)
Tél +32(0)4 344 65 60 - Fax +32(0)4 286 99 61
Mars 2009 – 47027

Imprimé en Belgique